序章

序章

第 1 章　腰痛医学の現状

1

第 2 章　腰痛を理解するための基礎医学

2

第 3 章　腰痛の空間的構造と機能的構造

3

第 4 章　運動器疼痛症候論に基づく腰痛診療

4

第 5 章　運動器疼痛症候論に基づく腰痛治療

5

第 6 章　運動器疼痛症候論に基づく理学療法

6

巻末資料

資料

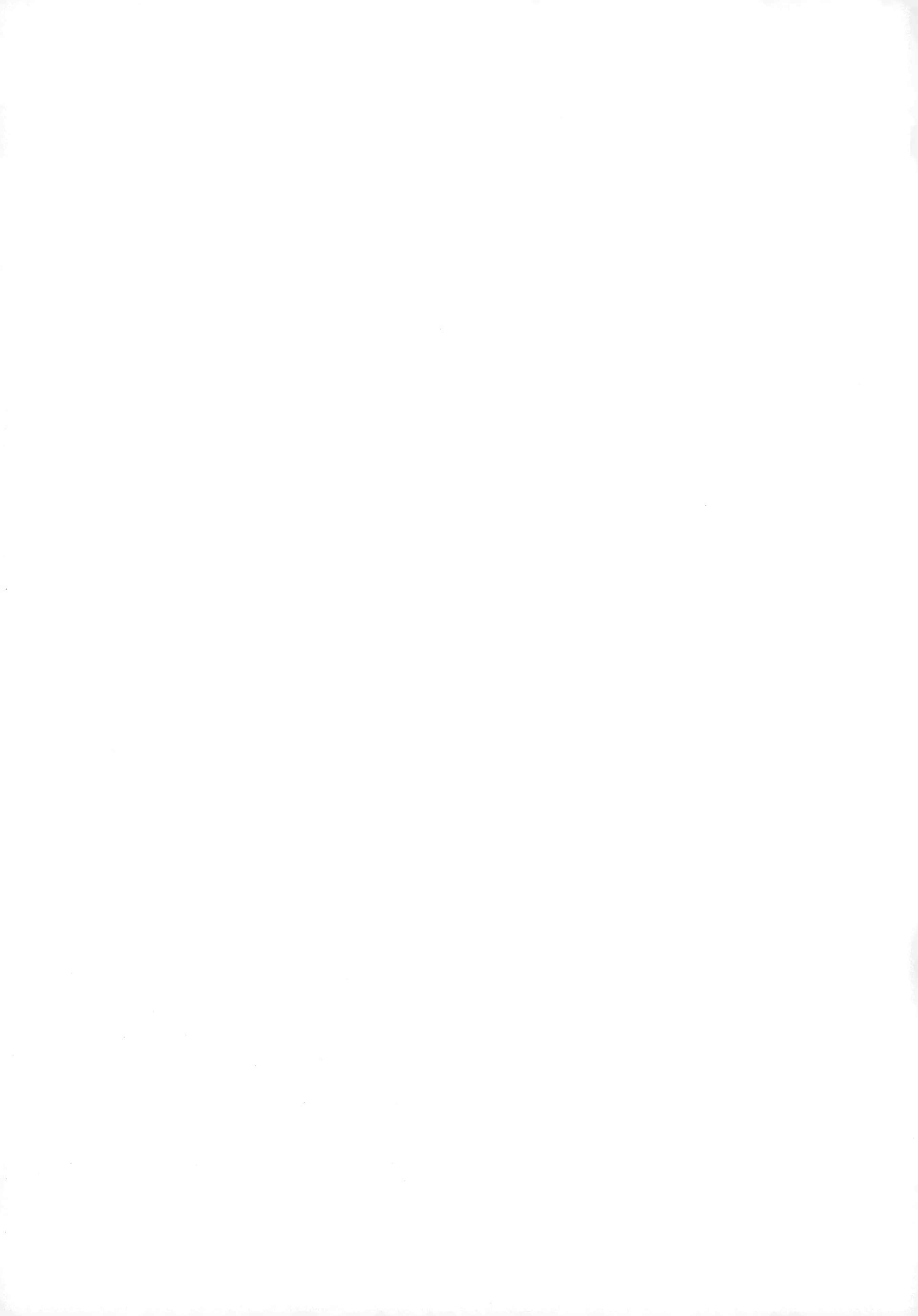

運動と医学の出版社の臨床家シリーズ

運動器疼痛症候論に基づく総合的な診療

腰痛の原因と治療

共著：髙橋 弦／園部 俊晴（第6章）

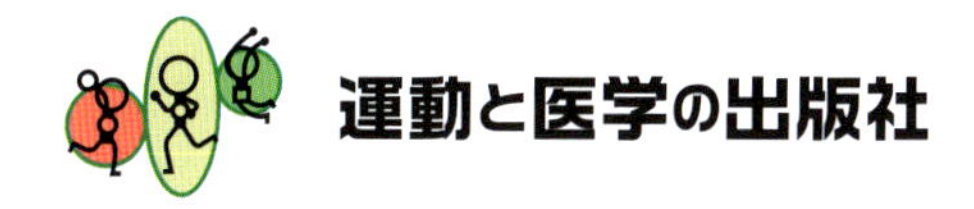

髙橋弦先生を語る

この度は髙橋弦先生との共著である『腰痛の原因と治療（運動器疼痛症候論に基づく総合的な診療）』を上梓できたことを、心より嬉しく思っております。この書籍が完成するまでには多くの時間を費やしましたが、素晴らしい書籍に仕上がったと感じております。

髙橋弦先生を一言で語らせていただけるなら、「真実を追究する医師」であるといえるのではないでしょうか。我々医療人は、患者の症状と画像所見とを積み重ねる中で、いつの間にか疑問にも思わず、当たり前になっていることが多いのではないかと思うのです。例えば腰痛と下肢のしびれと痛みを訴える患者が来院した時に、画像上で椎間板ヘルニアがあれば「ヘルニアによる下肢のしびれと痛みがある」という診断を、多くの医療人は疑わないのではないかと思います。しかし本当にそうなのでしょうか？椎間板ヘルニアの手術をして、術後即座に下肢のしびれや痛みの症状がなくなる人もいれば、全く変わらないもしくはもっと悪くなる人がいるということをどの医療人も感じているのではないでしょうか。この事実を含め、我々医療人は、患者の症状とその原因を多角的に突き詰めていく必要があるといえます。髙橋先生と接してきたことで、私はそのことを切に感じています。

髙橋先生は当たり前になっていることを当たり前とは思わず、いつも多角的な視点で真実を追求しようとしています。そしてその真実を追求しようとするお考えによって行き着いた概念が、髙橋先生が考える『運動疼痛症候論』だと思います。この書籍を読んでいただいた方は、腰痛の治療をする際に、これまでと見方が変わってくるはずです。画像に囚われていた考えが変わり、痛みを出している正体を本当の意味で探ろうとする思いが、これまでとは変わってくるはずです。そしてこの思いこそ、医療を真に追求する思いであり、腰痛に限らず全ての医療の分野で役立つ概念になっていくと私は考えています。

この書籍は、主な対象読者をコメディカルと想定して作成しました。コメディカルが腰痛の書籍として読むに当たり、経験年数を問わず参考になる書籍になっています。しかし、私自身は多くの医師にもこの書籍を読んでもらいたいと思っております。なぜならば多くの医師がこの書籍に目を通すことが、腰痛医療を変える礎となると私は信じているからです。

この書籍には、これまでの腰痛医療にはない考え方がたくさん含まれています。そのため、賛否両論あるかもしれません。しかし私は、髙橋先生の真実を追求しようとする思いの詰まったこの書籍を、長きにわたり医療界に愛される書籍にしていきたいと思っております。またそうなっていくと強く信じております。

運動と医学の出版社 代表取締役社長
コンディション・ラボ所長
園部俊晴

序文… **腰痛**は何かと"**多い**"病気である。

まず、「患者数」が多い。必然的に医療者と医療機関の数も多くなり、医療費も膨大となる。腰痛の医療費高騰はどの先進国でも社会的問題となっており、しばしば論文の導入部で研究の動機として書かれる。

「治療体系」も多様である。わが国では診療所、整形外科、リハビリテーション科、ペインクリニック科、脳神経外科、心療内科、精神神経科、運動スポーツ医学などの西洋医学系だけでなく、東洋医学、柔道整復、徒手療法、カイロプラクティック、温泉浴、マッサージなどの民間療法系も行われている。さらには、多種多様な新参の民間療法や健康食品も腰痛診療に参入している。それぞれの治療体系は自らの治療方法を正当化する腰痛の原因（病因論）を展開している。

「治療目標」もさまざまである。外科手術は完治をめざすが、慢性痛診療では生活質（quality of life: QOL）の維持と疼痛コントロールとを目標とする。

腰痛診療はまさに百花繚乱である。書籍、テレビ、インターネットに情報が氾濫している。だが、百花繚乱の現状を「腰痛には多くの治療選択肢がある」と肯定的にみることはできない。百花繚乱は腰痛医学の未熟さと本命となる治療の不在を意味しているからである。「やっ**た**、なおっ**た**、よかっ**た**」という、“サンタ（3**た**）論法”による主張も後をたたない。

近年、西洋医学では全ての領域においては、慣習的治療からの脱却と医療の科学化をめざし、（科学的）根拠に基づいた医療（evidence based medicine: EBM）およびガイドライン治療が一般化している。EBMは“サンタ治療”の天敵である。EBMの検証を行なっていない治療法は、ガイドラインで否定はされないが「無視される」。鎮痛薬、物理療法、手術といった西洋医学治療も、EBMにかかるとかたなしである。統計学的に有効性ありとの認証がもらえた治療はあるが、本命とされたものはほとんどない。

腰痛は特異的腰痛と非特異的腰痛に分けられる。

特異的腰痛とは、X線、MRIなどの画像検査や神経ブロックによって痛みの原因となる病変部位が特定できるものをいい、椎間板ヘルニア、脊柱管狭窄症、腰椎分離症、腰椎すべり症などの疾患のことをさす。
一方、原因が特定できない、あるいはされていないものを非特異的腰痛といい、これらは腰痛全体の85％を占めるという報告もある。整形外科の診断と治療は特異的腰痛に限れば信頼性は高い。しかし、大抵は画像検査所見をそのまま診断名としているだけで、異常所見の部位が痛みの原因かどうかの確認はされていない。整形外科では長らく「脊椎の異常が神経を刺激し、それが脳に伝えられて痛みとして感じられる」という“古典的理論”のみに立脚してきた。古典的理論だけでは非特異的腰痛に立ち向かうことは難しい。

整形外科医が痛みの本格的な研究に足踏みしているのを横目に、ペインクリニック医と基礎研究者は、半世紀前から痛みのさまざまなメカニズムを解明してきた。21世紀になってようやく整形外科でも論じられるようになった、侵害受容性疼痛、神経障害性疼痛、抑制系、オピオイド、慢性痛、慢性腰痛などの概念は、いずれも疼痛学研究の成果である。

本書は療法士をはじめとする、腰痛診療にたずさわるコメディカル（医療スタッフ）の方々を読者として企画された。運動器疼痛領域では、療法士による高度な研究発表も今では珍しくなくなった。諸外国では、非特異的腰痛の研究の中心は整形外科医以外の研究者である。理学療法では、運動療法、徒手療法、物理療法が治療手段である。いずれもその効果が歴史的にある程度認められ、健康保険が適用される。しかし理学療法にも大きな課題が残されている。それは「運動療法の疼痛学的機序の解明」である。運動療法で軽快する腰痛とは、いかなるメカニズムによる痛みなのか。疼痛学が明らかにした侵害受容性、炎症性、感作性、抑制不全、神経障害性などのメカニズムによるのか、それとも全く別のメカニズムによるのか。運動療法の疼痛学的解明は、今ようやく本格的に始まろうとしている。

理学療法に関しては、整形外科医師である筆者は施術の経験はない。理学療法の除痛メカニズムや適応に関する記述は理論に基づく提言にとどまることをお許しいただきたい。だが、本書の内容は、腰痛の診療に日々悩まされている医療者の方々には、何らかの視点を提供すると信じている。

第6章については、園部俊晴先生が行っている腰痛の理学療法を、運動器疼痛症候論に基づいて再整理していただいた。この章の理学療法は、私が自身のクリニックで指示し実践しているものとは必ずしも同じではない。しかし運動疼痛症候論をご理解頂く中で、理学療法との整合性を加味し、読者の皆様が腰痛治療の発展に一つの方法として、参考にしていただければ幸いである。

筆者は運動器疼痛症候論という新しい考え方を提唱している。

本書は運動器疼痛症候論を解説し、それによって腰痛の治療体系を再整理することを試みる。本書を読み進める中で、運動器疼痛症候論を理解していただくことは、読者の腰痛の見方にさらなる発展を与えると確信している。特定の治療方法を否定したり推奨したりすることは、関心の外である。筆者は、既存の治療にはそれぞれ一理あるもののその適用が不適切なために効果が発揮されていない、と考えているからである。

本書は2014年10月25日に川崎市で開催された「運動器疼痛症候学を基盤とした腰痛診療」セミナーの内容をまとめたものである。運動器疼痛症候論の考え方については、これまでも論文や本に書いてきたが、その全体像をまとめて発表する機会がなかった。セミナーの主催者であり本書の企画を立てて下さったコンディション・ラボ所長の園部俊晴先生、そして本書の編集作業に尽力下さった運動と医学の出版社編集部に、この場を借りて深く感謝を申し上げたい。さらに、園部俊晴先生とセミナーを紹介していただいた当院理学療法士の田中浩平先生に感謝したい。

2019年10月吉日
山王整形クリニック
髙橋弦

目 次

高橋弦先生を語る

序文

序章　腰痛診療に最も重要なこと（診療の現状からみえてくること）

第 1 章　腰痛医学の現状

第2章 腰痛を理解するための基礎医学

第 3 章　腰痛の空間的構造と機能的構造

第 4 章　運動器疼痛症候論に基づく腰痛診療

第 5 章　運動器疼痛症候論に基づく腰痛治療

第 6 章　運動器疼痛症候論に基づく理学療法

巻末資料

序章

腰痛診療に最も重要なこと

（診療の現状からみえてくること）

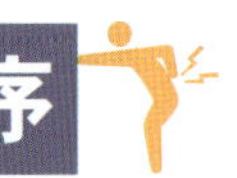

1. よくある光景

Aさん。36歳の男性。小太りの会社員。仕事は事務職。運動やスポーツは全くしていない。

2年前、なんとなく腰痛が始まった。仕事が終わってから会社近くの整骨院に通い始めた。「腰痛の原因は骨盤が傾いているためです」といわれ、整体やマッサージを何度か受けているうちに、痛みは楽になった。

3日前、床に落ちた書類を取ろうとして前屈みになったところ、再び腰痛が現れた。しかも2年前とは違う強い痛みで身動きも困難になった。心配になったAさんは会社を休み、自宅近くの整形外科クリニックを受診することにした。

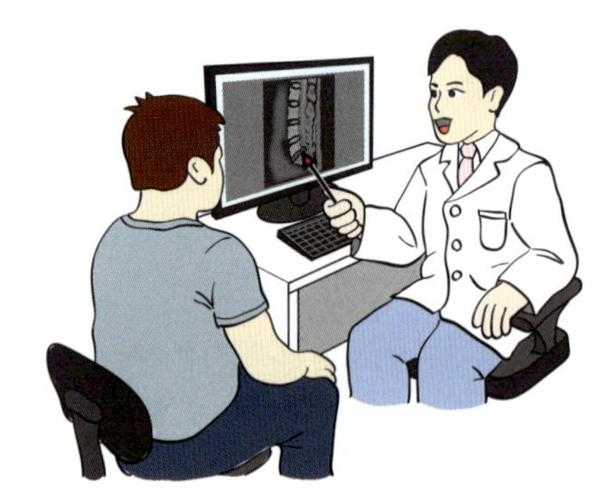

問診票に「腰痛」と記入し診察室に入ると、B医師に「腰痛ですね。レントゲンとMRIを撮ってみましょう」といわれた。検査が終わると、B医師は「レントゲンでは骨盤は曲がってはいません!第5腰椎と仙骨の間が狭くなっています。MRIでL5～S1椎間板にヘルニアが認められます。腰痛の原因は椎間板ヘルニアです。このヘルニアはかなり前からあったものです」とAさんに告げた。B医師は「鎮痛薬と湿布で様子を見て下さい」と伝え、「非ステロイド性抗炎症薬」と「貼り薬」を処方した。Aさんは「原因はヘルニアだったのか!やはり病院に来てよかった」と思った。

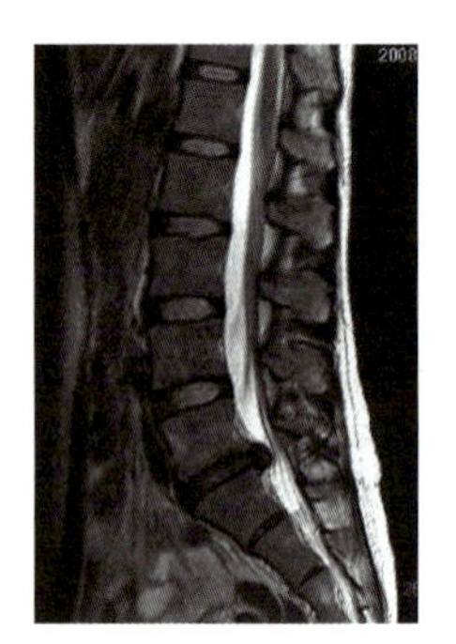

Aさんの MRI 画像

1週間後、腰痛は和らいだが日常生活や仕事にはまだ支障があった。再びクリニックを訪れると、B医師は「それではリハビリを行いましょう。物理療法(温熱電気と牽引)と運動療法を行います。しばらく通院して下さい」と告げ、Aさんはリハビリ室に案内された。

リハビリ室に行くと、C療法士が「担当のCです。それでは腰部の状態をチェックします」といい、「体幹や腰部運動の観察」などチェックを行った。

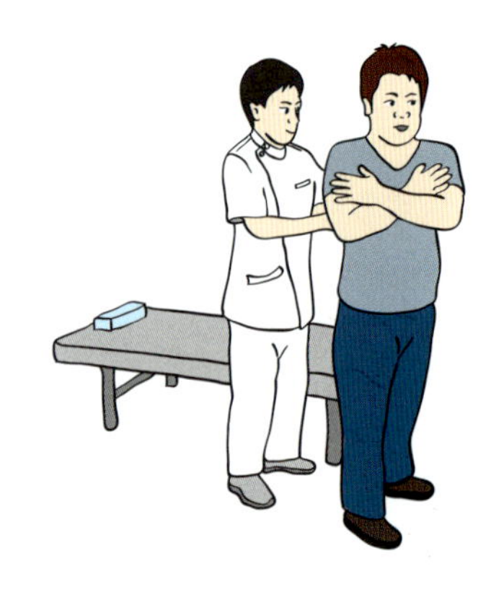

その後、筋力トレーニングなどを主体としたリハビリの計画書が示された。何度か通院をしているうちに、Aさんの痛みは軽快していった。最終日、C療

法士は「よかったですね。腰痛が再発した時は、今回覚えたことを必ず実践して下さい。それと予防のためにも、ダイエットと日頃から運動をしましょうね」と語った。
満足したAさんは、「よかった。また腰痛になったら、またこのクリニックに来よう」と思いつつ帰宅した。

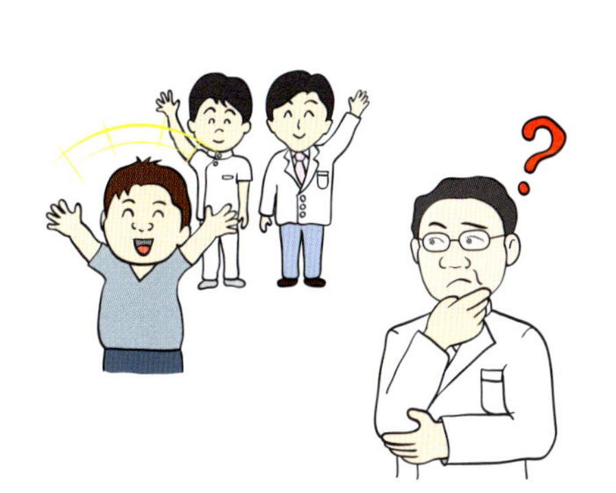

どこにでもありそうな診療所の風景であろう。私の診療所でも、日常的にくりひろげられているシーンである。
腰痛の原因はヘルニアだった。消炎鎮痛薬とリハビリで痛みはとれた。患者さんは満足している。何も問題ないように見える。
だが……しかし……
はたして何も問題はないのだろうか。本当に「正しい診断」と「診断に基づく適切な治療」がなされた結果、Aさんの腰痛は“治った”のであろうか?

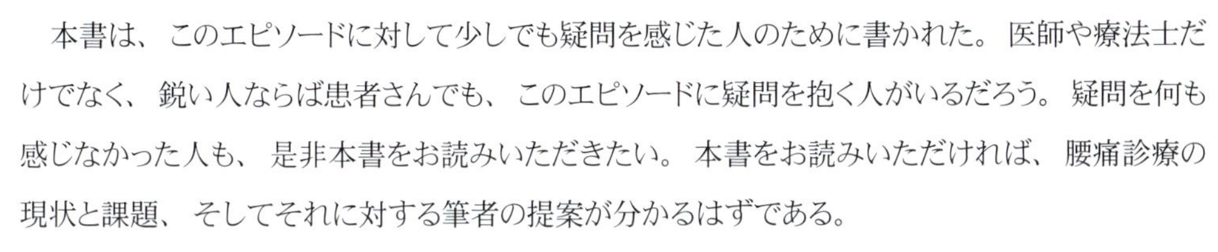

本書は、このエピソードに対して少しでも疑問を感じた人のために書かれた。医師や療法士だけでなく、鋭い人ならば患者さんでも、このエピソードに疑問を抱く人がいるだろう。疑問を何も感じなかった人も、是非本書をお読みいただきたい。本書をお読みいただければ、腰痛診療の現状と課題、そしてそれに対する筆者の提案が分かるはずである。

私自身が疑問点を示してみよう。

1) 本当に「腰」が痛かったのか？

Aさんは問診票に腰痛と書いた。でも本当に「腰」だったのだろうか?「腰」という言葉の意味するところは、患者さんごとにかなり違う。Aさんは痛みを、もしかしたら胸腰部あるいは殿部に感じていたのかも知れない。痛みの場所をちゃんと確認せず、ただ「腰痛」と聞いただけで診断を進めると，腰椎にしか目を向けなくなるという過ちを犯す。胸腰部の痛みだったら、MRIで認められた椎間板ヘルニアとは無関係だった可能性が高い。

2) 画像所見と症状は本当に一致していたのか？

腰痛における画像検査の診断的価値と同時にその限界は、整形外科医ならばもはや周知の事実である。X線画像やMRIが示す形態学的異常所見は、痛みの原因とは限らない。かつて腰痛の原因とされた「骨棘」や「シュモール結節」が腰痛の原因と考える整形外科医はもはやいないだろう。「椎弓分離」、「すべり」、「不安定腰椎」も、MRIが示す椎間板変性、椎体内輝度変化、脊柱管狭窄も、本質的には同じである。これらは加齢性変化であって、痛みの必要条

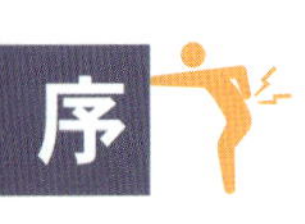

件でも十分条件でもない。つまり画像所見と痛みとは、大抵の場合は一致しない。これらの事実は今やほとんどの整形外科医が認識している（はずである）。それにもかかわらず、整形外科医は患者さんに画像検査の所見を「病名」として告げ、カルテに「診断」として書く。原因不明では患者さんの信頼を得られないし、病名を書かなければ保険診療も成立しない。そのような「事情」がある。A さんの腰痛の原因はヘルニアだと伝えられる。しかし、腰痛がない人にも無症候性ヘルニアがざらに存在すること、A さんに関してもおそらく今回の発症前から、そして治癒後にもヘルニアが存在し続けていることを B 医師は“知っている”。痛みの本当の原因はなんであったのか。治ってしまったので結局分からずじまいである。急性腰痛の多くが「急性非特異的腰痛」とされる背景である。

3) 以前からあった椎間板ヘルニアがどうして痛みだしたのか？ また、椎間板ヘルニアがあるのにどうして痛みが消えたのか？

痛みの原因が本当に椎間板ヘルニアだったとしよう。前からあったというならば、どうして急に痛みだしたのか。それは「ヘルニアが損傷して、あるいは拡大して、炎症を起こしたからだ」と B 医師はいうであろう。それではどうして薬が抗炎症薬と湿布なのか？当たり前と考える医療者は多いだろう。しかし根本的な問題をはらむ。この「問題」は本書を読んでいただくしかない。

4) 医師の診断と理学療法は見立てが一致しているだろうか？

医師から指示された理学療法は「物理療法」と「運動療法」であった。C 療法士は身体評価を行い、運動療法の具体的計画を立て、実践した。

はて？本書を読まれる療法士の方々、ここでよく考えていただきたい。B 医師は「椎間板ヘルニア」による「炎症性疼痛」が痛みの原因と診断した。それゆえに B 医師自身は抗炎症薬と湿布（医師が処方する湿布のほとんどは、抗炎症薬含有）を処方したわけである。それならば、理学療法で指示された物理療法と運動療法は、抗炎症効果を期待してのことか？療法士もそのような効果があると信じていたのか？そうではないであろう。C 療法士の見立てと治療方針は B 医師のものとは全く違うものであろう。疼痛学や病理学でいう炎症が、電気刺激や体幹の運動で軽快するという理論は聞いたことがない。それゆえ、物理療法は痛みの緩和のための対症療法であり、運動療法は椎間板ヘルニアおよびその炎症性疼痛という、B 医師の「診断」とは別の、もっといえば無関係の、C 療法士が見立てた「機能的診断」に基づく治療方針ということになる。C 療法士は B 医師の診断に疑問は抱かないのだろうか？

A さんの腰痛の「本当の原因」はなんだったのだろう？どうして、A さんは「治った」のであろうか？

診療所や病院において運動器疼痛治療に従事されている療法士の方々は、この「本質的な問題」をよく考えていただきたい。本書にはその答えのヒントが示されているはずである。

2. 現状

1) 序論

筆者は腰痛を専門として臨床と研究を経験してきた。腰痛専門医といえば腰椎手術をする脊椎外科医をイメージするコメディカルの人が多いと思う。筆者は診断学とその診断を裏付ける研究を行ってきた。そうした意味では腰痛専門医の中で少数派であろう。

こうした立場にいたからこそ感じることがある。それは腰痛を専門とする整形外科医、ペインクリニック医、そしてコメディカル、それぞれ立場の違いによって、腰痛の見方が決定的に違うということである。違いを簡潔に述べると、以下の様にまとめることができる。

- **整形外科医は**
  構造的異常と局在診断を重視する。
- **ペインクリニック医は**
  感覚神経系の機能的異常を重視する。
- **慢性痛の専門医は**
  疼痛コントロールを重視する。
- **心療内科医と精神科医は**
  痛みの認知過程と精神療法を重視する。
- **コメディカルは**
  運動器の機能的異常と運動療法を重視する。

各々立場の違いはあれ、ひとりの患者さんの悩みを解消していくという目的は本来同じである。各々が他の立場の見方を全くしていないというわけではないだろうが、立場の違いによって見方がかなり異なるのは事実であろう。整形外科医とそのオーダーにより治療を行っているはずのコメディカルの間で、考え方が一致しない場合もまれではない。

整形外科医が「構造を中心に診る見方」をするのは、脊椎に限ったことではない。例えば下腿の骨折を例に挙げると、整形外科医は折れた骨の構造を修復することを中心に考える。このため、折れた骨が適正に整復され、融合すれば治療は終えたと考える。しかし実際には、骨は癒合したが痛みや跛行、その他の不調を長期間訴える症例は決して少なくない。

一方、理学療法士は折れた骨に対しては何もすることができない。このため「機能を中心に診る見方」をする。例えば、下腿骨折の場合も、骨に対してはリスク管理だけの配慮となり、可動域制限、筋力低下、歩行障害、日常生活動作（activities of daily living: ADL）といったことを中心に考えようとする。

双方の見方を補い合い、構造と機能の両面を改善してことが重要である。両方の見方の重要性を深く理解している者が、すぐれた腰痛医療を実践している治療者といえるだろう。『運動器疼痛症候論』は、整形外科医とコメディカルの双方に不足している新しい理論である。『運動器疼痛症候論』は、医師とコメディカルの結びつきを強くする考え方でもある。

2) 整形外科の腰痛診療

整形外科における腰痛の診断は画像診断学と神経症候学により成り立っている、といっても過言ではない。四肢の疼痛疾患は、大抵これだけで診断できる。だが腰痛の場合、これだけで診断を下すことは困難である。画像検査が示す形態学的異常所見が痛みを起こしているという根拠が乏しいこと、神経症候学的な異常を示す症例は極めて少ないこと、がその理由である。

整形外科医は「構造を中心に診る見方」をしているため、最も（あるいは唯一）信頼するのは画像検査である。患者さんに触れることなく、画像と向き合っているだけの整形外科医もまれではないだろう。

良心的（?）な整形外科医は、神経症候学的な検査と診断も欠かさない。徒手筋力テスト（manual muscle test: MMT）による「筋力」、ピンプリックによる「皮膚知覚」、打診による「腱反射」、そしてこれらの所見に基づく「脊髄・神経根障害の有無と障害分節の高位診断」である。しかし、神経症状は、脊髄や神経根に神経伝導障害がある場合だけに陽性となる。ところが診療所の腰痛患者さんでは、神経症状を示すような重症の症例は少ない。それにもかかわらず、神経症状は診療の場では記録することが重視されている。主観的な「痛み」とは違い、「神経症状」には客観性があるとされ、それゆえ外科手術の根拠として認められやすいからである。

腰痛の診療に際しては、「何が痛みを起こしているのか」を詳細に調べていく必要がある。以下に、このことについてもう少し詳しく言及したい。

3) 腰痛を総合的に解釈することの重要性

前述のように、腰痛の解釈は立場により違う。多角的に診ることの重要性を理解していただくために、次の文面を一読いただきたい。

無症状の中高年者に、X線やMRIを実施したらどうなるか。おそらくほぼ全員に椎体変形や椎間板変性などの加齢的変化が見つかるはずである。これらの加齢的変化をもとから持つ人が、腰痛になり画像検査を受けたならば、「変形性脊椎症」や「椎間板症」などと診断が示されるだろう。これが腰痛で来院する人が診断名を付けられる通常の過程である。

しかしこのような過程を考えると、これらの所見が痛みを起こしているのかどうかが不確かなことは、医学の素人でも分かる。

整形外科的診断名は画像所見を表しているに過ぎず、必ずしも腰痛の真の原因を示しているとは限らない。腰痛の診療には、もっと大きな体系で、多角的かつ、総合的な解釈が必要である。

3. 腰痛を総合的に診断する

腰痛を解剖学・神経症候学・画像診断学だけで判断することは不可能であり、多角的視点で総合的に診断することが極めて重要である。

筆者は「腰痛の総合的な診断」を下図のように考えている。この図は、従来の整形外科診断に、「運動器疼痛症候論による診断（静的診断）」「動的診断」「心の診断」の3つの視点を加えた、総合的な診療を示している。

腰痛診療にたずさわる医療者は、解剖学・画像診断学・神経症候学からなる整形外科的診断に、少なくとも疼痛症候学的な診断を加えた診療を行なうようにしたい。このことにより、画像検査と神経症状だけではよく分からない腰痛も理解できる機会が増えるはずだからである。筆者は、「整形外科的診断」および「疼痛症候学的診断」に基づき、臨床徴候から痛みの原因となる病態を診断し治療する体系を、『運動器疼痛症候論』と名付け提唱している。『運動器疼痛症候論』の概念と知識は、腰痛診療にたずさわる全ての医療者にとって基本となる知識である。療法士を始めとするコメディカルも、これまでは腰痛の症候学的診断という視点は十分ではなかったと思われる。

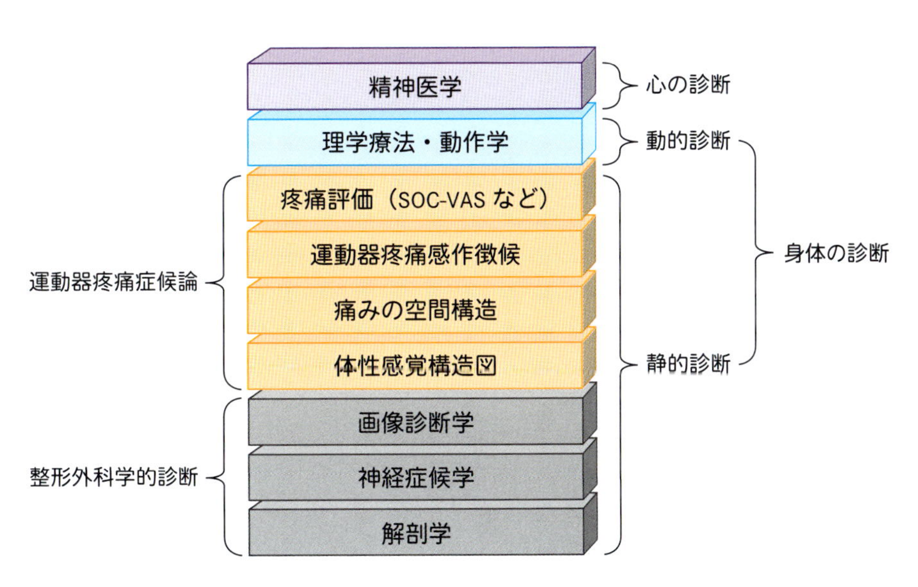

「腰痛の総合的な診断」の全体像

腰痛を総合的に診断するためには、運動器疼痛症候論診断〔整形外科学＋疼痛症候学〕（静的診断）＋理学療法学的診断（動的診断）＋精神医学的診断（心の診断）を統合して捉えることが必要となる。

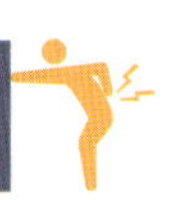

『運動器疼痛症候論』の概念と知識は、整形外科以外の医師やコメディカルにとっても必要な知識であり、腰痛患者さんを診る際には必須であることを強調したい。療法士を始めとするコメディカルも、これまでは腰痛の症候学的診断という視点は十分ではなかったと思われる。

しかし、『運動器疼痛症候論』だけではまだ十分ではない。『運動器疼痛症候論』による診断は静的なものであり、動的な評価を含んではいない。リハビリテーション医学、理学療法学では動的評価がなされている。また、慢性腰痛診療では心理社会的な知識が求められるため、精神医学に基づく「心の診断」をなさねばならない。かくして『運動器疼痛症候論』に理学療法学による動的診断、精神医学による心の診断を加えたものが、図に示した「腰痛の総合的診断の全体像」となる。図のような総合的な腰痛診療においては、チーム医療として一人の患者さんに向き合う姿勢も重要となる。

なお、疼痛症候学的診断の説明としての「体性感覚構造」および「痛みの空間構造」については第3章で触れる。また、腰痛を総合的に解釈するためにとても重要となる「運動器疼痛感作徴候」および「疼痛評価」については第4章で説明する。

1 腰痛医学の現状

1. 腰痛の病因論

1) 局在論

2) 運動器機能不全論

3) 神経機能不全論

4) 心因論（非器質的病因論）

2. 腰痛治療体系

1) 化学（薬物療法）

2) 物理（理学療法）

3) 心脳（精神療法・心理療法）

3. EBMとガイドライン

4. 医療者

1) 整形外科医

2) 麻酔医・ペインクリニック医

3) リハビリテーション医

4) 精神科医・心療内科医

5) 理学療法士

6) 腰痛専門医

腰痛については、西洋医学から最近あらわれた民間療法まで百花繚乱の感がある。本章ではまず運動器疼痛症候論の観点から、腰痛の病因論と治療体系を整理する。次に今やあたりまえとなったガイドラインの意義と問題点を考えてみる。

1. 腰痛の病因論

腰痛の病因とは、一次的な病変部位の病理だけでなく、二次的に引き起こされた腰痛を構成する、体組織や機能的異常を総合した概念である。最初に生じた一次的な病変部位は、つねに腰部体組織の病理学的異常である。神経系や心の機能的異常を発端とする腰痛は想像しうるが、実際には極めてまれである。慢性腰痛とは、腰部の体組織の病変により始まった痛みが、その後のさまざまな経過により慢性化したものである。

腰痛の病因論は、腰痛の原因や発生機序を究明するものである。治療の主体となる体組織あるいは機能的異常を勘案すると、局在論、運動器機能不全論、神経機能不全論、心因論（最近では非器質的病因論と称される）の4つに大別できる（図 1-1）。

以下、これら4つの病因論について、一つずつ説明する。

1) 局在論

局在論とは、腰痛の一次的な原因となる器質的な病変部位が、腰部体組織に限局性領域として存在するという考え方である。

具体例を挙げると、椎間板の断裂や椎間関節の変性など、腰部体組織に何らかの限局性の病変があることにより侵害刺激が生じ、痛みを感じるという考え方である（図 1-2）。病変部位は運動器に限らず、腹部骨盤内臓を含め、腰部に痛みを知覚しうる全ての体組織に存在する可能性がある。脊椎、骨盤（仙骨と寛骨）、椎間板、椎間関節、仙腸関節、靭帯、筋、腎、大動脈、子宮、卵巣、馬尾・脊髄神経は、いずれも病変部位となりうる。

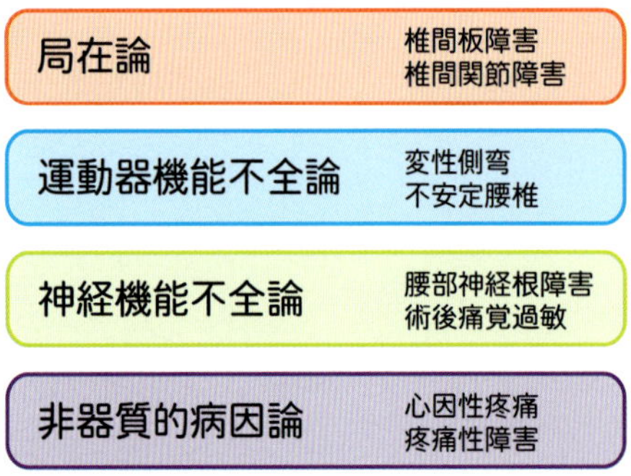

局在論
椎間板障害
椎間関節障害
運動器機能不全論
変性側弯
不安定腰椎
神経機能不全論
腰部神経根障害
術後痛覚過敏
非器質的病因論
心因性疼痛
疼痛性障害

図 1-1: 病因論

椎間板・椎体
神経根
仙腸関節
椎間関節
椎弓
背筋

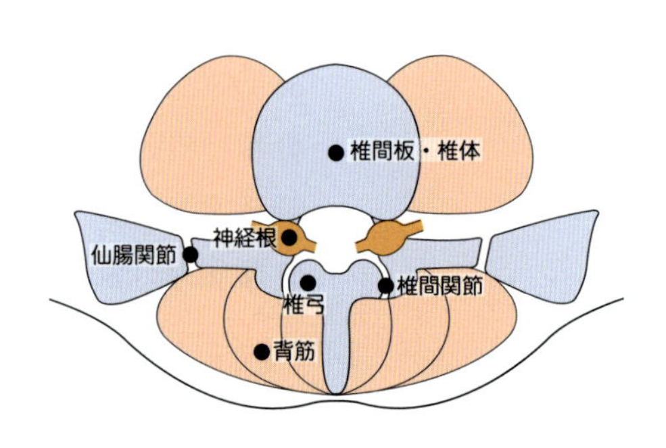

図 1-2: 局在論における主な病変部位

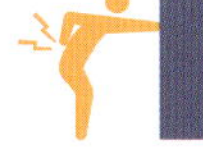

局在論は腰痛の主流的な病因論である。局在論は人間が自然に思いつく腰痛のメカニズムであろう。腰に痛みを感じたら、だれもが腰部に異常があると考えるはずである。それゆえ、その信念が強固な患者さん[註1]を相手に神経機能不全論や心因論を説いても、理解を得るのは難しいであろう。内服薬、貼付薬、神経ブロック、手術、物理療法、徒手療法などの治療は、いずれも局在論にもとづく治療方法である。局在論は腰部体組織の異常が神経を刺激し、それが脳に伝えられて痛みとして感じられるという“古典的な疼痛理論”を基盤とする治療体系でもある。局在論は整形外科における腰痛診断の中核である。柔道整復術、マニピュレーション、整体術の病態理解も局在論的である。

局在論における診断が局在診断である。局在診断は、いかなる腰痛症例に対しても、まずきちんとなされなければならない。局在診断があいまいだと、他の病因論の診断も不確実になるからである。以下に述べる運動器機能不全論、神経機能不全論、心因論は、いずれも限局性の病変部位の不在を前提としているからである。

局在論においては、疼痛学的にみた痛みの種類は侵害受容性疼痛である。しかし、後で詳しく述べるが、神経系の感作のもとでは非侵害刺激も痛みとして知覚されるので、侵害受容性疼痛よりも“感覚受容性疼痛”といった方がより正確である。

局在論では病変部位が明らかな腰痛を特異的腰痛、明らかではない腰痛を非特異的腰痛[註2]とよぶ。特異的腰痛とは、椎間板ヘルニア、腰椎分離症など画像検査や神経症状から局在診断がつく腰痛である。しかし、厳密に考えると、特異的腰痛とされる場合でも局在診断の確実性は万全ではない。なぜなら、腰痛の原因となる病変部位が他に存在しないという確証（陰性証明）は得られていないからである。

腰痛患者さんの 85% が非特異的腰痛との報告もある 1), 2)。だが、非特異的腰痛とはかつて腰痛症といわれていたものを言い換えたものに過ぎない。非特異的より原因不明といったほうが素直であろう。

腰痛患者さんの 85% が非特異的腰痛といわれている[註3]が、この数字にはウラがある。全ての患者さんが徹底的に病変部位の検査を受けている訳ではない。早期に治癒した急性腰痛の多くは、病変部位の探索がなされないまま非特異的腰痛に分類されている[2)]。

一方、慢性腰痛では局在診断がつかなくても、運動器機能不全、神経機能不全、心因性の要因が明らかになる場合がある。それらの症例は局在論的には診断不詳かもしれないが痛みの原因が不明というわけでない。こうしたことから、腰痛患者さんの 85% が非特異的腰痛という現状について、腰痛患者さんの 15% は局在診断が確実と考えるのも、腰痛患者さんの 85% は原因不明と考えるのも、いずれも不適切である（図 1-3）。

[註1] 医療者も同じ。古典的理論しか信じない人は「腰が痛い＝腰に必ず痛みの原因があるはずだ」と考えるだろう。

[註2] “非特異的”の本来の意味は、「疑われる原因が幾つかあるがどれとは特定できない」である。

[註3] 「非特異的腰痛 85％＝整形外科にかかっても 85％は診断できない」という“飛躍した言説”がマスコミや民間療法側から流布した事に対する“反動”として、整形外科医から「しっかりと診断すれば、非特異的腰痛の多くは病変部位が診断できる特異的腰痛である」という反論も増えている[20)]。

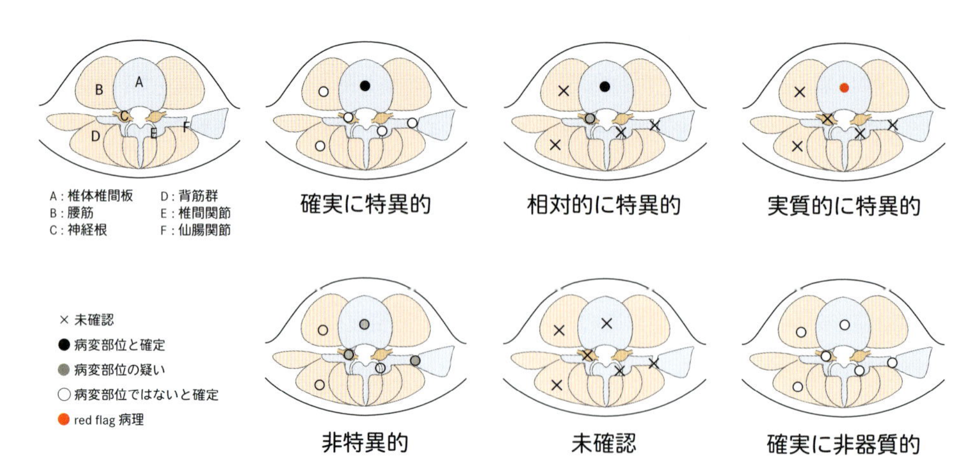

図 1-3: **局在診断とその特異度**

確実に特異的とは、特定の部位（この場合は椎間板）は疼痛誘発テストやブロックで病変部位と診断され、残りの場所は確実に病変部位ではないといえる場合である。このようなケースはまれ。1 箇所に病変部位を認めても、その他の場所すべてが痛みに無関係との裏付けをとることは難しく、実際、確認していない場合がほとんどである。
相対的に特異的とは、特定の部位（この場合は椎間板）は疼痛誘発テストやブロックで病変部位と診断され、残りの部位は病変部位ではないと否定できていない場合である。特異的腰痛と診断されるケースのほとんどがこのパターンである。
実質的に特異的とは、骨折、腫瘍、感染などの重篤な疾患による場合（いわゆる red flags）である。この場合、他の部位が腰痛に関与していないかどうかの探索を進める意義は低く、特異的といってよい。
非特異的とは、いくつかの部位（この場合、椎間板と椎間関節）が疑われるが、決め手を欠くために確定できない場合である。
未確認とは、局在診断を行っていない場合である。こうした場合も非特異的腰痛に含まれる。
確実に非器質的とは、病変部位の探索を行った結果、体組織に病変部位を認めなかった場合である。運動器機能不全、神経機能不全、心因性（非器質的原因）が考えられる。局在論ではこのような場合も非特異的腰痛と呼ばれる。

腰痛と運動療法との関係はよく分からない点が多い。整形外科では医師が局在論的な診断を示した上で、理学療法を処方することがある。例えば椎間板性腰痛の診断のもと、医師はストレッチやエクササイズを処方する。しかし椎間板性の侵害受容性疼痛・炎症性疼痛が、エクササイズによりなぜ改善されるのか、明快な説明はなされていない。本書の序文で指摘した“問題”とはこのことである。

2）運動器機能不全論

運動器の静的異常（形態学的異常）あるいは動的異常（機能的異常）が腰痛を起こすという理論が運動器機能不全論である。静的異常としては不良姿勢、脊椎アライメント異常（骨盤傾斜、腰椎の側弯・前弯消失など）、肥満、痩せ、骨粗鬆症、サルコペニア、潜在性慢性炎症などが、動的異常としては不安定腰椎、筋力低下、筋緊張亢進、運動不足、運動過剰、異常な運動パターンなど様々な異常が、腰痛の原因とされている（図 1-4）。

運動器機能不全論では、局所的な病変を追求するのではなく、機能異常の視点から腰痛の機序をとらえる考え方である。リハビリテーション医学、理学療法学、スポーツ医学、そして多くの民間療法において主流となる腰痛の病因論であり、治療者の数からすれば最も多く信奉されている病因論かもしれない。整形外科でも脊椎外科においては、脊柱の変形やアライメント不良それ自体が痛みの一次的な原因と考えており、脊椎の矯正手術や固定手術の根拠とされている。

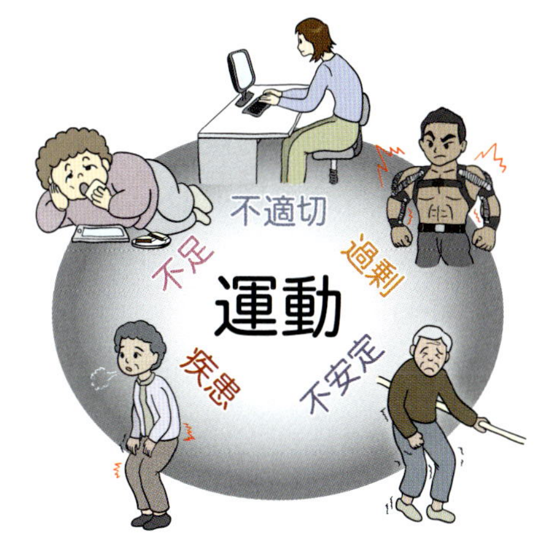

図 1-4: **運動器機能不全による腰痛**

運動器機能不全による腰痛には、静的異常と動的異常がある。
静的異常：脊椎アライメント異常、肥満、骨粗鬆症など。
動的異常：不安定腰椎、筋緊張亢進、運動過剰など。

本書では、運動器機能不全論に基づく形態異常診断、機能異常診断に関して述べる。そして、局在診断の運動器のどこが異常を起こし、運動器がどのように痛みを生じているかを明らかにする。

運動器機能不全論に対して疼痛学の観点からみた問題点は、運動器機能不全がなぜ痛みを起こすのか、その神経科学的機序が未解明の点である。運動器機能不全論の痛みのメカニズムは、疼痛学が明らかにした侵害受容、炎症、感作、抑制不全、神経障害性、心因のいずれにも該当しない。不良姿勢、脊椎アライメント異常、筋力低下、運動不足において、何が侵害刺激となり、どのような感覚受容器が痛みを受容しているのか、明らかになっていない。誤解のないようにいえば、筆者は運動器機能不全論が間違っているといっているのではなく、そのメカニズムの疼痛学的解明がまだ不十分だと指摘しているのである。[註4] 筋の過剰使用が乳酸蓄積をもたらし侵害受容性疼痛を惹起するという従来からの説明は、化学的侵害受容性疼痛として理解できる。それでは不良姿勢、脊椎アライメント異常、筋力低下、筋運動アンバランスがどうして疼痛をもたらすのか。これらの病態はどのタイプの侵害刺激となるのか。運動器の機能不全が局所的な病変を生じそれが痛みの原因となると考えるならば、それは局在論の一種といえる。今後のこの領域における基礎研究に期待したい。

[註4] 基礎学者とペインクリニック医は、痛みの機序を神経科学的に解明してきた。遺憾ながら、整形外科学やリハビリテーション医学の貢献は少ない。運動器機能不全性疼痛の基礎的解明はこれからであり、運動器疼痛の「主役」である整形外科とリハビリテーション医学の出番である。

3) 神経機能不全論

神経機能不全は感覚神経系の疼痛調整機能の異常のことであり疼痛学の用語である。具体的には神経系における病的な感作状態と抑制作用の機能低下のことである。

神経機能不全は神経障害とは全く違う概念であることに注意してほしい[3]（図 1-5）。神経機能不全性疼痛を神経障害性疼痛と同一視する言説が散見されるが、それは誤りである。神経障害性疼痛とは、神経系に生じた器質的病変が原因の痛みのことである[4,5]。具体的には、糖尿病性神経障害、帯状疱疹、末梢神経拘扼性障害（手根管症候群など）、神経根圧迫性障害（椎間板ヘルニア・腰部脊柱管狭窄症など）、脊髄障害（脊髄損傷など）、そして脳障害（脳梗塞など）などの疾患による痛みのことである。神経障害では病的感作は生じやすいが必発ではない[3]。逆に病的感作は神経障害以外の病態、例えば関節炎や打撲などの侵害受容性疼痛も起こりうる[3]。

感作とは神経系による痛みの増強のことである。感作自体は正常な生理反応であり、急性痛において病変部位を保護するという生物学的意義がある。組織に損傷が生じると、侵害受容→炎症期→増殖期→成熟期という創傷治癒の過程が進行する[6]。炎症期には炎症性疼痛が知覚されるが、炎症に随伴する末梢性感作は炎症性疼痛を増幅する。感作とは、知覚された疼痛強度を高める“痛みのアクセル”であり、運動器の急性疾患の初期においては、感作というアクセルが創傷治癒に不可欠である。なぜなら、感作により痛みが強調され、傷病への注意、損傷部位の安静と愛護という創傷治癒関連行動が促進されるからである。適度な感作およびそれにつづく感作の減退は生理的かつ正常な現象である。

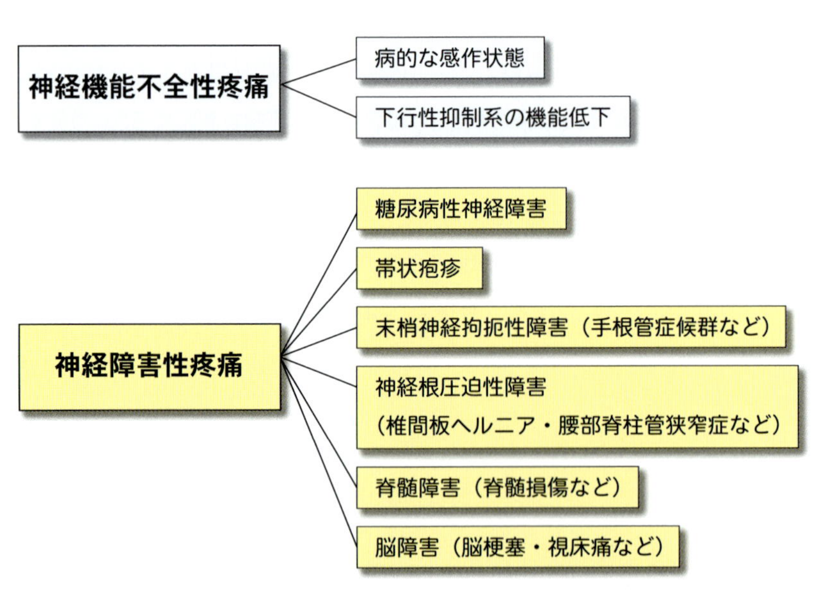

図 1-5: **神経機能不全と神経障害**

神経系の疼痛調節機能異常を表す神経機能不全性疼痛に対し、神経系に生じた気質的病変が原因の痛みの場合は神経障害と分類される。
神経機能不全性疼痛と神経障害とは、全く違う概念である。

一方、病的感作とは、感作が強度的、空間的、時間的に過剰になった状態である。つまりアクセルを踏みすぎた状態である。病的感作は、中枢神経系の感作（中枢性感作）によりもたらされる。例えば指の関節炎で、上肢全体に感作性疼痛が生じれば明らかに空間的に過剰である。病変部位が治癒した後に感作が続けば時間的に過剰である。病的感作による痛覚過敏や異痛症（アロディニア）は、それらの徴候自体を病気とみなすことができる。このことは、疼痛学における慢性痛に対する基本的な概念である。病的感作は複合性局所疼痛症候群（complex regional pain syndrome: CRPS）の重要な発生機序でもある。

抑制系の機能低下も腰痛の原因となる。疼痛抑制系には交感神経系やオピオイドによるものと、ノルアドレナリンとセロトニンを介し脳幹から脊髄後角に投射される神経系の下行性抑制系とがある。人は興奮・緊張・精神集中度の高い状態では、痛みを感じないことがある。例えば、スポーツや戦争では大きな外傷を伴っていても痛みを感じないことがあるというエピソードがしばしば語られが、これは生体にさまざまな抑制系の機能が存在するからである。抑制系は痛みのブレーキである。抑制系の機能に何らかの要因で機能不全が生じると痛みを過剰に感知しやすくなり腰痛の原因となりうる。

4）心因論（非器質的病因論）

非特異的腰痛（局在診断がついていない腰痛）は、急性非特異的腰痛と慢性非特異的腰痛とに分けられる[7]。慢性非特異的腰痛患者さんの多くは高齢者であり、通常の治療で対応可能な病態だが、中には難治性の病態もある。そのため、心因性腰痛（非器質的腰痛）は難治性の慢性非特異的腰痛における主要な研究テーマとなっている。

心因論は、局在病変、運動器機能不全、神経機能不全が原因ではない場合に考慮すべき病因論である。どの分野の治療者であっても腰痛診療においては、心因論の知識および治療スキルが必須となる。

心因論の主体はあくまで心であるが、痛みを起こす、慢性化させる心理学的・精神医学的な原因がおおよそ明らかだとしても、その神経科学的な検査所見（脳波、fMRI（機能的MRI）など）は得られない場合が多い。脳が原因部位であっても病変部位と原因疾患が明らかな場合は、神経障害性疼痛に含まれる。それは“脳の器質的病変”であり、心因性腰痛には含めない[註5]。例えば、脳梗塞、脳腫瘍、パーキンソン病に合併する痛みは心因性とはよばない。近年ではfMRIにより、脳の“ペインマトリックス（pain matrix: 痛みの知覚に関与する領域群）[8]”における機能的異常が明らかになりつつある。しかし機能的異常が画像的に証明されたとしても、定義上は神経障害性疼痛に含まれない。fMRIでも全く異常が認められない病態は、完全に心因性である。

［註5］ 線維性筋痛症は、疼痛抑制系の機能不全であることが明らかになりつつある[21]。最近は、精神医学、心療内科学、心理学においても神経科学的な方法やfMRIを用いた研究がみられ、いわば脳の局在論あるいは神経機能不全論に含まれる病態と言える。

2. 腰痛治療体系

腰痛の治療は、化学、物理、心脳に分けることができる。化学、物理、心脳とは大仰に感じられるかもしれない。普通の言い方では薬物療法、理学療法、精神療法・心理療法のことである。現在行われている腰痛の治療方法が、病気の治療に用いられているあらゆる手段を含んでいることを指摘したく、あえてそのような表現してみた。

1
腰痛医学の現状

1) 化学（薬物療法）

身体に投与された化学物質、つまり薬物が持つ鎮痛作用による治療である。腰痛に関しては、最近まで非ステロイド性抗炎症薬（non-steroidal anti-inflammatory drugs: NSAIDs）、筋弛緩薬、抗不安薬など、ごく限られた薬物のみが処方されてきた。疼痛学の研究成果が整形外科にも導入されるようになり、2010 年以降保険適応となる鎮痛薬の種類が格段と増えた。アセトアミノフェン、プレガバリン、トラマドール、オピオイドが、その代表的な治療薬である。治療の概念も慢性疼痛の治療概念が導入され幅が広がった。腰痛の薬物療法は、投与された薬物の波及範囲から、全身投与（経口、静注、坐薬、筋注、皮下注）、局所投与（腰部背筋への筋注、トリガーポイント注射、経皮吸収）、神経ブロックに大別される。

薬物療法は腰痛医学において最近 10 年、劇的に変化した分野だが、薬物の処方はできないコメディカルを主たる読者に想定している本書では、概要だけにとどめておく。しかし腰痛治療に携わる者は、患者さんが服用している薬物についての知識を持っておくべきであろう。

2) 物理（理学療法）

理学療法士及び作業療法士法では、「理学療法とは身体に障害のある者に対し、主としてその基本的動作能力の回復を図るため、治療体操その他の運動を行なわせ、及び電気刺激、マッサージ、温熱その他の物理的手段を加えることをいう」と定義されている[註6]。

腰痛治療としての理学療法は、「物理療法（エネルギー療法）」と「運動療法」とに大別できる。

物理療法は、外部からエネルギーを患部に照射あるいは刺激して行う治療である。温熱、冷却、電気、超音波、レーザー、鍼灸、衝撃波などが治療に応用されている。腰痛のエネルギー療法はほとんどが局所療法であるが、温浴などは全身療法でもある。エネルギー療法は歴史の長い治療方法であるが、腰痛に対する有効性に関しての検証が少なく、残念ながら EBM（evidence based medicine）での評価が低い。疼痛学が明らかにした機序である侵害受容、炎症、感作、神経障害との関連も明らかになってはいない。しばしば作用機序として説明される“ゲートコントロール理論（gate control theory）[9)]”についても検証は不十分である。

[註 6] 診療所の世界では理学療法を“リハビリ”、エネルギー療法を“電気治療”と呼ぶことが慣習化している。

運動療法は、腰痛の運動器機能不全論においては重要な治療である。非特異的慢性腰痛に対しては特に重要な治療と位置付けられており、ガイドラインでも推奨されている[10]。運動療法においては、何を以て運動と考えるかによってその範囲は大きく変わる。最も狭義には、運動療法とは腰部の自動運動（エクササイズ）のことと解釈できる。反対に最も広義には、静止姿勢を保持するための姿勢訓練、受動的なストレッチや牽引、関節の整合性を高める徒手療法、さらには腰椎の運動を抑制・静止する目的の、外固定（サポーター・体幹装具）や内固定（器具を用いた固定手術）も運動療法の一種と見なしうる。

以上の治療はいずれも腰部体組織を標的とする局所療法である。しかし近年では、エクササイズの神経系あるいは心理メカニズムに作用した鎮痛機序である運動による疼痛緩和（exercise induced hypoalgesia: EIH）も提唱されている[11]。この場合の運動療法は全身療法として位置付けられよう。

運動および運動療法の概念は治療者によってかなり違う。異なる分野の研究者と運動療法を議論する際には、不要な混乱を避けるためにも、議論の相手が運動および運動療法をどのように定義しているのかを、確認しておいた方がよい。

3）心脳（精神療法・心理療法）

難治性慢性腰痛に対しては、患者さんの心理・社会的側面を把握した「全人的治療」が重要といわれる。患者さんの心のしくみに働きかける治療[註7]が精神療法・心理療法であり、中でも慢性腰痛の治療として期待されているのが認知行動療法(cognitive behavioral therapy: CBT)[12), 13)]である。認知行動療法では、脳における痛みの認知システムの異常が、痛みの慢性化の原因と考えられているからだ。

診察室における治療者による説明や患者教育（patient education）も、心脳療法ということができよう。体性感覚以外への感覚刺激による治療は、その作用の場が脳であるという点で心脳治療に位置付けられる。腰痛の治療としては特殊だが、アロマテラピー(嗅覚)、音楽療法(聴覚)、瞑想、ヨガなどによる痛みの治療も、この範疇に含まれる。さらに、痛みの認知機構への作用が主たる機序と位置付けられるような運動による疼痛緩和も、心脳治療に含めることができる。

[註7] 「心理学＝心のメカニズム」は神経科学的に解明されつつある。脳は "chemical machine" であるとの視点にたてば、心理療法とは脳の化学的変化をもたらす治療であるといえるが、外因性化学物質を使用しない点で薬物療法ではない。

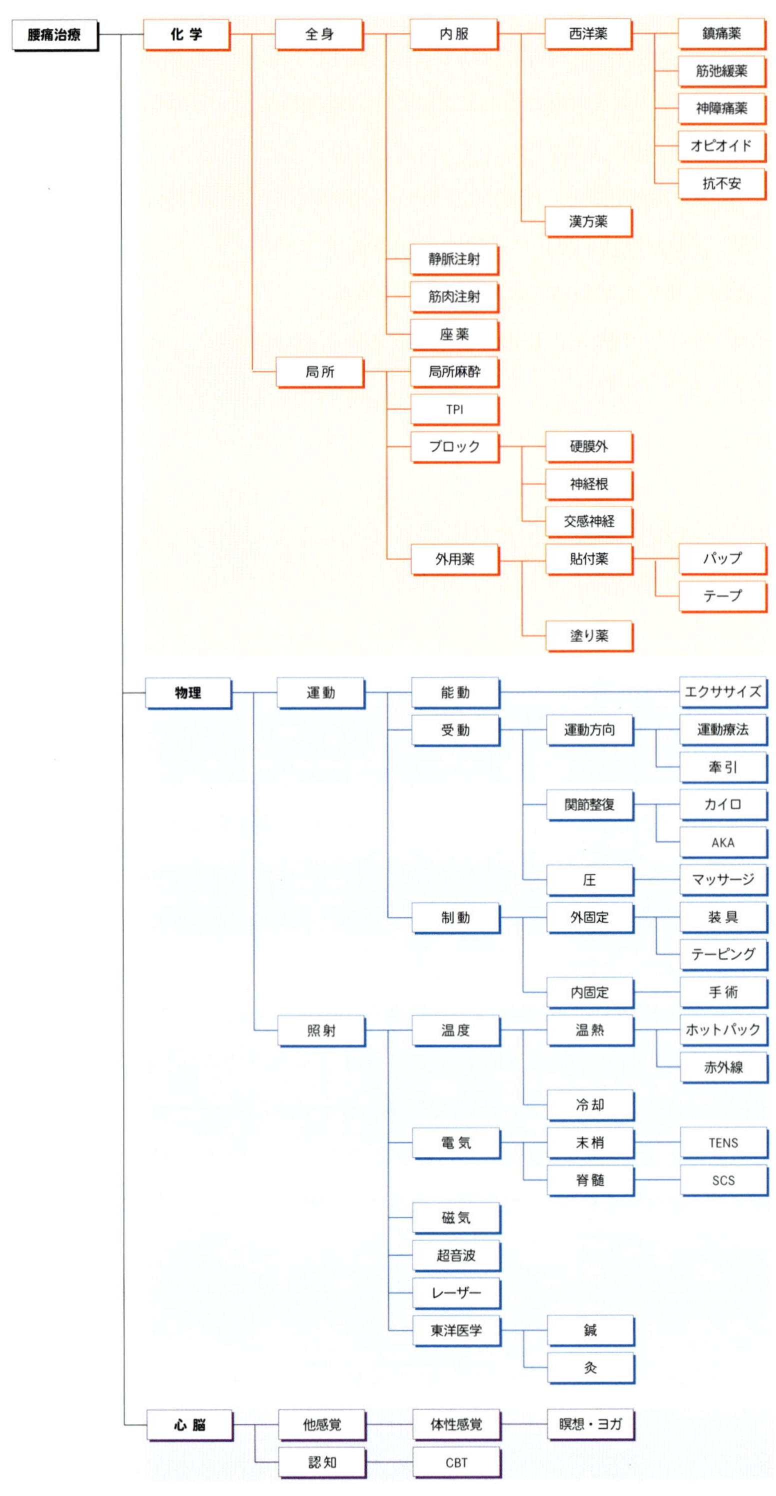

図 1-6: 腰痛治療における「化学」「物理」「心脳」の分類

3. EBMとガイドライン

臨床医学ではEBM(evidence based medicine)に基づいた診療ガイドラインが花盛りである。やった、なおった、よかったの"サンタ論法"は単なる経験論とされる。しかし、サンタ治療とされるものをすべて否定することはできない。なぜなら一部の患者さんはその治療を受けた後に確かに治っているからである。

EBMは統計学的分析を要求する。その治療が有効だと主張したいなら、対照群(プラセボ治療群など)と比較して有効率が有意に高いことを証明しなければならない。診療ガイドラインとは、過去に公表された論文をEBMの基準に照らし、一定水準以上と判断された論文の結論を総合し作成される。優れた研究とされた論文の結論は推奨され[註8]掲載される。質的に劣る論文の結論は根拠が低いと但し書きを付けられて掲載される。論文化されていない治療は、ガイドラインからは存在しないものとして無視される[註9]。

病理・病態が明らかな疾患においては、EBMは治療方法を科学的に評価する強力な武器であろう。しかし、こと腰痛に関しては、EBM自体に本質的な問題がある。腰痛はさまざまな原因・病態・病期の組み合わせからなる「疾患群」であって単一の疾患ではない。ほとんどの腰痛ガイドラインは非特異的腰痛を急性、亜急性、慢性の3つに分類しているだけで、病期(ステージ)が示す特徴[14]が考慮されていない。本書では病期別にみた病態と治療について詳しく論じる。

ガイドラインでは、運動療法は慢性腰痛に対しても推奨されている[10),15)]。温熱・電気・牽引などの物理療法は、どの腰痛に対しても推奨度が低い。しかし物理療法を希望する患者さんは少なくない。また、物理療法は医師から漫然と指示されることが多く、確実に効果がある症例が存在したとしても、その他の多くの症例で無効であれば効果なしと判断されてしまう。

ガイドラインにおいては、長期効果ばかりで即効性という観点がない。腰痛に限らず運動器疼痛の患者さんには、一時であっても確実に痛みを減らしてくれる治療を求める人が少なくない。

ガイドラインでは手術の推奨度は高いが、そもそも手術は適応を慎重に検討された上で行われる治療であり、安易に行われたとすれば手術の治療成績は惨たんたるものになるだろう。

本書で繰り返し述べるように、腰痛は単一の病態ではなく、複合的であり、様々な疾患の総称である。病態や治療の特性が考慮されていないという点において、腰痛のEBMおよびガイドラインは不完全なものといわざるをえない。

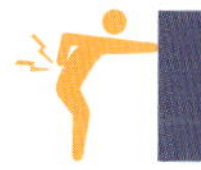

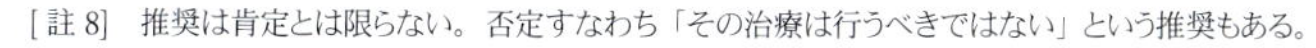

[註8] 推奨は肯定とは限らない。否定すなわち「その治療は行うべきではない」という推奨もある。

[註9] 否定もされない。

4. 医療者

腰痛治療に携わる医療者は、それぞれの専門分野の見方で腰痛を捉えている。興味深いのは、それぞれが自ら実践している治療に立脚した病因論を作り上げていることである。例えば、手術を主たる治療方法と位置づける脊椎外科医にとっては、局在論と運動器機能不全論が中核的な病因論となる。反対に心因性の慢性腰痛患者さんを診ている精神科医や心療内科医にとっては、当然ながら心の問題が何よりも重要な点であろう。

一般整形外科医、脊椎外科医、スポーツ整形外科医、麻酔科ペインクリニック医、リハビリテーション医、理学療法士、精神科医・心療内科医、それぞれが拠り所とする病因論は、概ね表1-1のようになる。コメディカルのために腰痛診療に携わる医師のイメージを示してみよう。

1) 整形外科医

整形外科の中には腰痛を専門とする医師がいる。筆者もそのように自称している。しかし、腰痛の専門医があらゆるタイプの腰痛の治療を得意とするわけではない。病院の脊椎外科医と診療所の医師との違いも大きい。

整形外科における病因論の中核は局在論である。局在診断が明らかな腰痛を特異的腰痛という。具体的には、椎間板ヘルニア、腰椎分離症、腰椎すべり症、腰部脊柱管狭窄症、仙腸関節障害、馬尾腫瘍、脊椎炎、脊椎腫瘍などである。

特異的腰痛と診断された腰痛患者さんにおいて、外来における薬物療法・理学療法などの保存的治療が奏功しない場合、脊椎外科医は手術を考える。

脊椎外科医が抱く病因論は、局在論と運動器機能不全論である。運動器機能不全論においては、脊椎のアライメント異常や動的不安定性を腰痛の原因と考える。筆者が医者になった頃、脊椎のアライメントを信奉するあまり、手術によってたとえ痛みがとれなくても、X線写真が良くなっていればよいと、“極論”を述べる医師もいた。

表 1-1: 医療者と腰痛の病因論

専門分野	局在論	運動器機能不全論	神経機能不全論	心因論
一般整形外科医	◎	○	△	×
脊椎外科医	◎	◎	×	×
スポーツ整形外科医	○	◎	△	△
ペインクリニック医	○	×	◎	○
リハビリテーション医	△	◎	△	△
理学療法士	△	◎	△	△
精神科医・臨床心理士など	×	×	×	◎

◎: 主要な病因論　○: 次の病因論　△: 採用することがある病因論　×: 治療の対象外としている病因論

脊椎外科医は特異的腰痛の専門家である。非特異的腰痛に対する態度は人それぞれである。非特異的腰痛などというものは存在せず、どこかに痛みの原因となっている病変部位や不安定性が必ずあるはずだと考えて検査を重ねる人もいれば、局在診断あるいは運動器機能不全診断があいまいな患者さんは手術の対象にはならないのでペインクリニックや心療内科を紹介する人もいる。

診療所の整形外科医（筆者もその一人）はどうであろうか。診療所において腰痛は高齢者を中心に最も多い疾患である。急性腰痛の多くは自己完結する。慢性腰痛であっても難治性[註10]といえる症例はそれほど多くない[17]。非難治性の慢性腰痛患者さんは薬物療法と理学療法で対応できる[17]。重篤疾患による腰痛（red flag 症例）、経過不良の腰痛（yellow flag 症例）および難治性慢性腰痛は、無理して自分で診なくても専門医に紹介するという道もある[18]。全国の診療所において膨大な腰痛患者さんが診療を受けているにもかかわらず、腰痛の機序解明をめざした本格的な研究が診療所からなかなか出てこないのは、こうした背景もあるように思う。

2) 麻酔医・ペインクリニック医

筆者は麻酔科やペインクリニック科で診療した経験はないので、以下の記述は学会での見聞や論文に基づく印象であることをお断りしておく。

麻酔科ペインクリニックでは、腰痛に対して局在論、神経機能不全論、心因論による治療がなされている。運動器機能不全に対する治療を行っているペインクリニック医は少ない。リハビリテーション科や理学療法士との接点が少ないことも一因かもしれない。

かつてペインクリニックでは、痛みの古典的理論に基づく神経ブロック療法が治療の中心であった。最近では局在論に基づく椎間板内治療や椎体内治療も行なわれており、病因論の幅は広がっている。神経機能不全論はペインクリニック医が確立した病因論である。心因論は、ペインクリニック医を中心とする慢性痛医学において盛んである。

神経ブロックや局所療法を重視している人を除いて、ペインクリニック医は概して腰部の解剖や局在診断への関心は低いようにみえる。ペインクリニックは原疾患の治療ではなく痛みをとることを目的に始まった医療分野であり、ペインクリニックの重要なテーマであるターミナルケアや慢性痛の分野では、疾患そのものの治療よりも痛みの緩和あるいは疼痛コントロールを重要な目標としているからかもしれない[註11]。

[註10] 難治性腰痛は以下の3つに大別される。
いずれの場合も「治癒」は困難であるが、患者さんから治療者への訴えが、治療者にとってさほどのものと感じられなければ、治療者は難治性とは感じないだろう。つまり「難治性慢性非特異的腰痛」とは、その点において治療者側の要素もある
1) 特異的腰痛の red flag 症例において、疾患が重篤で治療が困難な場合。
2) その他の特異的腰痛において、病態が複雑で保存療法や簡単な手術では治癒が困難な場合。
3) 心因性の要因が強く、精神医学的には身体表現性障害あるいは疼痛性障害と診断される可能性が高い場合。

[註11] この点はターミナルケアにおける考え方と同じである。

3) リハビリテーション医

リハビリテーション医学における腰痛の研究は少なくないが、腰痛研究を行っているリハビリテーション領域の研究者には整形外科出身者が多いためか、基本的概念は整形外科医とおおよそ同じように思われる。しかしながら治療方法は理学療法を主体とするため、運動器機能不全論が中核となる病因論である。

最近では慢性腰痛の運動療法に関する研究が多く、特に難治性慢性腰痛に対しては学際的な医療が重要と強調されている。

4) 精神科医・心療内科医

精神療法は心因性慢性腰痛の治療として期待されている。精神科医・心療内科医は非器質的難治性慢性腰痛の専門家であるが、慢性腰痛を専門とする医師はまだまだ少なく、紹介先を探すのに苦労しているのが実情である。認知行動療法(cognitive behavioral therapy: CBT)[12), 13)]は重要な精神療法であり、諸外国においては慢性腰痛に対する重要な治療と位置付けられている。

5) 理学療法士

ここ10年、運動器疼痛の分野において理学療法士による研究が急増しており(図1-7)、諸外国における非特異的腰痛の研究の中心は、コメディカルなど整形外科医以外の職種による。しかしながら本邦においては、医師の診断と指示の下に治療にあたる職種という理学療法士のポジションは変わっていない。

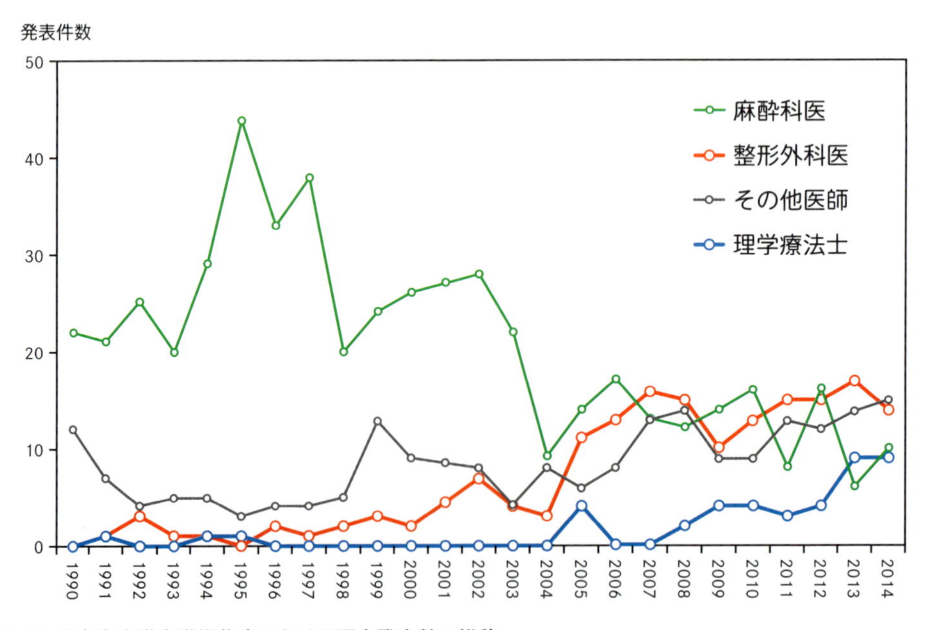

図1-7: 日本疼痛学会学術集会における研究発表数の推移

理学療法士に治療指示を出す整形外科医やリハビリテーション医の病因論は、局在論と運動器機能不全論であるが、医師の診断と治療指針とは、理学療法士に円滑に引き継がれているといえるであろうか。医師によるあいまいな診断と指示を受けて腰痛治療にあたる理学療法士の苦悩についての報告もある[19]。こうしたことからも、理学療法士（その他のコメディカルも含む）も腰痛に関する深い知識を有し、推論立った治療を施行することが臨まれる。加えて、必要に応じ担当医師と理学療法士とが患者さんの診断および治療について協議し合える環境をつくることが、今後はいっそう重要となるだろう。

局在論において、腰痛の原因は腰部体組織の限局性病変による侵害受容性疼痛であると考える。ではなぜ運動療法によって侵害感覚が軽減し痛みが緩和するのか。運動療法の目的は再発予防だともいわれるが、筋を鍛えることが損傷の予防に繋がるのか。運動療法は病的感作の軽減と疼痛抑制機構の賦活をもたらすのか。

「運動による疼痛緩和（exercise induced hypoalgesia: EIH）」[11] が原理であるならば、それは全身療法あるいは脳への作用であって、腰痛に対する特異的な治療ではないことになる。今後は理学療法士による腰痛と運動療法の、神経科学的な解明が進んで行くことに期待したい。

6) 腰痛専門医

本邦の“腰痛診療界”では、手術名医や徒手療法の名人は元気がいい。彼らは特定の病態に対する特殊な治療の名人であろう。しかし筆者が考える腰痛専門医は違う。腰痛専門医とは、① 患者さんの病態を身体、神経、心の面から総合的に診断し、② 自らが得意としない領域（動的解析や心理面など）の評価は専門家（理学療法士や精神科医・臨床心理士など）にまかせ、③ 自分自身および専門家からの情報を総合して診断を行い、④ その診断に基づいて治療計画を立ち上げ、⑤ それぞれの治療を最適な専門家に指示できる人、のことである[註12]。つまり、腰痛専門医とは診断と治療計画のプロのことに他ならない。

このような作業を本格的な医療者チームにより行っているのが集学的・学際的取り組み

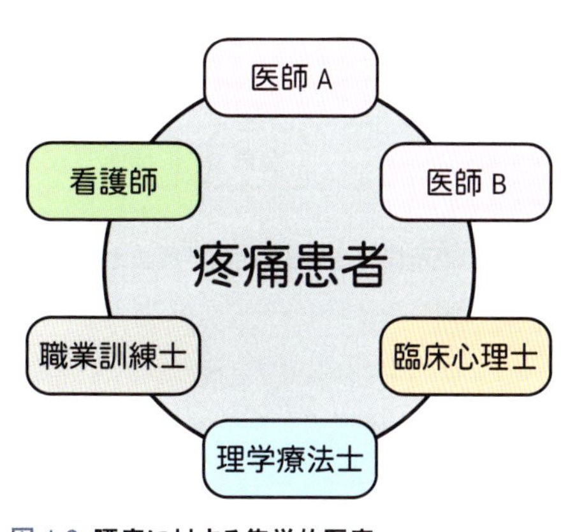

図 1-8: 腰痛に対する集学的医療

[註 12] オーケストラの指揮者のような存在である。腰痛専門医は自分自身が治療者（演奏者）であってもよいが、個々の治療（楽器）の特性に熟知した上で、治療全体の調和をはからねばならない。

である（図 1-8）。

すべての診療所や病院でこのような立派な組織を持てれば理想だが、現在の健康保険の制度下では、事業として成立させるのは難しい。多くの診療所では、医師と理学療法士だけの場合が多い。そのような状況下では、医師と理学療法士がそれぞれ身体・神経・心の診断に通暁し適確な診断を行い、しかる後に「化学」治療と「物理」治療の専門家として治療にあたらねばならない。

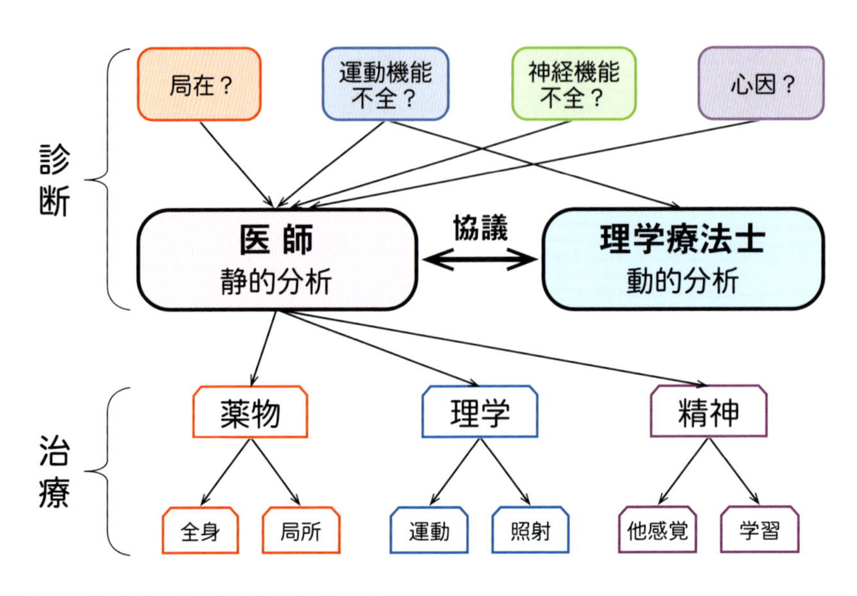

図 1-9: 診療所における医師と理学療法士の連携

参考文献

1) Deyo RA: Low back pain. A primary care challenge. Spine 15: 2826-2832, 1996.

2) 髙橋弦 : 一次医療における非特異的腰痛の診療 . J Spine Res 9 : 1055-1061, 2018.

3) 髙橋弦 : 一次医療の運動器疼痛疾患に対する painDETECT の診断的価値の検証 . 日運痛会誌 10:54-63, 2018.

4) IASP. IASP Taxonomy, 2014. Available at: http://www.iasp-pain.org/Taxonomy. Accessed 22 April, 2018.

5) 小川節郎 編 : 神経障害性疼痛診療ガイドブック . 1 版 , 南山堂 , 東京 , 2010.

6) 桂巻正 : 創傷治癒 . 新臨床外科学 . 医学書院 , 東京 : 145-152, 2010.

7) 山下敏彦 : 運動器慢性痛診療の手引き , 2013.

8) Tracey I, et al: The pain matrix: reloaded or reborn as we image tonic pain using arterial spin labelling. Pain 148: 359-360, 2010.

9) Melzack R・他 : 痛みへの挑戦 . 誠信書房 , 1986.

10) 日本整形外科学会 : 腰痛はどのように定義されるか . 腰痛診療ガイドライン , 南江堂 , 東京, 2012.

11) 松原貴子・他 :Pain Rehabilitation. 三輪書店 , 2011.

12) 有村達之 : 慢性疼痛の認知行動療法とわが国での有用性 . 日本運動器疼痛学会誌 5 : 49-52, 2013.

13) 伊豫雅臣・他 : 慢性疼痛の認知行動療法 . 日本維持新報社 , 東京 , 2016.

14) 髙橋弦 : 運動器疼痛症候学に基づいた腰痛診療 . ペインクリニック 34 : 407-419, 2013.

15) van Tulder M, et al: Chapter 3 European guidelines for the management of acute nonspecific low back pain in primary care. Eur Spine J 15: s169-s191, 2006.

16) Koes BW, et al: Clinical guidelines for the management of low back pain in primary care. Spine 26: 2504-2514, 2011.

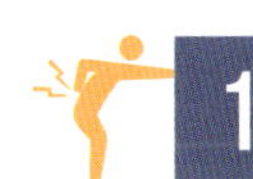

17) 高橋弦 : 一次医療における慢性腰痛　連続 Visual Analog Scale 表示システムを用いた分析 . 整形外科　66 : 43-49, 2015.

18) 高橋弦 : 慢性腰痛はどうして続くのか　プライマリケアに必要な総合診断能力 . Modern Physician 39 : 246-250, 2018.

19) Slade SC, et al: The dilemma of diagnostic uncertainty when treating people with chronic low back pain: a qualitative study. Clinical Rehabilitation 26: 558-569, 2011.

20) 鈴木秀典・他 : 整形外科専門医による非特異的腰痛の診断 . 中四整外会誌　29 : 171-174, 2017.

21) 行岡正雄 , 三木健司 : 線維筋痛症の現状 . ペインクリニック　34 : 381-389, 2013.

2 腰痛を理解するための基礎医学

1. 神経肉眼解剖学

1) 序論

肉眼解剖学はしばしば「確立された学問」だといわれる。しかし確立を「解明され尽くされた」という意味でいっているならばそれは誤りである。臨床医学、特に外科系では手術成績向上のために解明が待たれる肉眼解剖学的テーマはたくさんある。一方、確立が「高い信頼性」のことならば、その認識は正しい。整形外科は肉眼解剖学と画像検査を診断のよりどころとするが、四肢の運動器疾患の多くは、肉眼解剖学と画像検査だけで診断できるといっても過言ではない。

腰痛のための解剖学教科書として筆者が愛用しており、また、本書の読者に推奨したいのは、Netter 解剖学図譜シリーズ[1)]、Bogduk の腰痛解剖学の教科書[2)]、佐藤達夫による解剖学教科書[3),4)]である。Netter の本は、医学者でもある Netter が、臨床医が知りたい視点から美しい図を描いている。Bogduk の本は腰痛の機序に焦点をあてて、肉眼解剖学的構造が豊富な文献と共に解説されている。佐藤達夫による臨床解剖学の教科書は、脊椎外科医とリハビリテーション従事者にとって重要な、筋と末梢神経の構造について、近年の肉眼解剖学の知見が書かれている。これらの教科書の補足として、拙著[5)]および解説[6-8)]も一読いただければ嬉しい。

本章は、コメディカルが腰痛診療を行う上で重要な腰部の神経解剖学について述べる。なお、筆者のテーマである体性感覚構造図は解剖学の 1 分野ではあるが、あえて 1 つの章を設け第 3 章で説明する。

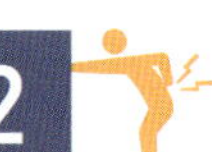

2) 脊髄と脳

脊髄と脳が腰痛の病変部位となることはまれである。脊髄は中枢性感作の重要な部位であり、亜急性腰痛や慢性腰痛では中枢性感作が問題となる。感作とは神経系の機能的変化により痛みが強度的、時間的、空間的に拡大した状態のことである。感作には末梢性感作と中枢性感作とがある[9)]。感作そのものは神経系の正常機能であるが、それが過剰な場合には病的とみなされ（病的感作）、治療の対象となる。中枢性感作性疼痛に対して使用される薬物はいずれも脳と脊髄後角に作用する。このため、脊髄後角は基礎研究においては重要な観察対象である。

脊髄後角には体性感覚の空間構成が再現されている[5)]。大脳頭頂葉の一次体性感覚野（SI 野）にも、体表感覚とその空間的構成が再現されており、“Penfield のホムンクルス”（図 2-1）として知られている。体性感覚の再現は SI 野、視床、脊髄後角に認められる。筆者は動物実験により脊髄後角における体性感覚構造を明らかにした。詳細は拙著[5)]を参照してほしい。

脊髄後角における体性感覚構造を知っておくことは、中枢性感作による疼痛知覚部位の空間的拡大現象や関連痛の出現部位を理解するのに役立つ。体組織の 1 点に対して強い侵害刺激が加わると、痛みはその点の周囲の体組織にも広範囲に知覚され[5)]、中枢性感作のもとでは知覚範囲が拡大する。ヒトを対象とした疼痛誘発実験[10),11)]や複合性局所疼痛症候群（complex regional pain syndrome: CRPS）[12)]における「痛みの空間的拡大現象」[13)]は、脊髄後角体性感覚構造からも理解できる。

脊髄は、難治性腰痛症例に対し、脊髄後根侵入部破壊術やインターベンショナル治療[註1]（硬膜外ブロックや脊髄電気刺激療法など）における治療標的となる。コメディカルが脊髄を標的としたインターベンショナル治療を行うことはない。しかし難治性慢性腰痛の診療にあたっては脊髄の構造と機能を知っておくべきである。

痛みに関連する脳領域には、脳幹、視床、体性感覚野 SI、SII）、運動野、前頭葉連合野、大脳辺縁系（島、前帯状回、扁桃体、海馬など）などがあり、あわせてペインマトリックス（pain matrix: 痛みの知覚に関与する領域群）と呼ばれる[14)]。ペインマトリックスについては fMRI（機能的 MRI）を用いた機能局在に関する研究がさかんに行われている[15)]。

脳幹と視床は痛みの情動面に、体性感覚野と運動野は痛みの空間定位や弁別面に、そして前頭葉連合野は痛みの認知面に関わる部位である。心因性慢性腰痛に対しても、精神医学的・心理学的なアプローチとは異なる神経科学を用いた研究が急速に進んでいる。心因性腰痛が、脳の器質的あるいは機能的な異常として理解できるようになるかもしれない。リハビリテーション医学や理学療法学の分野においても、脳をターゲットとした「神経リハビリテーション」という研究及び臨床の分野が始まっている[16),17)]。

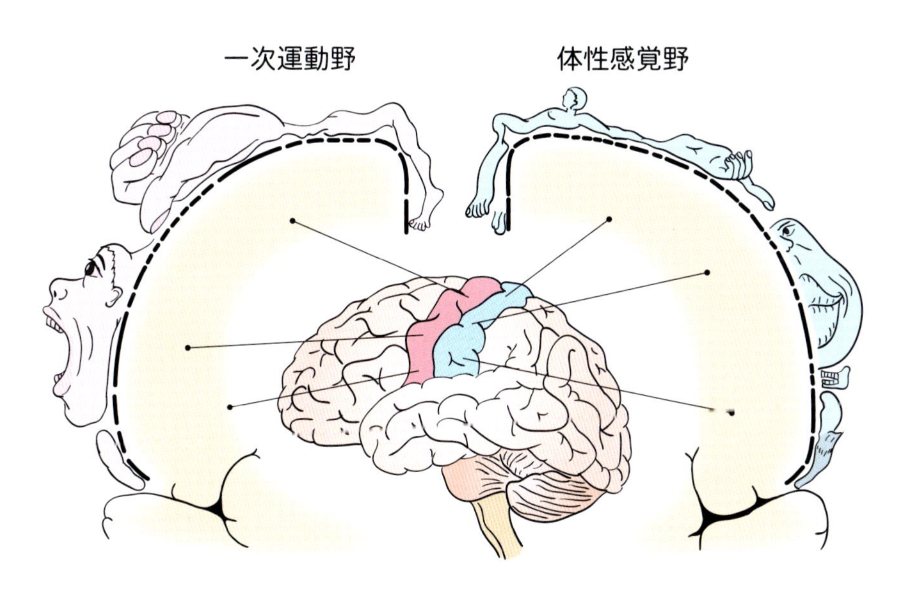

図 2-1: Penfield のホムンクルス

頭頂葉の体性感覚野と前頭葉の第一次運動野を表している。

［註 1］ かつては侵襲的治療（invasive treatment）と言われていたが、最近麻酔科では、介入的治療（インターベンショナル治療：interventional treatment）という言い方になっている。整形外科医の行っている手術と区別するためであろう。しかし、治療とはいずれもが介入であることを考えれば、侵襲的治療の方が実態をよく言い表している。

3) 神経根・後根神経節

後根神経節（dorsal root ganglion: DRG）とは脊髄後根にある神経節であり、末梢からの感覚情報の中継点として機能する。後根神経節には体性感覚の1次求心性線維の神経細胞が存在し、体性感覚空間の分節性分割の中核である。後根神経節より近位は神経根（神経根後根および神経根前根）となり、神経根糸を介して脊髄に繋がる。後根神経節より遠位は脊髄神経となる（図 2-2）。図 2-3 のように、神経根前根と神経根後根が脊髄に繋がっている。後根は主に感覚神経線維から成り後根神経節を有する。前根は主に運動神経線維から成る。臨床的には後根神経節から末梢方向の脊髄神経に至る構造を、神経根（root sleeve: 臨床的神経根）と呼ん

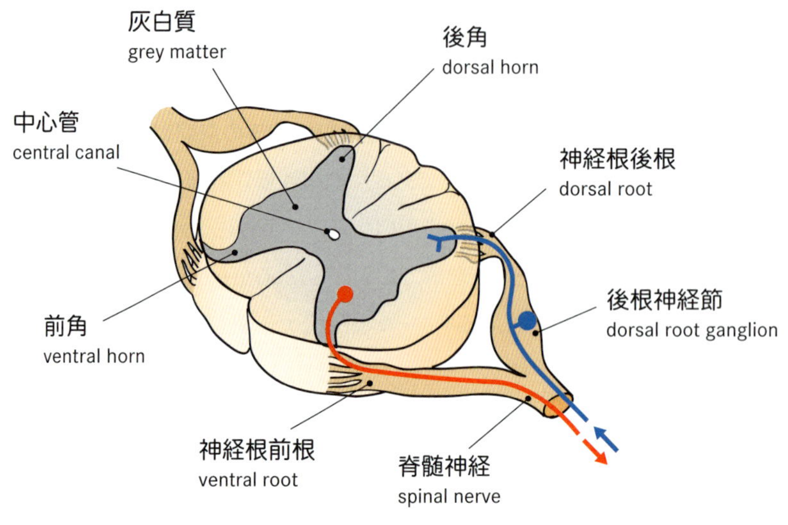

図 2-2: **神経根と後根神経節**

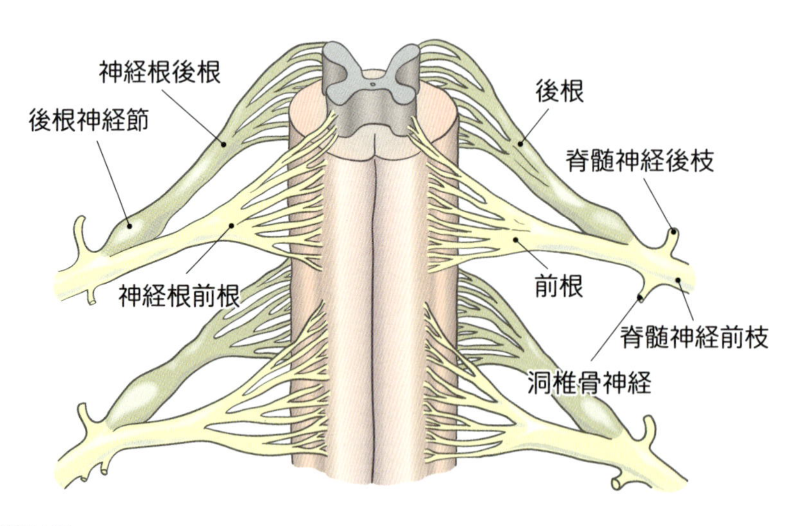

図 2-3: **脊髄神経**

脊髄神経とは、後根神経節より遠位部分の末梢神経をいう。後根は主に感覚神経線維から成り、脊髄神経節を有する。前根は主に運動神経線維から成る。

でいる。これは解剖学的定義とは異なるので注意が必要である（図 2-4）。

背髄の下方は先細りの脊髄円錐となって L_2 椎体付近で終わる。このため、腰仙分節（L_1 ～ S_4）の神経根は脊柱管内を頭尾方向に数分節にわたり縦走し、これを馬尾（馬尾神経）という。

腰部脊柱管狭窄症では馬尾型、神経根型という分類をする場合があるが、前者は解剖学的神経根の障害であり、後者は臨床的神経根の障害である[註2]。

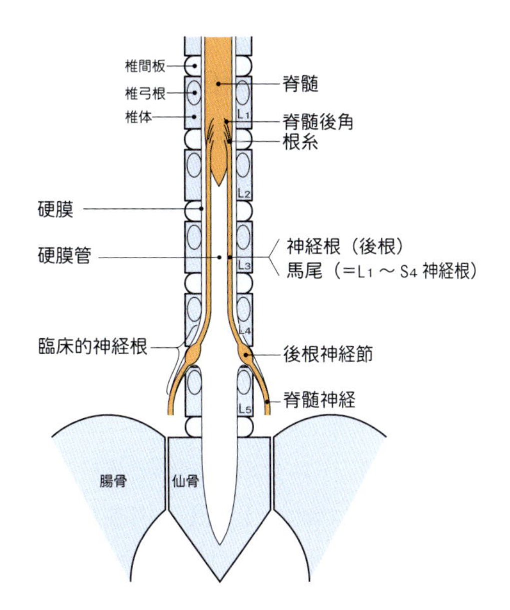

図 2-4: 脊髄から脊髄神経に至る解剖学的構造

外科的神経根は硬膜管から生えた部分で、神経根・後根神経節・脊髄神経よりなる。

後根神経節とその周辺は、整形外科における最重要の関心部位のひとつであり、椎間板ヘルニアや腰部脊柱管狭窄症における手術のターゲットである。手術成績の向上を目的とした研究が多数報告されているが、コメディカルも対象としている本書ではそれらの研究成果の詳細は割愛する。ただし、臨床では手術についての知識も必要であることから、腰痛に関わる医療人として知っておいていただきたい事柄を筆者の視点から下記の箇条書きにまとめた。これらについて理解しておくことは、日々の臨床の疑問を解く鍵となる。

ⅰ. 神経の機械的圧迫だけでは痛みは生じない。

ⅱ. 圧迫の結果として浮腫や血行障害が生じると痛みを生じる。

ⅲ. 椎間板髄核の成分は神経障害を生じる（化学的神経根炎）。

ⅳ. 神経根の圧迫による痛みは殿部以下の下肢に痛みとしびれを起こすが、障害分節の皮膚に感作徴候を示す例はまれ[18]。

ⅴ. 後根神経節の一次感覚ニューロンの障害は、激痛とアロディニアなどの感作徴候を起こしやすい。

ⅵ. 灰白交通枝を経て後根神経節細胞に分布する交感神経性遠心性線維が存在し、交感神経依存性疼痛（sympathetic maintained pain: SMP）[註3]の原因となる。交感神経幹ブロックは腰痛の治療として有効性がある。

ⅶ. 手術により神経の除圧に成功してもしびれは遺ることが多い。

［註 2］ 脊柱管狭窄症の分類として上述の 2 つがあるが、「馬尾型障害」のタイプは「解剖学的神経根の障害」であり、脊柱管本幹の狭窄が原因で生じる。一方、「神経根型障害」のタイプは、「解剖学的な後根神経節と脊髄神経の障害（解剖学的神経根を含む）」であり、椎間孔の狭窄が原因で生じる。

［註 3］ 痛みは、末梢あるいは中枢のどのレベルの神経系に対する損傷後にも発生する可能性があり、交感神経系を巻き込むことがある。交感神経依存性疼痛は、遠心性交感神経活動によるもので、機序には、交感神経と体性神経の異常な結合（エファプス）、局所炎症性変化、ならびに脊髄の変化が関与する。

4）脊髄神経・神経叢・末梢神経

脊髄神経とは後根神経節から神経叢に至るまでの末梢神経をさす。

脊髄神経は近位より順番に、洞椎骨神経、灰白交通枝、白交通枝、後枝（背側枝）、前枝（腹側枝）を分枝する（図 2-5）。

洞椎骨神経（sinu-vertebral nerve: SVN）は脊柱管内部方向に分枝し、椎間板の線維輪浅層やその間の後縦靭帯、硬膜外腔、硬膜前面、骨膜などを感覚支配する。

灰白交通枝と白交通枝はいずれも脊髄神経と傍脊椎交感神経幹とを連結する。

後枝は体幹背側部の体組織を神経支配する。後枝は、外側枝、中間枝、内側枝に分かれそれぞれ背筋群（腸肋筋、最長筋、多裂筋群）および皮膚に分布する。後枝外側枝のみが皮枝を持つ。L_1 〜 L_3 分節に由来する皮枝が上殿皮神経、腰部では S_1 〜 S_3 分節に由来する皮枝が中殿皮神経である。L_4 と L_5 の外側枝は皮枝を欠くので背部の皮膚を感覚支配しない。後枝内側枝は、椎間関節・多裂筋・棘間靭帯・棘上靭帯などを支配している。臨床的要点としては、椎間関節ブロックのターゲットとなること、多裂筋を剥離する腰椎後方手術で損傷されやすいこと、などの点が挙げられる。

前枝は、神経叢を経て末梢神経幹に再構成されたのち骨盤と下肢に分布する。L_1 から L_4 分節の脊髄神経により構成される神経叢が腰神経叢である。腰神経叢に由来する末梢神経群の中心となるのが大腿神経である。腰神経叢由来の末梢神経は大腿の内・前・外側に分布する。L_4 より尾側の分節の脊髄神経により構成される神経叢が仙骨神経叢である。仙骨神経叢に由来する末梢神経群の中心となるのが坐骨神経である。仙骨神経叢由来の末梢神経は、腰神経叢

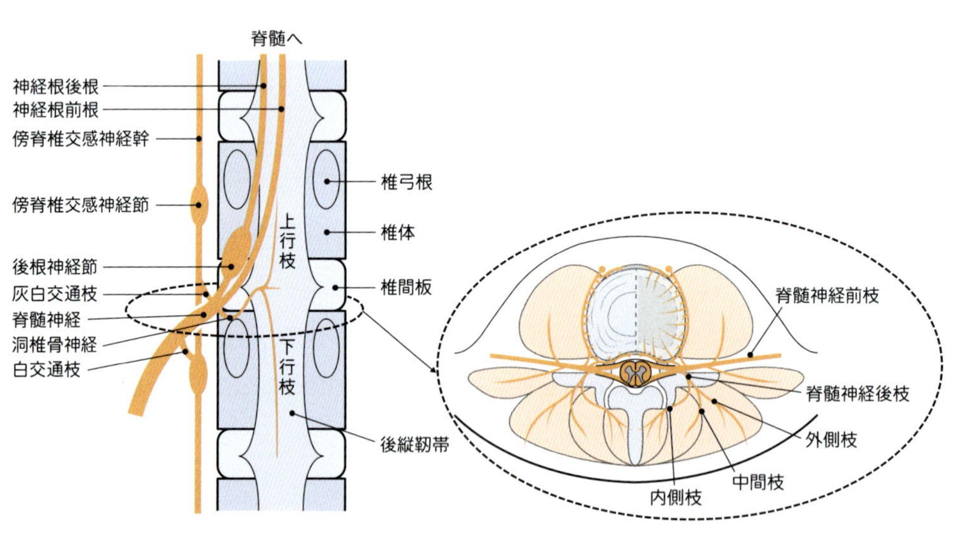

図 2-5: **後根神経節周辺の神経構造**

脊髄神経は、近位より順番に洞椎骨神経、灰白交通枝、白交通枝、後枝（背側枝）、前枝（腹側枝）に分枝する。

の支配領域を除いた下肢の領域に分布する。L_4 脊髄神経は大腿神経と坐骨神経の両方に神経線維を送るので、特別に「分岐神経」と呼ばれる（図 2-6）。

脊髄神経は体幹水平面（横断面）に対し傾斜を示すが、その傾斜角は腰分節では尾側に向かうほど顕著に大きくなる。脊髄神経の傾斜角は後述の体性感覚分割面の立体構造の図（図 3-5、71 ページ参照）で説明しているので参照されたい[5)]。

5）交感神経系（遠心性と求心性）

傍脊椎交感神経幹は椎体と椎間板の前外側に左右 1 対存在し、頚椎から尾骨に至る。傍脊椎交感神経幹は全分節の脊髄神経と 1 本の灰白交通枝で繋がっている。T_2 ～ L_3 分節ではさらに白交通枝によっても繋がる。傍脊椎交感神経幹は随所に紡錘状に膨らんだ交感神経節が存在する。交感神経性遠心性節前線維の神経細胞は T_2 ～ L_3 髄節脊髄側角に存在する。節前線維は交感神経節で末梢に向かう節後線維の神経細胞とシナプスをつくる。節後線維の神経細胞は、傍脊椎交感神経節だけでなく傍脊椎交感神経幹内に散在している[19)]。このように、節後細胞は後根神経節に存在する求心性細胞のような明確な分節構造をもたない。節後線維は灰白交通枝を通り各分節の脊髄神経に合流し、末梢神経を経由して標的となる体組織の効果器に至る。

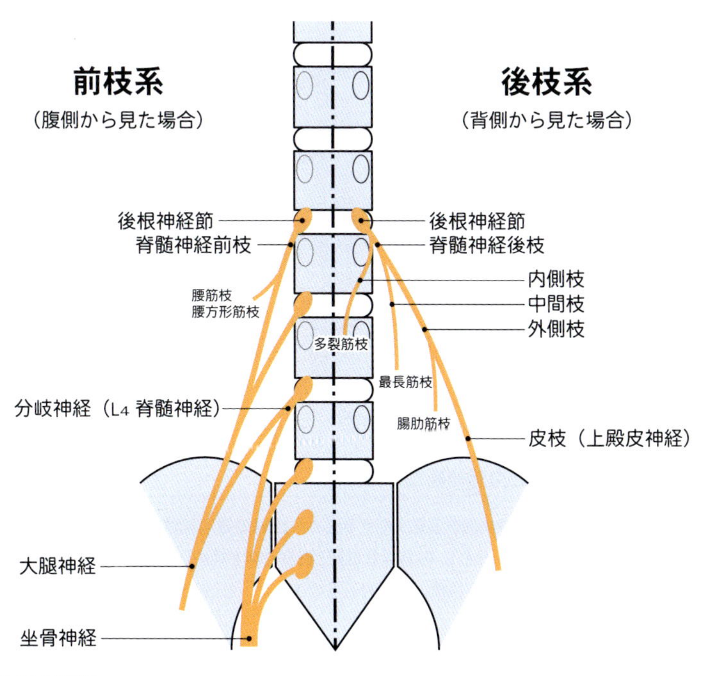

図 2-6: **末梢神経の系統**

左は L_2 から S_2 の前枝とそこから構成される神経叢と末梢神経、右は L_2 後枝の枝を示す。

2

腰痛を理解するための基礎医学

自律神経系は、血管収縮や発汗などの遠心性線維による機能を考慮することが多いが、内臓系などの情報を中枢神経系に伝える感覚（求心性）線維も存在する[20),21)]。後根神経節に細胞体が存在し、傍脊椎交感神経幹を経由して分布する感覚線維が交感神経性求心性線維（sympathetic afferent fiber: SAF）である。腰椎を支配するSAFの神経細胞はL_1～L_3レベルの後根神経節に存在する。運動器には体性線維と交感神経性線維の2系統の感覚線維が存在する。腰椎におけるSAFの存在は千葉大学整形外科の研究者により臨床的に報告された[22)-27)]（図2-7）。SAFは脊柱管内部に高密度に分布することが、筆者の研究で明らかとなった[28)]。

SAFの生理学的機能はまだ解明されていないが、SAFの第一に考えられる機能は血管感覚である。SAFと痛みとの関係は重要な研究課題である。SAFは交感神経依存性疼痛（SMP）との関連があるのかもしれないが、筆者が最近新たに着目しているのは痛みの情動成分との関連である。痛みは情動成分と空間弁別成分とに分けられる。内臓はSAFで感覚支配されているが、空間弁別能が低い反面、情動への影響が大きい。内臓と同じく、脊柱管内部由来の痛みは情動要素が強く、それが腰痛の慢性化の一因になっているのかもしれない。

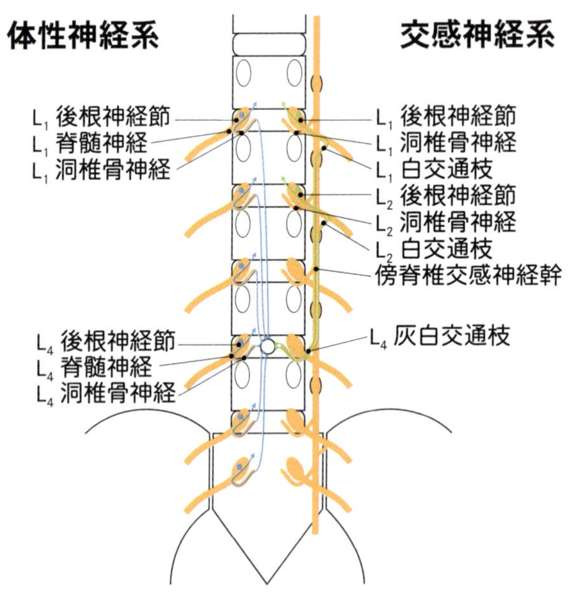

図 2-7: 後縦靭帯における体性線維と交感神経性線維

障害発生頻度が高い、ヒトのL_4-L_5椎間板背側面を感覚支配する求心性線維の通過経路を示す。体性神経性感覚線維は後縦靭帯に沿って走行し、下行または上行してL_1からS_1の洞椎骨神経と脊髄神経を経由して後根神経節に至る。交感神経性求心性線維は灰白交通枝、傍脊椎交感神経幹、白交通枝、脊髄神経を経由してL_1とL_2の後根神経節に至る。

2. 神経支配

1）序論

ある神経系が体組織と機能的に繋がっている時、その神経系はその体組織を「支配している」という。

神経支配には、運動（遠心性）線維による運動支配および感覚（求心性）線維による感覚支配がある。運動支配を受けている体組織には効果器（effector）が、感覚支配を受けている体組織には受容器（receptor）[註4]が存在する。神経線維が通過しているだけの体組織は神経支配を受けていない。組織学では効果器と受容器を神経終末（nerve terminal）という。皮膚の感覚受容器として、触覚を受容するメルケル盤などや痛覚・温冷覚を受容する自由神経終末が存在する。

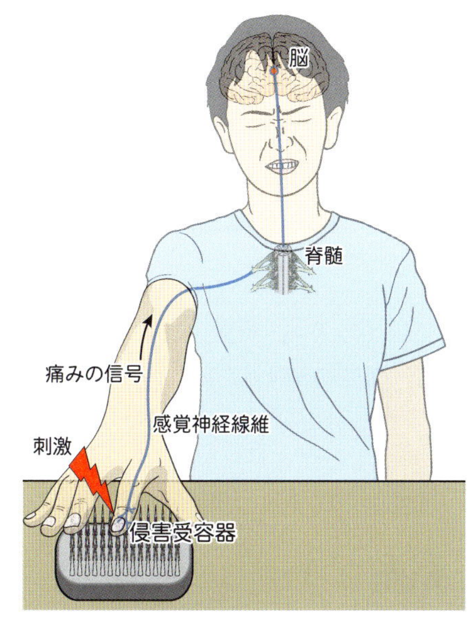

図 2-8: 痛みを感じる仕組み

痛みは受容器が何らかの刺激を受け、その刺激の反応が求心性線維を伝わることで知覚される。このため、受容器が存在しない体組織は痛みを知覚し得ない。

通常、痛みは感覚受容器が何らかの刺激を受け、その刺激の反応が感覚線維を経て脳に伝わることで知覚される（図 2-8）。このため、感覚支配を受けていない（＝感覚受容器が存在しない）体組織は痛みを知覚し得ない。感覚支配を受けない腰部体組織の例として椎間板髄核がある。正常な髄核は痛みを知覚し得ない。

運動器の病変が痛みとして知覚されるためには、感覚受容器が存在することが必要条件である。侵害感覚受容器の存在は必要条件ではない。なぜなら、感作のもとでは非侵害感覚（触覚、圧覚、温冷覚など）が痛みとして知覚されるからである。

感覚受容器には受容する刺激の様式によりいくつかの型がある。
侵害感覚受容器は侵害刺激（組織を損傷する可能性のある刺激）を活動電位に変換する受容器であり、組織学的には自由神経終末の形態をしている。運動器には侵害感覚受容器である自由神経終末が筋膜や骨膜に確認されている。一方、非侵害感覚受容器としては、筋膜に圧受容器、腱に固有感覚受容器、筋に筋伸張受容器が存在するが、皮膚には存在する触覚や温冷覚の受容器は確認されていない。

腰痛の診療においては受容器に関する知識だけでなく、その受容器を持つ感覚線維が通過す

[註 4]「受容器」に似た用語として「受容体」がある。受容体とは受容器（神経終末）の細胞膜あるいは中枢神経内のシナプスの細胞膜に存在する、刺激を活動電位に変換する分子構造あるいは神経伝達物質などの化学物質を受容する分子構造のことである。
例：機械的侵害受容体、化学的侵害受容体、グルタミン酸受容体、など。

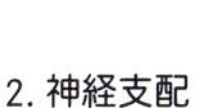

る末梢神経の走行経路（求心路）およびその感覚線維の神経細胞体が存在する後根神経節の分節高位（支配分節）に関する知識が必要である。つまり「運動器疼痛症候論」に基づく診療においては、受容器、求心路、支配分節が神経支配に関する知識の3本柱である。これらは外科手術や神経ブロックを行う上で不可欠の知識だからである（図2-9）。

以上のことから、腰痛に関連する各組織の神経支配を理解するために、受容器、求心路、支配分節の3つについて、以下に説明していく。

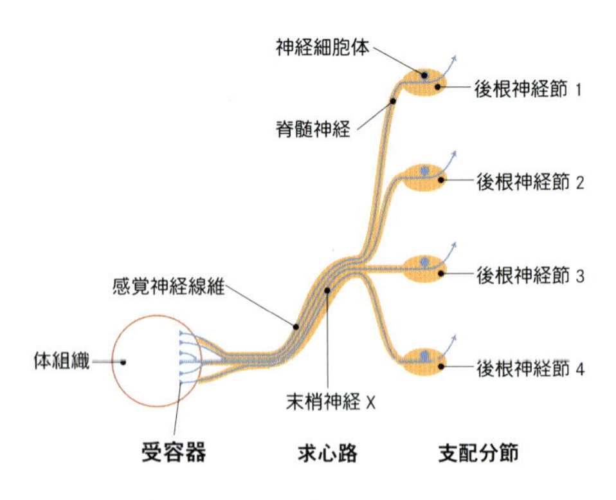

図 2-9: **神経支配の三要素**

感覚受容器をもつ体組織は感覚支配を受けている。受容器をもつ感覚神経線維（求心性線維）が通過する末梢神経Xが一次求心路である。感覚線維の神経細胞体が存在する後根神経節（後根神経節1～4）の分節レベルが支配分節である。臨床的には受容器、求心路、支配分節が神経支配の要素となる。

2）脊柱管

【受容器】

脊柱管は椎体、椎間板、後縦靭帯、椎弓、黄色靭帯、椎間関節包により構成される（図2-10）。

脊柱管の内部には、硬膜、くも膜、脊髄、神経根前根・神経根後根、硬膜外脂肪組織、静脈叢が存在する（図2-11）。これら脊柱管内の体組織のうち神経終末が存在し、腰

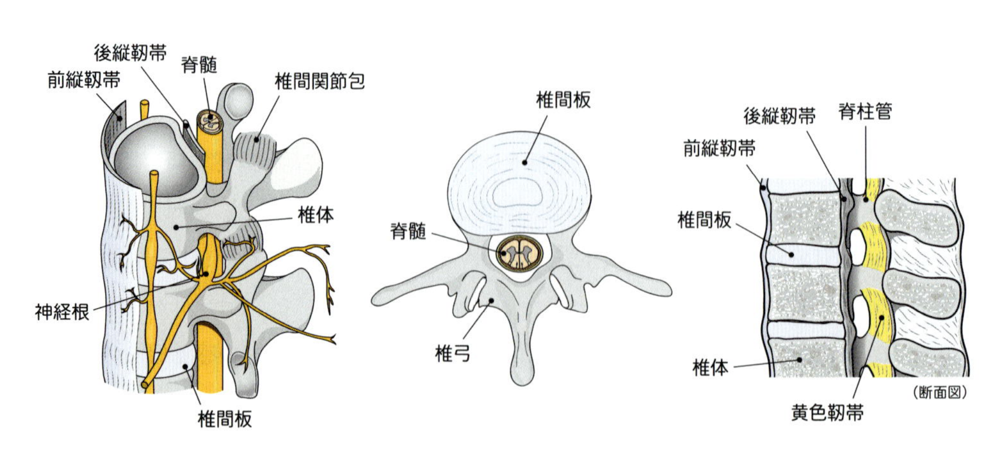

図 2-10: **脊柱管の構造**

痛の病変部位となり得るのは、椎体、椎間板線維輪、後縦靱帯、椎弓骨膜、椎間関節包、硬膜、硬膜外脂肪組織である。

【求心路】

腰部脊柱管組織の感覚線維は全て洞椎骨神経（sinu-vertebral nerve: SVN、洞脊椎神経、椎骨洞神経とも書かれる）を経由して分布する（図 2-12）。脊柱管内部では、左右の洞椎骨神経由来の神経線維が反対側にまで及んでいる。それゆえ、脊柱管内の病変による痛みは両側性に知覚される可能性がある。洞椎骨神経は体性求心性線維、交感神経性求心性線維（sympathetic afferent fiber: SAF）、交感神経性遠心性線維を含む。脊柱管内部は脊柱管外部に比べて SAF の頻度が高い[28]。

【支配分節】

脊柱管内部の 1 点を感覚支配する後根神経節は、約 4 ～ 6 分節に及ぶ。また、脊柱管外体組織に比べ、明らかに重複性が著しい[5), 28)]。このような神経支配構造が、脊柱管内部の病変において疼痛知覚部位の局在性が低い一因として考えられる。

3) 椎間板

【受容器】

正常の椎間板では、神経終末は線維輪最外層に存在し、線維輪内層と髄核には存在しない。変性椎間板では、神経線維が変性した線維輪の椎間板内部にも侵入する[29]。このように病的に発芽した神経線維は、椎間板性の慢性腰痛の一因となる。

【求心路】

背側部は洞椎骨神経、外側部・腹側部は

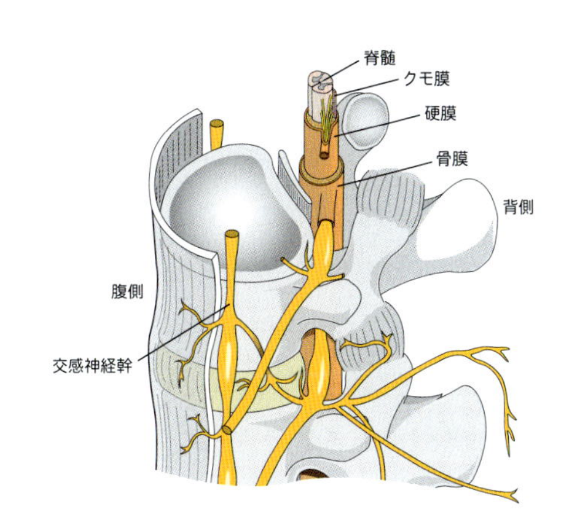

図 2-11: **脊柱内部の解剖**

これら脊柱管内の体組織のうち、神経終末が存在し腰痛の病変部位となりうるのは、椎体、椎間板線維輪、後縦靱帯、椎弓骨膜、椎間関節包、硬膜、硬膜外脂肪組織である。

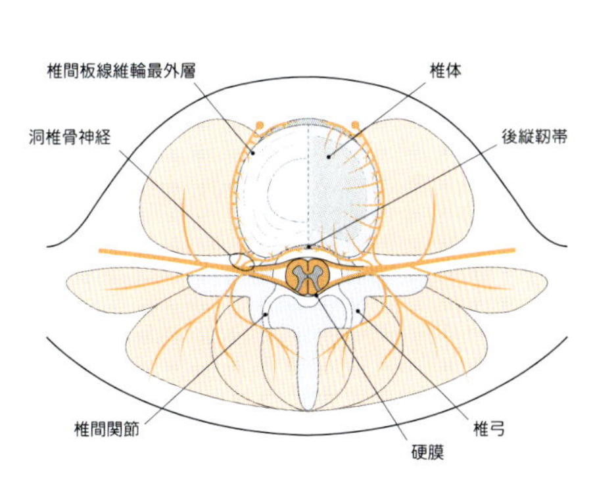

図 2-12: **洞椎骨神経**

腰部脊柱管内の椎体、椎間板線維輪最外層、後縦靱帯、椎弓、椎間関節包、硬膜にある感覚線維は、全て洞椎骨神経を経由して分布する。

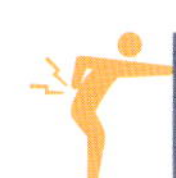

大腰筋筋枝と傍脊椎交感神経幹である。

椎間板背側面は、椎間板自体と後縦靱帯の、二層構造の神経叢が存在する（図 2-13）[30),31)]。神経支配の「側性」[註5]は、背側部と腹側部は両側性、外側部は片側性である。すなわち、病変部位が外側部にある場合を除き、椎間板障害では痛みは通常両側性に知覚されると考えられる。

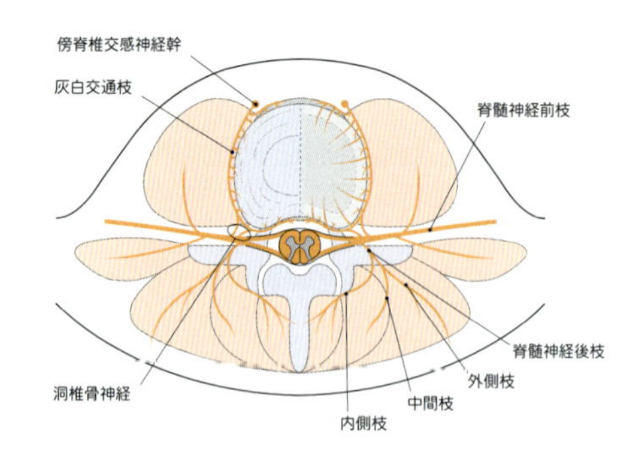

図 2-13: 椎間板の求心路

病変部位が椎間板の外側部に限局する場合を除いて、たいていの椎間板障害では痛みは両側性に知覚されると考えられる。

【支配分節】

椎間板背側面は、約 5 分節の感覚支配を受ける。一方、椎間板腹側面は約 3 分節ほど頭側の後根神経節を中心に、約 3 分節の感覚支配を受ける[5)]。例えば、L_4 ～ L_5 椎間板の背側面は L_2 から S_1 の約 5 分節から感覚支配を受け、腹側面は L_1 から L_3 の 3 分節から感覚支配を受けている。このことは、病変の発生率が最も高い脊柱管の内側面において、痛みの知覚部位の局在性が最も低いことを示唆している。

4）椎体

【受容器】

骨膜と骨髄とに神経終末の存在が証明されている[32)]。椎体に受容器が存在することは、椎体骨折が痛むという周知の事実からも明らかであろう。

【求心路】

骨髄の神経線維は、血管とともに皮骨を貫通して内部に侵入する。

【支配分節】

背側面では 5 分節、腹側面と外側面では 3 分節ほどである。

5）椎間関節

【受容器】

四肢の滑膜関節と同じく神経終末は関節包や滑膜ヒダに存在し、関節軟骨には存在しない。椎間関節の神経終末と受容器は関節包に存在する（図 2-14）[33),34)]。

【求心路】

椎間関節の頭側構造である上位椎の下関節突起および関節面には、当該椎体の 1 分節頭側の脊髄神経後枝に由来する関節枝が至る。尾側構造である下位椎の上関節突起および関節面に

[註 5] 神経支配における側性（laterality）とは、ある体組織が同側の後根神経節による支配を受けているのか、あるいは反対側の後根神経節による支配も受けているのかという概念である。神経支配が同側のみの場合は片側性支配、反対側からも支配を受けている場合は両側性支配である。体幹部においては、正中線上に位置する組織は全て両側性であるが、正中線から離れるにつれて片側性が強くなる。

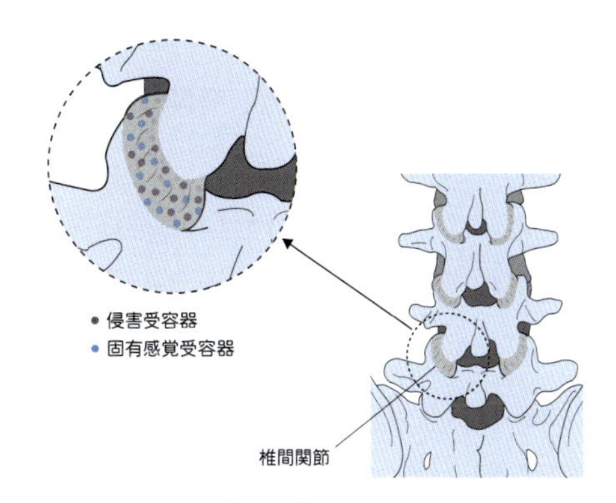

図 2-14: **椎間関節の受容器**

四肢の滑膜関節と同じく神経終末は関節包や滑膜ヒダに存在し、関節軟骨には存在しない。

は、当該椎体の脊髄神経後枝に由来する関節枝が至る。例えば、L_4-L_5 椎間関節を支配する末梢神経は、L_3 脊髄神経後枝関節枝および L_4 脊髄神経後枝関節枝である[35]。このような分節の「ずれ」は次章で述べる体性感覚の傾斜した構造によりもたらされる[5]。側性は完全に片側性であり、椎間関節由来の痛みはつねに病変関節と同側だけに、片側性に知覚されると考えられる。

【支配分節】

椎間板同様、腹側面と背側面で感覚神経支配の様相を異にする。脊柱管背側面を構成する腹側面の感覚支配は、当該分節を中心として 5 分節ほどになる。背側面は約 4 分節である。例えば、L_4-L_5 椎間関節背側面の感覚支配は L_2-L_5 である。

6) 仙腸関節

仙骨は、S_1 ～ S_4 分節の脊椎・椎間板・筋腱靭帯群が合体し、一塊の骨になったもの[5]である。

【受容器】

仙腸関節の靭帯には、自由神経終末が豊富に認められる。関節面に神経終末は存在しない。仙腸関節周囲には、仙腸靭帯・腸腰靭帯・仙棘靭帯などの、骨盤の支持を担う重要な靭帯群がある。靭帯は、骨盤間にも、骨盤と仙骨の間にも、多数存在する。これらの骨盤靭帯群の病変や機能不全は腰痛の原因になりうる。村上は、仙腸靭帯を含めた骨盤の靭帯が骨盤の安定性と立位における衝撃吸収機能を持ち、それらの破綻が急性腰痛の原因となると述べている[36]。靭帯性腰痛は今後研究の進展とともに明らかになっていくであろう（図 2-15）。

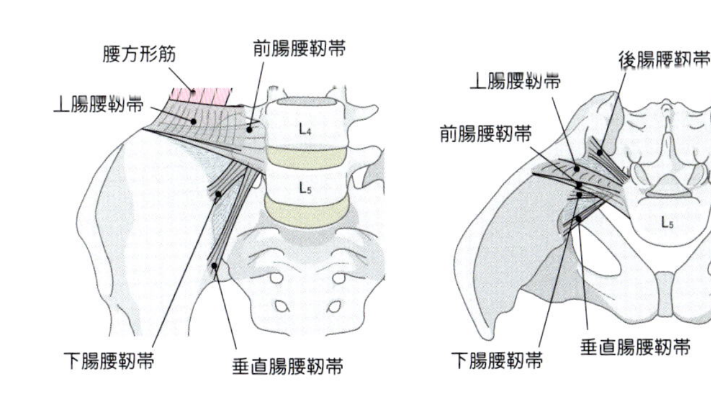

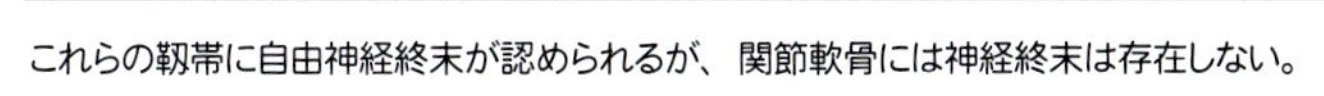

図 2-15: **仙腸関節の靭帯**

これらの靭帯に自由神経終末が認められるが、関節軟骨には神経終末は存在しない。

【求心路】

背側面・腹側面それぞれが、脊髄神経の後枝および前枝に由来する仙腸関節枝を求心路とする。

【支配分節】

背側部には Plexus X[37] と呼ばれる神経叢が存在し、L_4 ～ S_2 に感覚支配される。腰分節の脊髄神経後枝に神経叢構造は存在しない。腹側部の支配分節は S_1 ～ S_2 である。

7) 筋・腱

【受容器】

筋膜および腱に自由神経終末が存在する。

【求心路】

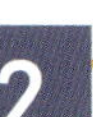

背側層の最長筋、多裂筋などの固有背筋[3),4)] には、脊髄神経後枝から分岐した筋枝が分布する。外側層には横突間筋、腰方形筋、腹横筋、そして殿筋群が位置し、いずれも脊髄神経前枝から筋枝が求心路である。

腹側層の小腰筋、大腰筋、腸骨筋、殿筋群の求心路は、脊髄神経前枝やそこから神経叢を経て再編された脊髄神経由来の筋枝である（図 2-16）。

筋や腱の神経支配についての知識は、特にコメディカルにとっては、筋の過緊張や、筋に由来する関連痛を考える際、重要な知識となる。

【支配分節】

末梢神経の傾斜構造[5)] のため、横断面では「同心円状」、縦断面では「重層放物線状」の、神経支配構造を示す[38)]。例えば、腰方形筋は L_1 ～ L_4 横突起を起始とするが神経支配は T_{12} ～ L_3 であり、大腰筋は L_1 ～ L_4 椎体を起始とするが神経支配は T_{12} ～ L_2 である。腰部体組織の分節レベルとそこを感覚支配する後根神経節の支配分節との「根本的なずれ」は、筆者らの研究により明らかになった新事実である。

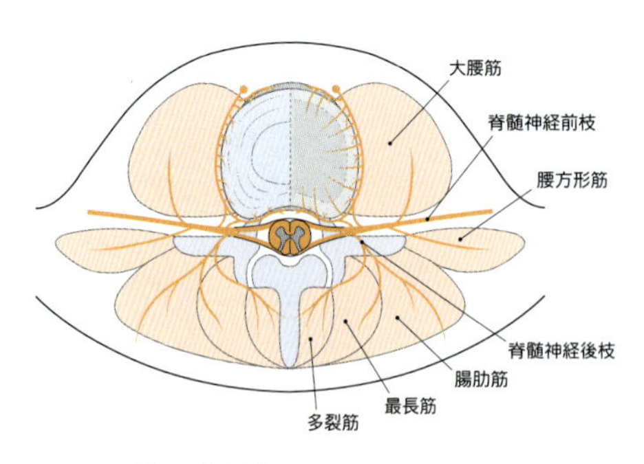

図 2-16: **筋の求心路**

8) 皮膚

腰部の皮膚疾患による痛みは、普通腰痛とは呼ばない。しかし、上殿皮神経の背筋筋膜貫通部における絞扼を原因とする、上殿皮神経症候群（Maigne 症候群）[註6]（図 2-17）は腰痛の一因とされている[39]。

【受容器】

他部位の皮膚同様、侵害感覚受容器、触覚受容器、温冷覚受容器などさまざまな感覚受容器が存在すると考えられる。

【求心路】

上殿皮神経、中殿皮神経、下殿皮神経である。上殿皮神経と中殿皮神経は脊髄神経後枝の系統であり、下殿皮神経は脊髄神経前枝の系統である。

特に腰背部の過緊張がある場合、脊髄神経後枝から上殿皮神経につながる求心路に影響を及ぼす。このため、上記の絞扼神経障害とは別に、腰背部の過緊張により殿部のしびれや痛みを起こす可能性はあるが、痛みの質（皮膚痛）から普通の腰痛とは区別できる。

【支配分節】

上殿皮神経は下位胸分節～ L_3、中殿皮神経は S_1 ～ S_3、下殿皮神経は S_1 ～ S_3 である。

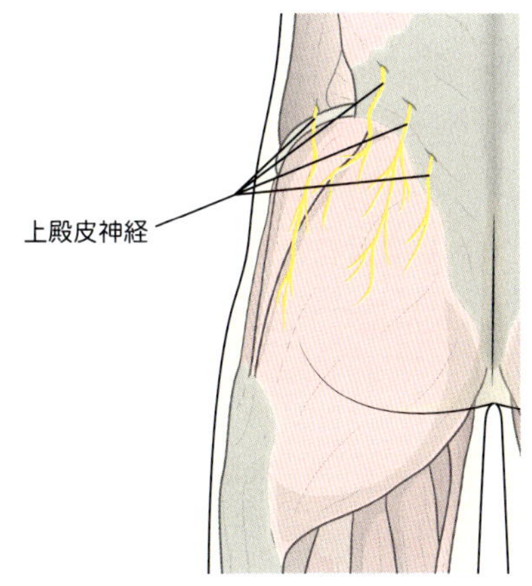

図 2-17: 上殿皮神経症候群

上殿皮神経が背筋貫通部における絞扼を原因とする神経障害性疼痛である。

[註6] 上殿皮神経症候群とは、皮神経の神経障害性疼痛である。痛みは皮膚に知覚されるが、視覚的な変化は皮膚には生じない。絞扼性神経障害のひとつである。

3. 運動器疼痛の疼痛学

1) 序論

腰部疾患で来院する患者の主訴の大半は " 痛み " である。それでは痛みとは何か。この疑問に答えるのが「疼痛学」である。しかし、疼痛学に精通している整形外科医やコメディカルはまだ少ないと思われる。疼痛学の正しい知識を有することにより、画像検査だけで腰痛を診るのではなく、総合的に診断することが重要である。この項目では、疼痛学の基本的な知識について説明する。

痛みは知覚の一種であり、かつては疼痛学の基礎研究は電気生理学的研究が主流であった。しかし最近は、神経科学の方法を用いた研究が多い。腰痛の臨床においては画像診断学、薬理学、心理学などの知識が重要であるが、疼痛学は基礎と臨床にまたがる分野であり、筆者が所属する日本疼痛学会も基礎と臨床の二部で構成されている。本節では、運動器疼痛症候論およびそれに基づいた腰痛の診断を行う上で重要となる事柄について解説する。

痛みの論考で必ず引用される、国際疼痛学会（International Association for the Study of Pain: IASP）による痛みの定義は、「組織の実質的あるいは潜在的な傷害に結びつく不快な感覚・情動体験、あるいはそのような傷害を表す言葉を使って述べられる不快な感覚・情動体験」である[9]。痛みの重要な概念がこの定義に包含されている。ある人が痛みを訴えていても、必ずしも疼痛知覚部位の体組織に傷害が存在するとは限らず、神経系あるいは心のなかで " 生み出された " 場合もあることを、この定義は示唆している。

近年は痛みの分類図が散見される。下の図は、痛みを侵害受容性疼痛と神経障害性疼痛とに 2 大別し、さらには心因性疼痛（非器質的疼痛）を加えて 3 大別したベン図である（図 2-18）。

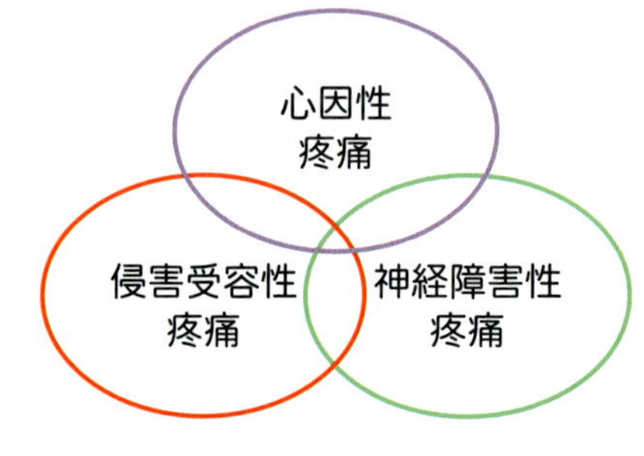

図 2-18: 痛みの分類

侵害受容性疼痛：侵害刺激によって起こる痛みで、腰の打撲や、圧迫骨折、癌性疼痛などがこれにあたる。
神経障害性疼痛：脊柱管狭窄やヘルニアによって神経が障害されて知覚される痛みである。

侵害受容性疼痛は「非神経組織への現実的あるいは脅威となった損傷により生じる侵害感覚受容器の興奮による痛み」と定義され[9]、腰の打撲や圧迫骨折、癌性疼痛などがそれに該当する。疼痛知覚部位は病変部位周囲に限局している。運動器疾患における疼痛知覚部位は、皮膚疾患よりもずっと広い。

神経障害性疼痛は「体性感覚系の傷病により生じた痛み」と定義され[9]、脊柱管狭窄や椎間板ヘルニア、糖尿病性ニューロパチーなどによる痛みがこれにあたる。疼痛知覚部位は障害された神経の支配領域全体に及び、広範囲となることが特徴である。

心因性疼痛とは、心理的な異常により生じた痛みのことである。その発生に社会的因子や精神医学的疾患が関与している場合もあるが、その場合、運動器の器質的な変化は伴わない。伴ったとしても痛みの慢性化の主因ではない。

この本でたびたび説明する神経機能不全性疼痛（感作性疼痛あるいは抑制不全性疼痛）は、これら侵害受容性疼痛あるいは神経障害性疼痛が、感覚神経系の異常により増幅され知覚された痛みである。神経機能不全とその徴候は神経障害性疼痛に固有のものではなく、侵害受容性疼痛にも認められる[40]。例えば、典型的な腰部神経根障害症例は感作徴候を示さず、むしろ皮膚感覚は閾値（いきち）が低下する（痛覚の陰性徴候）。逆に四肢の関節炎や重度外傷では、しばしば感作徴候（痛覚の陽性徴候）が認められる。

本項では運動器疼痛に関連する疼痛学の概念をいくつかのカテゴリーに分け、それぞれのカテゴリー用語について説明する。運動器疼痛知覚理論に関する論述は、筆者の推論を含め次章で詳しく説明する[40]。

2）病変部位

痛みの病変部位とは、痛み感覚の発生源となった体組織のことである。求心性活動電位が発生した部位、あるいはインパルスの発火点ということもできる。感覚神経が存在する体組織は、いずれも痛みの病変部位となりうる。[註7]

感覚受容部位（発火点）が体組織に存在する場合が感覚受容性疼痛[註8]である。例えば、椎間板や椎間板に変性や破綻などの病変がある場合がこれにあたる。

病変部位が感覚神経線維やシナプスに存在する場合は神経障害性疼痛である。例えば、椎間板ヘルニアが神経根を圧迫し、その神経根の感覚支配領域の下肢にしびれや痛みを生じている場合がこれにあたる。

侵害受容性疼痛は、侵害感覚受容器が正常に機能して受容した侵害感覚が活動電位を発生させ、それが脳に伝達され知覚された痛みであり、この点において“正常な痛み”である。一方、神経障害性疼痛は、疼痛知覚部位の体組織には痛みの原因となるような病変を生じておらず、自発性異常感覚の一種であり、“病的な痛み”である（後述）（図 2-19）。

[註7] 脊髄障害が原因の下半身の痛み、脳が原因の腰部を含む全身の痛みは存在する。しかし、腰痛だけを示す場合はまれであろう。中枢神経の神経障害が原因の腰痛症例を筆者は診たことはない。

[註8] 感覚受容性疼痛を「侵害受容性疼痛」と言うことが多いが、疼痛学的にみると適切とはいえない。病的感作状態では非侵害感覚も痛みとして知覚されるからである。

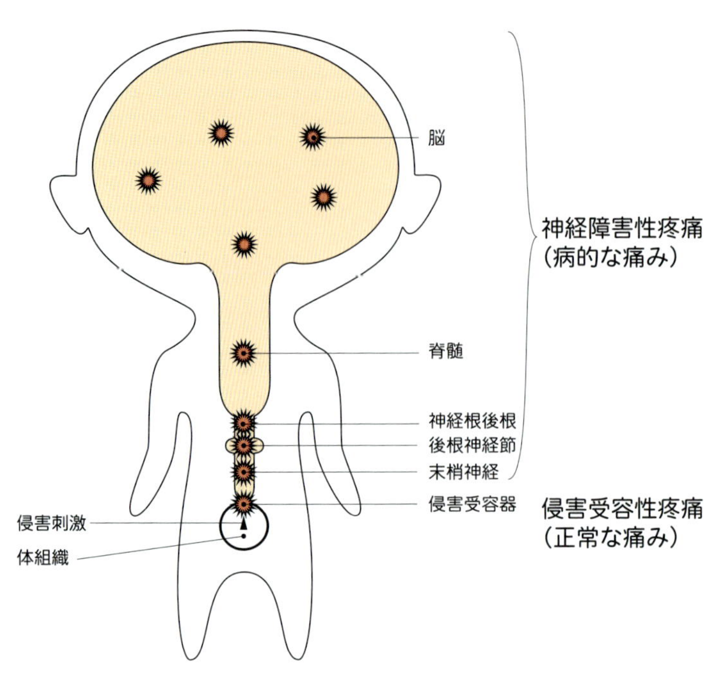

図 2-19: **様々な痛みの病変部位**

病変部位とは痛み感覚の発火点である。体組織が発火点の場合（組織に存在する感覚受容器が侵害刺激により発火した場合）に知覚された痛みが侵害受容性疼痛である。一方、受容器以外の神経組織の病変による発火によって知覚された痛みが神経障害性疼痛である。侵害受容性疼痛は正常な痛み、神経障害性疼痛は病的な痛みである。

3) 受容器

運動器には主に3つのタイプの受容器がある。

1つ目は、侵害刺激（組織を損傷する可能性のある刺激）を特異的に受容する侵害感覚受容器である。正常な状態においては、この受容器が主に疼痛を知覚する。腰部運動器の侵害感覚受容器としては、機械的侵害刺激（圧迫・伸張など）受容器および化学的侵害刺激（酸など）受容器が確認されている。

2つ目は、複数の感覚を受容するポリモーダル受容器である。炎症性疼痛の感覚受容の主役はポリモーダル受容器である。

運動器において侵害感覚受容器およびポリモーダル受容器は、関節包、靭帯、骨、骨膜、関節の脂肪体、筋、血管周囲に存在し、関節軟骨と椎間板の髄核および線維輪の内層には存在しない。組織学的には受容器のことを神経終末といい、侵害感覚受容器およびポリモーダル受容器は、組織学的には自由神経終末に区分される。

3つ目は、非侵害刺激（圧覚、筋伸張感覚、固有感覚）を受容する非侵害感覚受容器である。腱紡錘は固有感覚の、筋紡錘は筋伸張感覚の受容器である。

4）1 次求心性線維

感覚受容器で発生した活動電位は、1 次求心性線維により脊髄後角に伝えられる。1 次求心性線維は組織学的形態および伝導速度により分類される。侵害感覚を担うのは Aδ 線維と C 線維である。Aδ 線維は伝導速度 10 ～ 30m/sec の有髄線維、C 線維は伝導速度 1m/sec の無髄線維である（図 2-20）。

炎症組織では C 線維の神経終末から血管透過性を亢進させる P 物質（substance-P）、カルシトニン遺伝子関連ペプチド（calcitonin gene-related peptide: CGRP）などの神経ペプチドが放出され、炎症や浮腫を生じる。さらに、C 線維の自由神経終末で生じた活動電位は、自由神経終末の他の枝に逆行性に伝導され、そこから炎症性物質を放出する。これを神経原性炎症（neurogenic inflammation）という。このように、C 線維は求心性だけではなく遠心機能も有し、原始的な神経線維としての性質を持つ。

Aδ 線維により伝達された感覚が知覚されたものを 1 次痛（早い痛み）、C 線維によるものを 2 次痛（遅い痛み）という。この 2 つの線維を伝わる痛みの種類は、図 2-18（50 ページ参照）を見ると我々の体感として理解することができる。

運動器疼痛では、動作時に現れる「ぎくっとした」動作時痛と、患部が静止している時にも知覚される「重い・ずきずきした」静止時痛（安静時痛）とに区分するが、動作時痛は主に Aδ 線維が、静止時痛は主に C 線維が、それぞれ伝える感覚である。

皮膚では非侵害感覚を伝えるのは Aβ 線維だが、運動器では有髄の Aα 線維、Aβ 線維である。非侵害受容線維が伝えた感覚は正常では痛みとは知覚されないが、病的感作のもとでは痛みとして知覚される。[註9]

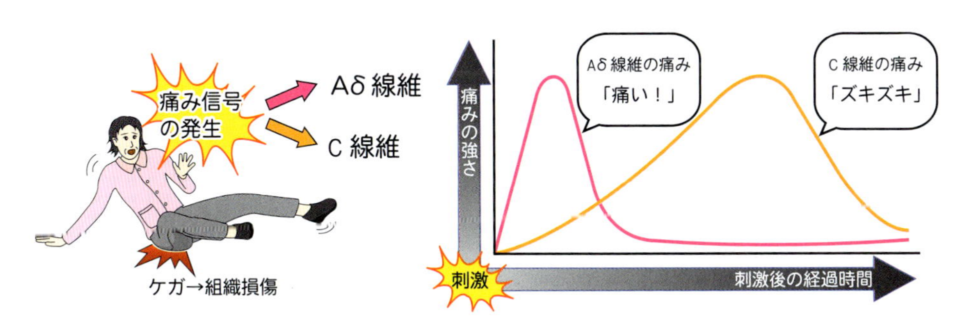

図 2-20: **Aδ 線と C 線**

［註 9］ 運動器の固有感覚（Ib 群感覚線維が伝達）や筋伸張感覚（Ia 群感覚線維が伝達）と痛みとの関係は、よくわかっていない。

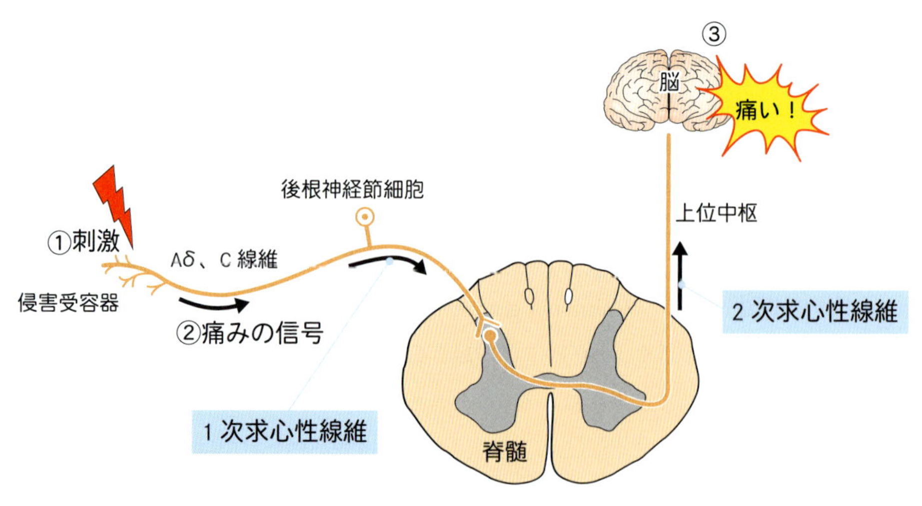

図 2-21: 1 次性求心性線維と 2 次性求心性線維

5) 2 次求心路

1 次求心性線維により脊髄後角に伝えられた活動電位は、脊髄後角細胞（感覚系 2 次ニューロン）に伝達される。脊髄後角では、1 次求心性線維を上行してきた感覚の空間的調整（収束と発散）および強度的調整（感作と抑制）が行われる。脊髄後角は疼痛学における重要な研究ターゲットである。脊髄後角の 2 次ニューロンにシナプス伝達された情報は脊髄白質を上行し、最終的に大脳のペインマトリックスに到り、痛みとして知覚される（図 2-21）。

後角細胞から脊髄を経て脳幹に至る経路は、脊髄網様体路（内側系。進化的により古い経路）および脊髄視床路（外側系。進化的により新しい経路）の 2 系統がある（図 2-22）。脊髄網様体路は疼痛感覚インパルスの情動面を伝達する。情動系の異常は、慢性腰痛のメカニズムとして重要と考えられている[14]。脊髄視床路は疼痛感覚インパルスの感覚面（弁別面）を伝達する。脊髄視

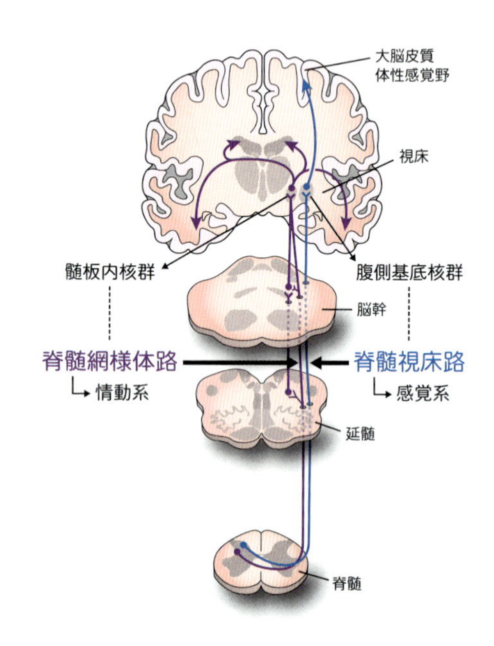

図 2-22: 脊髄視床路と脊髄網様体路

脊髄視床路は疼痛感覚の空間的・強度的な側面を伝達する。
脊髄網様体路は疼痛感覚の情動系面に関わる経路である。

床路では、脊髄、視床、大脳体性感覚野（SI）において、体性感覚構造が空間的に再現されている（図 2-1、37 ページ参照）。

6）疼痛感覚と痛み

感覚、知覚、認知という用語の確定した定義はいまだになく、研究者ごとに異なる理解と用い方をしている[註10]。本書では「感覚受容から脳に至る求心性の神経活動」を“痛み感覚”、「意識下において脳で知覚された痛み感覚」を“痛み”、としている（図 2-23）。

痛み感覚の神経活動が体組織から脳にまで存在していても、睡眠、意識低下、麻酔下においては、痛みは知覚されない。体組織から脳幹までの神経系に、疼痛感覚神経活動が全く存在しない痛みもある。この場合、体組織・末梢神経・脊髄への治療的介入は全く効果がない。

痛みはこころの体験であり、言葉・表情・ボディーランゲージで意志疎通を図るしかない。動物実験からは、疼痛関連行動、疼痛感覚の神経活動、組織学的・分子生物学的変化を得ることが出来るが、これらのデータは痛みの直接的な証拠にはならない。それゆえ、痛みを動物実験で実証することは原理的に不可能である[註11]。

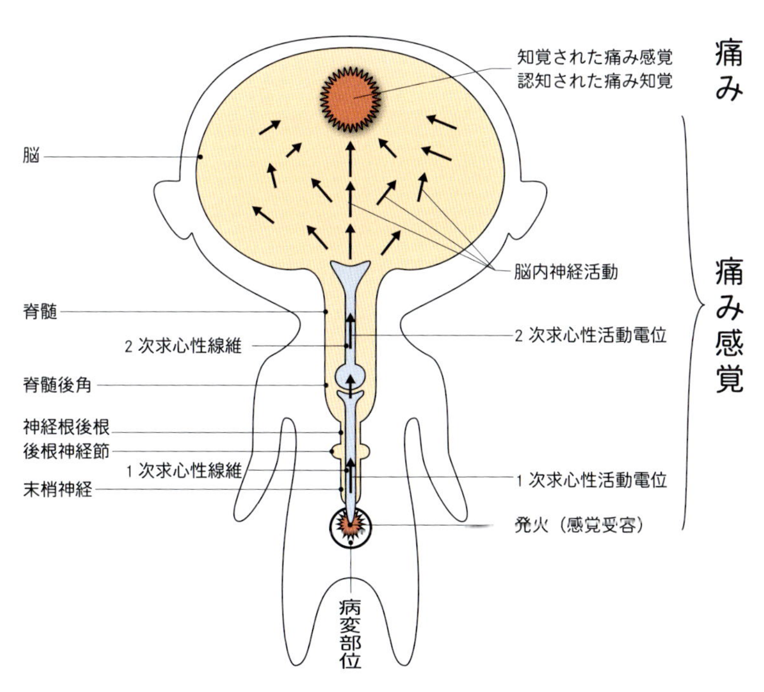

図 2-23:**「痛み感覚」と「痛み」の違い**

痛み感覚とは受容器から発する求心性の神経活動そのものであり無意識下では知覚されない。痛みは痛み感覚が意識下に知覚・認知されたものである。

［註 10］ 日本神経学会用語委員会発刊の神経学用語集には「感覚：光・音・機械的刺激などに対応する感覚受容器からの情報、知覚（認知）：感覚受容器官を通じて伝えられた情報から、外界の対象の性質・形態・関係や、体内の諸臓器の状態を感知分別すること」と記述されている[41]。

［註 11］ それゆえ動物実験の結論は、例えそれが厳密になされた実験結果に基づくものであったとしても、痛みの臨床ガイドラインによるエビデンスレベルは低いものとなる。

7) 感覚と情動

国際疼痛学会（IASP）の定義は痛みを感覚体験と情動体験とに分けている[9]。
IASP 定義における痛みの感覚面とは、意識下における知覚された痛みの弁別、すなわち空間定位と強度のことである。つまり、身体の「どこが」、「どれぐらい」、痛むかに関する概念である。痛みの情動面とは、不快、恐怖など、痛みの質的側面である。つまり、「どのように」感じるかの概念である。

痛みを感覚面と情動面に分けて考えることは、慢性痛診療においては重要な観点である。慢性痛診療では疼痛コントロールを重視する。中でも、情動面の正常化は、疼痛コントロールの目標のひとつである[42]といえる。なぜなら、不快・恐怖などの痛みの情動面が強くなると悪循環を生じやすくなるため、特に慢性痛ではこの悪循環を改善することが重要となるからである。情動の鎮静化・安定化は、重要な治療目標である。国際疼痛学会の痛みの定義[9]は、慢性痛における痛みの、特に情動面における治療的重要性を意識していると思われる。

8) 痛みと痛覚

「痛みと痛覚」の説明になぜ一節を設けたかというと、これら二つの概念の混同（カテゴリー錯誤）が、痛みの専門家においてもしばしば認められるからである。実験医学の論文では、しばしば痛覚（皮膚痛覚の場合が多い）を運動器疼痛の指標として用いている。だが両者は全く異なるカテゴリーに属する概念である。研究者がこの問題を自覚していないことがあり、そのような研究の結論には慎重でなければならない。

運動器疾患において、臨床的な痛みとは静止時の自発痛あるいは動作時痛のことである。臨床的な痛みは、患者が診断と治療を求めて医療機関を受診する動機となり主訴となる痛みである。自発痛とは外部からの刺激なしに知覚される痛みであり、異常感覚（自発性異常感覚）の一種である。動作時痛とは普通の運動の結果知覚される痛みであり錯感覚の一種である。

一方、痛覚とは、触覚、振動覚、温冷覚と並列される体性感覚の一種であり、正常な感覚である。皮膚ではピンで、運動器では検者による、圧迫や関節の過伸展などにより検査され判明する[註12]痛覚の異常としては、亢進（陽性徴候）、正常、低下（陰性徴候）があり、いずれも痛覚における錯感覚である。自発痛を示す体組織の痛覚は亢進とは限らず、正常・低下の場合もある。

実験医学において、「痛覚過敏＝痛み」という混同が、しばしばみられるのはなぜだろうか。第1の理由は、動物実験ではラットやマウスから口述回答は得られないことにある。動物が感じている痛みは「痛みの関連徴候」から推定するほかない。激しい痛みが惹起された時には神経感作による痛覚過敏が起こる。そのため実験者は、痛覚過敏の程度を、動物が感じている痛みの数量化指標として用いるようになった。しかし、このような「痛覚過敏モデル」は、痛覚過敏

[註12] 患者自身が自分で調べることもできる。

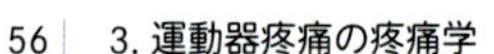

を示さない運動器疼痛の場合はモデルとはなりえない。

第2の理由は、ヒト実験の場合における倫理的問題である。被験者に“実質的な”組織損傷を与える実験は承認を得がたい。しかし組織損傷を起こさない一過性の“潜在的な”侵害刺激を与えて、その痛覚強度を測定することは許される。運動器疼痛の研究では、ヒトでも動物でも、運動器の痛覚を測定することは困難なため皮膚痛覚で代用するになった。こうして、実験医学では痛覚過敏と皮膚痛覚を臨床的痛みの代用とすることが、研究者の中で定着したと考えられる。

9）生理的と病理的

侵害刺激と侵害感覚には、それぞれ2つの様相がある。生理的な侵害刺激・侵害感覚と、病理的な侵害刺激・侵害感覚である。

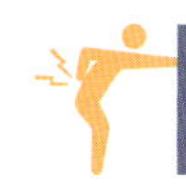

生理的侵害刺激とは、体組織に損傷を生じる可能性を持つ刺激のことである。IASP定義でいうところの、「潜在的な」組織損傷である。生理的侵害感覚は、体組織を損傷から回避するための警報である。運動器の場合、生理的な侵害刺激の多くは、過大な変位がもたらす機械的侵害刺激である。具体的には、外部からの圧迫、筋の過剰な伸張・収縮や、関節の正常可動域を超える屈曲・伸展などである。

生理的な侵害感覚が知覚されたものが、生理的な痛みである。生理的な痛みは一瞬で終わるので受診の動機にはならず、“非臨床的な”痛みでもある。また、生理的な痛みの生物学的意義は「災害発生の危険に注意を促す警報」である。生理的な痛みを失った疾患として先天性痛覚欠損症、二分脊椎、脊髄空洞症、シャルコー関節などの疾患があり、体組織の進行性破壊を起こし深刻な機能障害をもたらす。

病理的侵害刺激とは、侵害刺激によって実際に組織損傷が生じた後に、運動や化学物質が起こす侵害刺激である。IASP定義でいうところの「実質的な」組織損傷である。外傷（打撲、挫傷、捻挫、骨折など）、感染症、腫瘍などにより体組織が損傷されると、炎症性の侵害刺激物質（ブラジキニン、酸など）が産生される。炎症細胞からプロスタグランディン、炎症性サイトカインなどが産生されると侵害感覚が感作され増強される。この、炎症および感作が作り出す侵害感覚が、病理的侵害感覚である。

病理的侵害感覚が知覚されたものが、病理的な痛みである。病理的な侵害受容性疼痛は、医療機関受診の動機となる“臨床的な”痛みでもある。病理的な痛みは創傷治癒に必要な生体反応である。また、病理的な痛みの生物学的意義は「災害発生と復旧作業の開始を知らせる警報」である。

10）正常と病的

「正常な痛み」と「病的な痛み」は、前段の「生理的な痛み」と「病理的な痛み」に語感が似ているが、全く異なる概念である。侵害受容性疼痛は災害注意報または災害警報であり、いずれも生命体に必須の正常な痛みである。

それに対して、警報としての意義を持たない痛みは“病的な”痛みである。病的な痛み[註13]は以下の４つである。

a. 体組織の組織修復機能低下による痛み
b. 神経系それ自体を病変部位とする痛み
c. 神経系の機能異常による痛み
d. 心因性の痛み

これらの病的な痛みについてそれぞれ説明する。

a. 体組織の組織修復機能低下による痛み

体組織の組織修復機能の低下、病的炎症による痛みである。老化、膠原病（関節リウマチなど）による「慢性炎症」によるものが該当する。痛みは慢性に経過し、痛みそのものが疾患とみなされる。慢性炎症は終わりなき修復作業である。慢性炎症性疼痛は終わりなき痛みであり、それゆえ病的である。中高年者の慢性腰痛の多くがこの病態に該当すると思われる。

b. 神経系それ自体を病変部位とする痛み（＝神経障害性疼痛）

腰痛に関連する代表的な神経障害性疼痛としては、神経根障害性疼痛（根性痛）がある。根性痛はおもに殿部以下の下肢に知覚されるが、疼痛知覚部位に損傷は発生していないという点で、病的である。しかし、病的という語感とは異なり根性痛は必ずしも難治性ではない。

腰痛を生じうる病変部位としては脊髄と脳も考えられるが、前者はまれであり後者の臨床報告例はない。

c. 神経系の機能異常による痛み（＝神経機能不全性疼痛）

中枢神経の病的感作あるいは抑制系の機能低下が原因であり、痛みが過剰という点で病的である。亜急性・急性腰痛の一部、若年者、術後遺残腰痛症例、多数回手術症例、癒着性くも膜炎、後根神経節圧迫性病変、線維性筋痛症などである。腰部の感作徴候としては、圧痛、トリガーポイント、可動域制限などがある。腰痛全体の中で感作徴候を示す症例は少ない[43]。

[註13]　「疼痛知覚部位の体組織にとって警報としての意義がない」と言う意味であるが、神経に病気が発生しているという警報としての意味はある。さらには、痛みには警報以外の未知の生物学的意義があるのかもしれない。そのように考えると、神経障害性疼痛や感作性疼痛を病的な痛みと言い切るのは、慎重でなければならない。

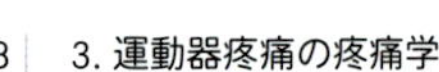

d）心因性の痛み（心因性疼痛）

原因として、脳における痛みの感覚・情動・認知に関連する機構（pain matrix）[15] における機能的異常が考えられるが、他にも未知のものがあるかもしれない。心因性疼痛は、体組織が損傷されていないのに知覚された痛みという点で病的である。心因性の腰痛と診断するためには、腰部体組織と神経系が構造的・機能的に正常であることが前提となる。しかし、「正常の証明（あるいは異常の不在証明）」は現実的には極めて困難である。多くの成人においては、退行変性による構造的異常が体組織に認められ、それらが痛み感覚を生じている可能性があるからである。結局のところ臨床的には、「腰部体組織または神経系への治療的介入よりも、心理学的、精神医学的な介入をした方が効果的と考えられる場合は心因性腰痛である」と消極的に診断するしかない。

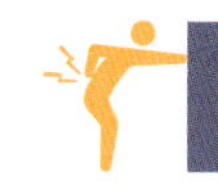

2 腰痛を理解するための基礎医学

11）運動器疼痛と運動痛

運動器疼痛と運動痛とは全く違う概念である [44]。このことはあまり顧みられていないが、腰痛を神経機能不全性疼痛や心因論から考える場合や、異なる分野の研究者間で議論する場合には重要な視点であり、相互の誤解を避けるためにも確認しておくべき概念である。

運動器疼痛とは、運動器を病変部位とする痛みのことである。運動器疼痛は、病変部位となった運動器の静止時にも生じうる。大部分の運動器疼痛では、静止時よりも動作時の方が痛みは強い。静止時痛は red flags 腰痛（外傷、感染症、悪性腫瘍、神経障害性疼痛）で特徴的であり、診断の手がかりともなる。

運動痛は、運動時や動作時に現れる痛みのことである。その原因は運動器疾患であるとは限らず、神経障害は、神経機能不全性、心因性の場合もある。作業時やスポーツ活動時に顕著にみられる腰痛の場合は、心因性が疑われる。

図は病変部位・疼痛感覚部位および運動器疼痛・運動痛の関係を、模式的に説明している（図2-24）。

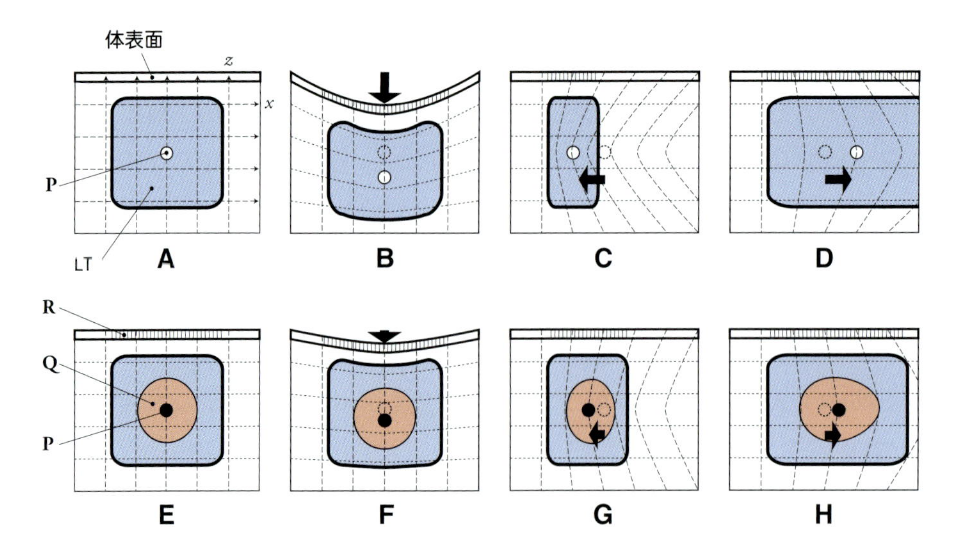

LT: 変形しうる運動器組織（筋・腱・靱帯・椎間板など）
P: 運動器 LT 内の 1 点
Q: P の感覚部位、
R: P の体表知覚部位。運動により P の環境空間座標は変化するが、
　身体空間座標（x_P, z_P）は変化しない。

図 2-24: 運動による運動器 1 点の環境空間内での変異と痛みの関係

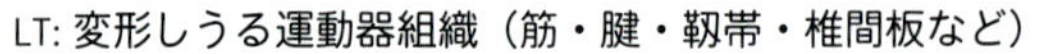

身体空間の背腹（y 軸）方向を除いた 2 次元面で説明。A ～ D は生理的な痛み、E ～ H は疾患の痛みを示している。B と F は運動方向とは無関係の外部環境からの圧力である。駆動筋が C（または G）と拮抗筋が D（または H）の時は自動運動による等張性収縮、すなわち姿勢や肢位の変化の場合である。拮抗筋ともに C（または G）の時は自動運動による等尺性収縮、すなわち姿勢や肢位の保持の場合である。

A：健常時静止。P は知覚されず体表に空間定位されない。
B：健常時における大きな圧迫〔健常時の圧痛〕。
C：健常時における大きな収縮〔重量物挙上時の痛み〕。
D：健常時における大きな伸張〔受動運動によるストレッチ時の痛み〕。
E：病変時静止。P は炎症反応を起こし、周囲体組織に疼痛感覚部位 Q、体表面に疼痛知覚部位 R をもたらす〔安静時痛〕。
F：病変時における小さな圧迫。感作性疼痛が知覚される。皮膚が感覚正常ならば痛みは運動器組織由来と鑑別できる〔圧痛、トリガーポイント、皮膚アロディニア〕
G：病変時における小さな収縮。感作性疼痛が知覚される〔動作時痛、疼痛性可動域制限、運動器アロディニア〕。
H：病変時における小さな伸張。感作性疼痛が知覚される〔動作時痛、疼痛性可動域制限、運動器アロディニア〕。

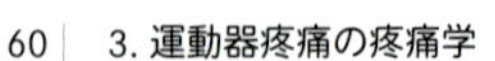

参考文献

1) Netter FH. Atlas of Human Anatomy (Japanese Edition). 第 2nd 版. Tokyo, Maruzen, 2001.

2) Bogduk N, Twomey LT: 腰椎の臨床解剖. 東京, 医学書院, 1989.

3) 佐藤達夫 編: 末梢神経解剖学版, サイエンス・コミュニケーションズ・インターナショナル, 東京, 1990.

4) 佐藤達夫 編: リハビリテーション解剖アトラス. 第 1 版, 医歯薬出版, 東京, 2006.

5) 髙橋弦: 見える腰痛. 東京, 南江堂, 2012.

6) 髙橋弦: 腰痛を理解するための臨床解剖. 山本達郎 編. 痛みの Science&Practice 4. 腰痛のサイエンス, 文光堂: 6-13, 2014.

7) 髙橋弦: 病変部位と病態. 山本達郎 編. 痛みの Science&Practice 4. 腰痛のサイエンス, 文光堂: 25-30, 2014.

8) 髙橋弦: 腰椎椎間板ヘルニア　痛みの構造と導かれる治療. 脊椎脊髄 25:295-304, 2012.

9) IASP. IASP Taxonomy, 2014. Available at: http://www.iasp-pain.org/Taxonomy. Accessed 22 April, 2018.

10) Kellgren JH: Observation of referred pain arising from muscle. Clinical Science 3: 175-190, 1938.

11) Steindler A: The interpretation of sciatic radiation and the syndrome of low-back pain. Journal of Bone and Joint Surgery 22: 28-34, 1940.

12) 堀内行雄: 複合性局所症候群 (CRPS) をもっと知ろう　病態・診断・治療から後遺障害診断まで. 東京, 全日本病院出版会, 2015.

13) 住谷昌彦: CRPS 診断の実際, 判定指標と治療方針の概論. 複合性局所疼痛症候群 (CRPS) をもっと知ろう, 病態・診断・治療から後遺障害診断まで. 全日本病院出版会, 東京: 12-21, 2015.

14) 加藤総夫: 痛みと情動の脳研究の立場から　慢性疼痛の脳メカニズム. 野口光一, 柴田政彦, 福井聖 編. 日本は慢性疼痛にどう挑戦していくのか, 薬事日報社, 東京: 3-10, 2017.

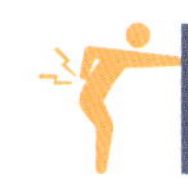

15) 柿木隆介：fMRIによる痛みの画像．花岡一雄，田中栄，小川節郎，et al. 編．痛みのマネジメントupdate 基礎知識から緩和ケアまで，日本医師会，東京，2014.

16) 松原貴子，沖田実，森岡周：Pain Rehabilitation．東京，三輪書店，2011.

17) 森岡周，松尾篤：イメージの科学　リハビリテーションへの応用に向けて．東京，三輪書店，2013.

18) Takahashi Y, Hirayama J, Ohtori S, et al. : Anatomical nature of radicular leg pain analyzed by clinical findings. Pain Res 15: 87-96, 2000.

19) 吉田行夫：ヒト胸腰部交感神経幹神経節およびそれらの交通枝について．解剖学雑誌 55：71-85，1980.

20) Appenzeller O: Anatomy and Histology. The Autonomic Nervous System, Elsevier Biomedical Press, Amsterdam, p1-17, 1970.

21) 入来正躬 編：シェーマでみる自律神経　最新の知識版．藤田企画出版，春日部，1989.

22) Nakamura S, Takahashi K, Takahashi Y, et al. : The afferent pathways of discogenic low-back pain: Evaluation of L2 spinal nerve infiltration. Journal of Bone and Joint Surgery (British Volume) 78-B: 606-612, 1996.

23) Suseki K, Takahashi Y, Takahashi K, et al. : CGRP-immnoreactive nerve fibers projecting to lumbar facet joints through the paravertebral sympathetic trunk in rats. Neuroscience Letters 221: 41-44, 1996.

24) Suseki K, Takahashi Y, Takahashi K, et al. : Sensory nerve fibres from lumbar intervertebral discs pass through rami communicantes. A possible pathway for discogenic low back pain. Journal of Bone and Joint Surgery (British Volume) 80-B: 737-742, 1998.

25) Ohtori S, Takahashi Y, Takahashi K, et al. : Sensory innervation of the dorsal portion of the lumbar intervertebral disc in rats. Spine 24: 2295-2299, 1999.

26) Ohtori S, Takahashi K, Yamagata M, et al. : Neurones in the dorsal root ganglia of T13, L1 and L2 innervate the dorsal portion of lower lumbar discs in rats. A study using diI, an anterograde neurotracer. Journal of Bone and Joint Surgery (British Volume) 83: 1191-1194, 2001.

27) Ohtori S, Yamashita M, Inoue G, et al. : L2 spinal nerve-block effects on acute low back pain from osteoporotic vertebral fracture. J Pain 10: 870-875, 2009.

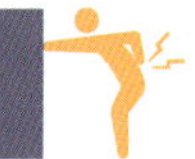

28) Takahashi Y, Ohtori S, Takahashi K: Peripheral nerve pathways of afferent fibers innervating the lumbar spine in rats. J Pain 10: 416-425, 2009.

29) 篠原寛休 : 腰部椎間板障害の研究 . 日整会誌 44 : 553-570, 1970.

30) Kojima Y, Maeda T, Arai R, et al. : Nerve supply to the posterior longitudinal ligament and the intervertebral disc of the rat vertebral column as studied by acetylcholinestrase histochemistry. I. Distribution in the lumbar region. J Anat 169: 237-246, 1990.

31) Kojima Y, Maeda T, Arai R, et al. : Nerve supply to the posterior longitudinal ligament and the intervertebral disc of the rat vertebral column as studied by acetylcholinestrase histochemistry. II. Regional differences in the distribution of the nerve fibres and their origins. J Anat 169: 247-255, 1990.

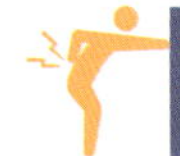

32) Jackson HC, Winkelmann RK, Bickel WH: Nerve endings in the human lumbar spinal column and related structures. J Bone Joint Surg (Am) 48-A: 1272-1281, 1966.

33) Stilwell DL: The nerve supply of the vertebral column and its associated structures in the monkey. Anat Rec 125: 139-169, 1956.

34) Yamashita T, Minaki Y, Ozaktay AC, et al. : A morphological study of the fibrous capsule of the human lumbar facet joint. Spine 21: 538-543, 1996.

35) Bogduk N, Long DM: The anatomy of the so-called "articular nerves" and their relationship to facet denervation in the treatment of low-back pain. Journal of Neurosurgery 51: 172-177, 1979.

36) 村上栄一 . 診断のつかない腰痛　仙腸関節の痛み . 東京 , 南江堂 , 2012.

37) 仲川富雄 : 日本人仙腸関節および近接域の神経終末の分布に関する研究 . 日整会誌 40 : 419-430, 1966.

38) Takahashi Y, Chiba T, Kurokawa M, et al. : Stereoscopic structure of sensory nerve fibers in the lumbar spine and related tissues. Spine 28: 871-880, 2003.

39) Maigne J-Y, Maigne R: Entlapment neuropathy of the medial superior cluneal nerve: nineteen cases surgically treated with a minimum of 2 year's follow up. Spine 22: 1156-1159, 1997.

40) 髙橋弦 : 一次医療の運動器疼痛疾患に対する painDETECT の診断的価値の検証 . 日運痛会誌 16 (1) : 54-63, 2018.

41) 日本神経学会用語委員会 . 神経学用語集　改訂第 3 版 , 文光堂 , 2008.

42) 「慢性の痛み診療・教育の基盤となるシステム構築に関する研究」研究班 厚慢 . 慢性疼痛治療ガイドライン , 真興貿易（株）医書出版部, 2018.

43) 髙橋弦 : 腰痛患者の疼痛知覚部位における圧痛点　出現率と他臨床所見との関連性 . 臨整外 50 : 137-174, 2015.

44) 髙橋弦 : 運動器疼痛と空間 . 日運痛会誌 3 : 99-107, 2013.

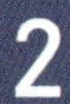
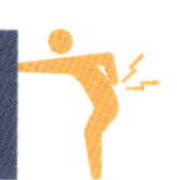

3 腰痛の空間的構造と機能的構造

1. 序論

1) 疼痛症候学的診断とは

図 3-1 は、序章でも説明した、筆者の考える「腰痛の総合的な診療」を行うための概略を示したものである。この図を要約すると、「既存の整形外科的診断」、「疼痛症候学的診断」、「動的診断」、「心の診断」の、4 つの視点から総合的に診療することが示されている。

多くの整形外科医は、解剖学・画像診断学・神経症候学からなる「既存の整形外科的診断」を基に診療しているが、「疼痛症候学的診断」を加えた診療を行なうことが重要である。この視点を加えることにより、画像検査と神経症状だけではよくわからない腰痛も、理解できることが増えるはずである。

「既存の整形外科的診断」と「疼痛症候学的診断」とに基づき、臨床徴候から痛みの原因となる病態を診断し治療する体系が、筆者の推奨する「運動器疼痛症候論」である。

筆者が提唱する「疼痛症候学的診断」は、既存の診断体系を補う理論である。「疼痛症候学的診断」は、「体性感覚構造図」[1)]、「痛みの空間構造」[1)]、「痛みの感作徴候」、「疼痛評価」より成る。

疼痛症候学的診断を理解するために、以下に各項目を簡潔に説明する。

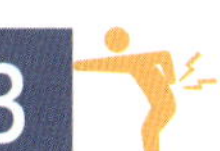

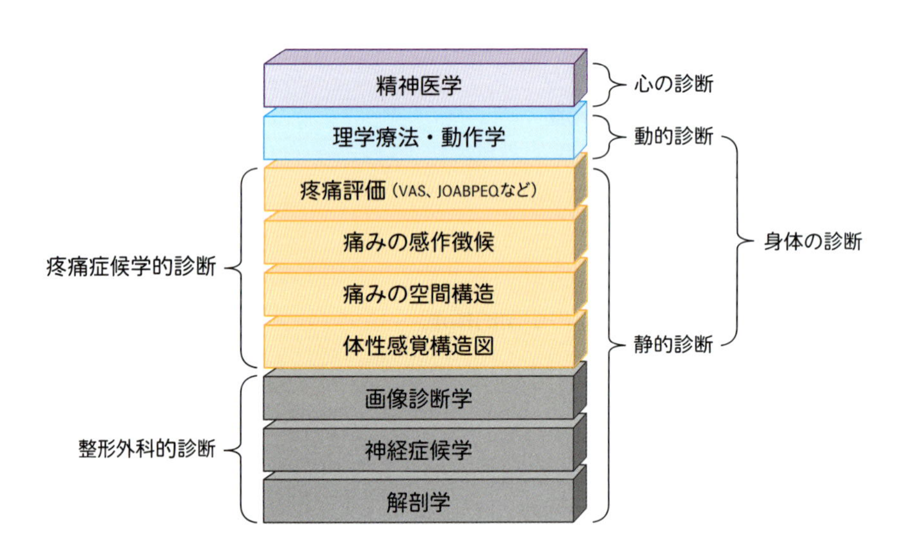

図 3-1:「腰痛の総合的な診療」全体像

現在の整形外科は、解剖学・神経症候学・画像診断学により成り立っている。しかし腰痛の診断には限界があり、局在診断はむずかしく、多くが非特異的腰痛とされる。体性感覚構造図、痛みの空間構造、感作徴候、疼痛評価が「疼痛症候学的診断」を構成する。既存の診断（体系）に「疼痛症候学的診断」を加えて静的診断の（体系）が成立する。さらに理学療法学や動作学による動的診断、そして精神医学による心の診断を加えることにより、腰痛の診断は完全なものになる。

2) 体性感覚構造図

身体の感覚空間がどのように分割されているのかを表した図であり、体性感覚の感覚分節を表したものである[1)]。体性感覚構造は、皮膚の感覚分節を示した皮節、筋の感覚分節を示した筋節、骨の感覚分節を示した骨節を指す。感覚分節図の一種として皮節図（デルマトーム：dermatomes）がよく知られている。

3) 痛みの空間構造

運動器の病変部位が周囲の身体組織に感覚されるしくみに関する仮説である。特に脊椎では、神経障害の有無にかかわらず、病変部位の周辺や離れた場所の広い範囲に、輪郭不明瞭に知覚される特性がある。ゆえに、病変部位に対し、痛みがどの辺りに、どの範囲で知覚されるのかを、空間構造として理解する必要がある。

4) 感作徴候

神経系の感作により運動器が示す徴候であり、正常な状態では痛みと感じないような刺激が、痛みとして感じられる神経系の機能的変化のことである[2)]。腰痛疾患に関わる医療者は、感作徴候の概念について理解する必要がある。

感作徴候については、第1章を中心に、この書籍の全体を通じ触れている。

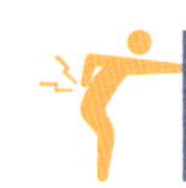

5) 疼痛評価

疼痛症候学的診断を行う上で、痛みを解釈するのに必要な評価である。この書籍では、SuperVAS®など実践的な新しいシステムを提示している[3), 4), 5)]。腰痛を総合的に診療するためには、局在診断の向上が不可欠であるが、非特異的腰痛においても、「疼痛評価」に基づいた病態の解釈と理解を深めていくことが重要である。病態の解釈および理解を踏まえることで、理論的な治療方針の決定が可能となる。

この章では、次の節より「体性感覚構造図」および「痛みの空間構造」について詳しく説明していく。この2つを理解することにより、疼痛感覚と痛みを立体的にとらえることが可能となり、臨床における患者の訴えに対する見え方が変わってくるはずである。[註1]

なお、痛みの評価については、実際の診察との関わりが大きいため、第4章で説明する。

[註1] 神経生理学では「感覚」と「知覚」とが区別される。前者は意識の有無は無関係、後者は意識されたものである。痛みに関連する場合は、「疼痛感覚（あるいは侵害感覚）」と「疼痛知覚（＝痛み）」である。

2. 体性感覚構造

1) 序論

四肢の運動器疾患のほとんどは、解剖学および画像診断学の知識だけで局在診断が可能である。一方、腰痛・脊椎原性疼痛は，それらの知識だけでは局在診断ができない。その理由は、次の2つのことが大きく関与していると筆者は考えている。

第一の理由は、脊椎を病変部位とする痛みは、空間分解能が低く、病変部位の周辺や離れた場所にも広範囲に、輪郭不明瞭に知覚されるからである。

空間分解能(2点識別能力)とは、「特定部位が体性感覚空間上でどの位置にあるのか」、「特定部位と周辺部がどの様な位置関係にあるのか」などを認知する能力をいう。この空間分解能が、四肢の運動器と比較して、脊椎は明らかに劣っている。また、脊柱周辺では、病変部位に対して痛みを知覚する領域が、四肢の場合と比較して、かなり広い。これらのことから、痛み・張り感・違和感などの症状が広い範囲で、しかも不明確にしか知覚できないという特性が生じると考えられる。

第二の理由は、脊椎疾患では、痛みが病変部位と神経機能的に関連する体組織領域に、関連痛、放散痛として知覚されるからである。例えば、病変が L_4-L_5 椎間板にあったとしても、疼痛部位は L_4-L_5 椎間板の直上に限局して現れるのではない。広範囲に拡散して生じる場合もあれば、下肢など遠隔部位の領域に症状が現れることもある。

以上のことから、解剖学および画像診断学の知識だけでは、腰痛の局在診断は不可能であることが理解できるだろう。

腰痛の局在診断のためには、まず「体性感覚構造」の理解が必要である。

体性感覚構造とは、3次元空間である体組織が、空間的にどのように分割されているのかを示したものである。体性感覚構造は肉眼レベルで実在するが、画像検査では描出されない不可視の構造である。体性感覚構造に関しては、皮節図に関する重要な研究がなされているにも関

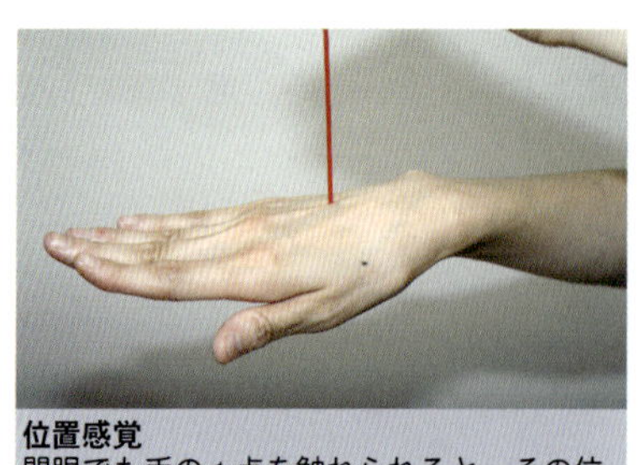

位置感覚
閉眼でも手の1点を触れられると、その位置を明確に認識することができる。

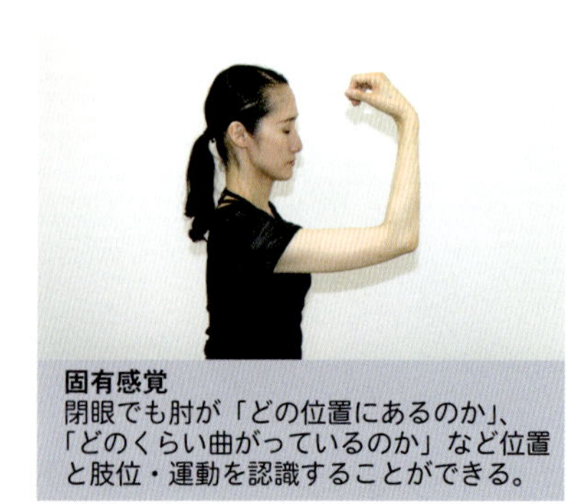

固有感覚
閉眼でも肘が「どの位置にあるのか」、「どのくらい曲がっているのか」など位置と肢位・運動を認識することができる。

図 3-2: **「位置感覚」「固有感覚」**

わらず、筋や骨の感覚分割構造は多くない。筆者はラットを用いた一連の動物実験により脊椎動物に共有すると思われる体性感覚構造を決定し、そこから推定したヒトの構造図を報告した[1]。

体性感覚構造を理解するために、「位置感覚」と「固有感覚」について簡潔に説明しておく（図3-2）。

「（体組織）位置感覚」とは、3 次元空間のある体性感覚空間における、体組織（皮膚、運動器、内臓）の 1 点の位置およびその広がりに関する感覚のことである。例えば手は位置感覚に優れ、閉眼においても手の 1 点を触れられると、その位置を明確に認識することができる。

「（自己）固有感覚」とは、3 次元空間のある環境空間における、体組織の位置と肢位・運動を認識[註2]する感覚のことである[6]。例えば閉眼においても、肘がどの位置にあるのか、どのくらい曲がっているのかなど、位置と肢位・運動を認識することができる。

体性感覚空間における体組織の 1 点の座標を定義するためには、3 つの座標軸 x、y、z が必要である。脊椎動物には、頭尾側方向（x 軸）、背腹方向（y 軸）、浅深方向（z 軸）がある。体性感覚空間における体組織の P 点の座標は、（x_p, y_p, z_p）で示される（図 3-3）。（x_p, y_p, z_p）は姿勢や運動によって変わることのない P に固有の定数である。

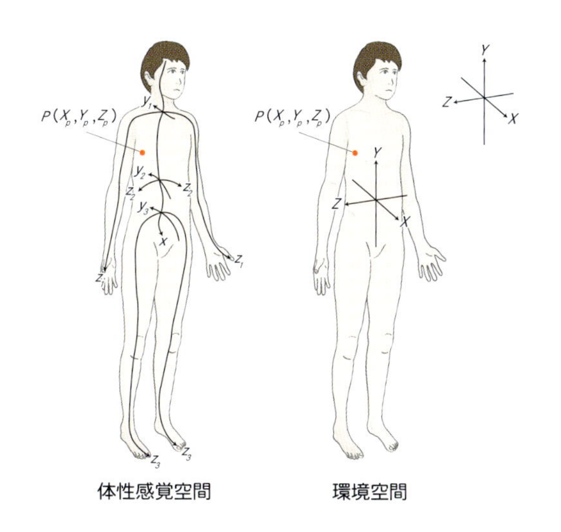

図 3-3: 空間と座標軸

左は体性感覚空間とその座標軸（x,y,z）を示し、右は環境空間とその座標軸（X,Y,Z）を示す。
体性感覚間の座標軸は、身体構造に沿って湾曲している。x は脊髄に沿う頭尾軸である。y は背腹軸、z は浅深軸である。y_1 と z_1 は上肢中心線に沿う軸、y_2 と z_2 は肋骨に沿う軸、y_3 と z_3 は下肢中心線に沿う軸である。体組織の一点 P の座標（x_p, y_p, z_p）は姿勢や運動によらず不変の定数である。
環境空間の軸は、運動学などでは前後方向が X（前が正、後が負）、上下方向が Y（上が正、下が負）、左右方向が Z（右が正、左が負）とすることが一般的である。体組織の一点 P の座標（X_p, Y_p, Z_p）は姿勢や運動により変化する変数であり、原点（X_0, Y_0, Z_0）をどこにするかによって変わる。矢状面は XY 平面、冠状面は YZ 面、水平面は ZX 面である。

[註 2] シェリントンは、五感に次ぐ第六番目の感覚、すなわちからだの可動部（筋肉、腱、関節）から伝えられる連続的であるが意識されない感覚を、「外界感覚」と「内界感覚」から区別するために「固有感覚」と名づけた。この命名にはもう一つ理由がある。自分が自分であるという感覚（自己のアイデンティティ）には欠かせないものだからである。「固有感覚」があるからこそ、からだが自分固有のもの自分のものであると感じられるのだ（シェリントン、1906, 1940）。
つまり、この感覚がないと、自分の足を自分のものと認識できないし、動かすこともできない。我々は手足を無意識に動かしているが、実は手足から伝えられる位置情報や緊張状態、動きなどを、この「固有感覚」が絶えず関知し修正することで動かすことができているのだ。

2）頭尾方向構造

脊椎動物には頭尾軸が存在し、そこには反復する分節構造が存在する。感覚支配における各分節の原点は後根神経節である。[註3] 一つの後根神経節に感覚支配されている体組織領域が「感覚分節」である。

a. 感覚分節

図 3-4 は、体性感覚の、ある 1 本の脊髄神経が感覚支配する体組織である感覚分節を表している。この図からも分かるように、1 つの後根神経節に支配されている体組織領域は尾側方向に広がり、分節を成していることが分かる。この感覚分節は、腰痛診療において、常に念頭に置くべき構造である。

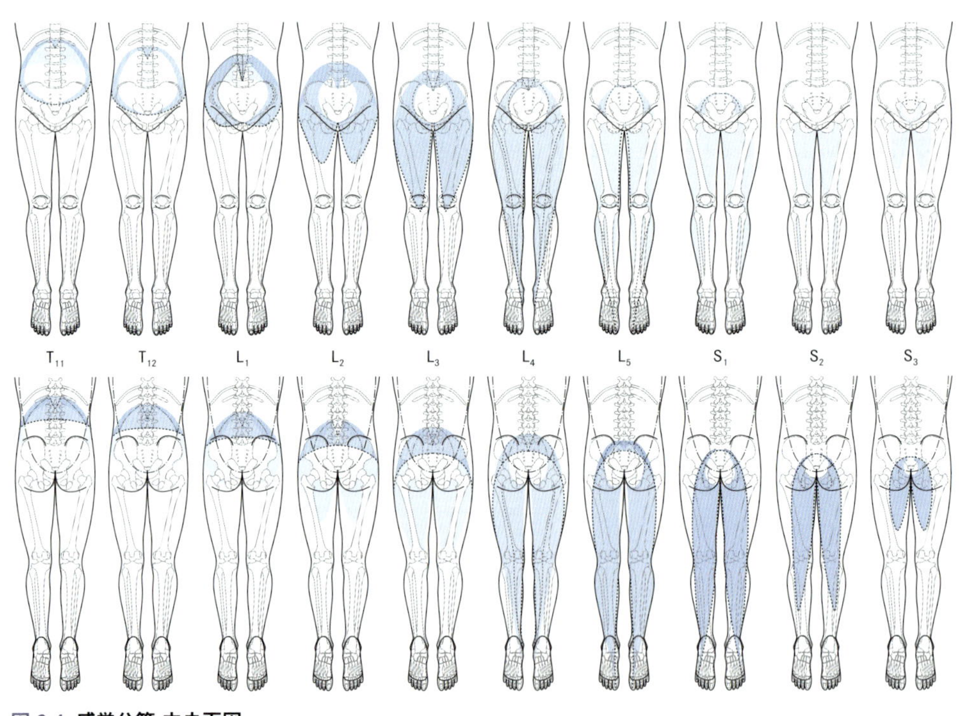

図 3-4: 感覚分節 中央面図

体性感覚の感覚分節中央面の位置を示す図。上段は腹側から見た図、下段は背側から見た図。これらの面を総合したものが次図である。

[註 3] 感覚支配における分節の原点は脊髄ではなく、後根神経節である。脊髄後角には後根神経節からの一次求心性線維の投射野が多髄節レベルにわたり広がっている。

感覚分節を 3 次元的に表したものが、次の図 3-5 である。末梢神経系および体組織構造が尾側に向かう傾斜を示す結果、感覚分節の分節分割面は立体的な円錐面のような構造をしている[1]。一見複雑な形状をした骨盤と下肢も、胸分節と同じように規則的に分節性に分割されている。腰痛診療では、この立体的な感覚分節構造の知識をもって痛みを把握することが重要である。

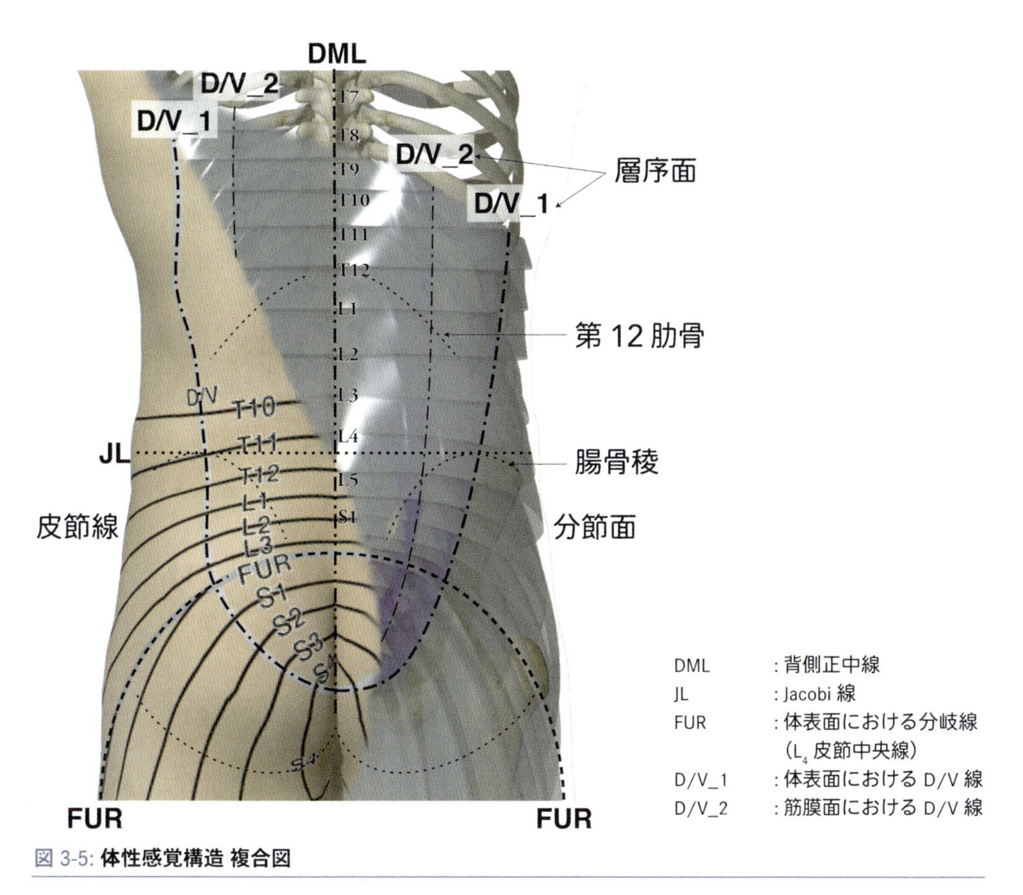

図 3-5: 体性感覚構造 複合図

体性感覚空間の分割面。灰色は前図で示した頭尾方向における分節分割面を総合したもの、紫色は背腹方向における層序分割面（Dorsal/Ventral: D/V 境界面）を示している。

b. 皮節図

体表面における皮膚感覚の分節性分割構造を示したのが「皮節図（デルマトーム：dermatomes)」である。皮節図は体性感覚構造図の一種であり、臨床的に活用されている唯一の図である。皮節図はこれまでいくつかの図が発表されたが決定版はない[1]。筆者の図を示す（図3-6）。

c. 筋節図

筋組織の分節性感覚分割構造を示した図が「筋節図」である[1]。筋を治療対象とすることが多い理学療法士は、この筋節図を知っておいて欲しい（図 3-7）。筋節図は、“ある脊髄神経が神経支配（運動と感覚の支配）をする筋組織領域”を示している。そのため、根性痛の疼痛部位を診断するのに役立ち、神経根障害における筋の疼痛感覚部位を空間的に捕らえるのに適している。

なお、筋電図診断や徒手筋力テスト（manual muscle test: MMT）で用いている筋節の表とは、一つの筋を運動支配している脊髄および前根の分節（その筋を運動支配する髄節レベル）のことであり、本論での筋節図とは異なるので注意して欲しい。

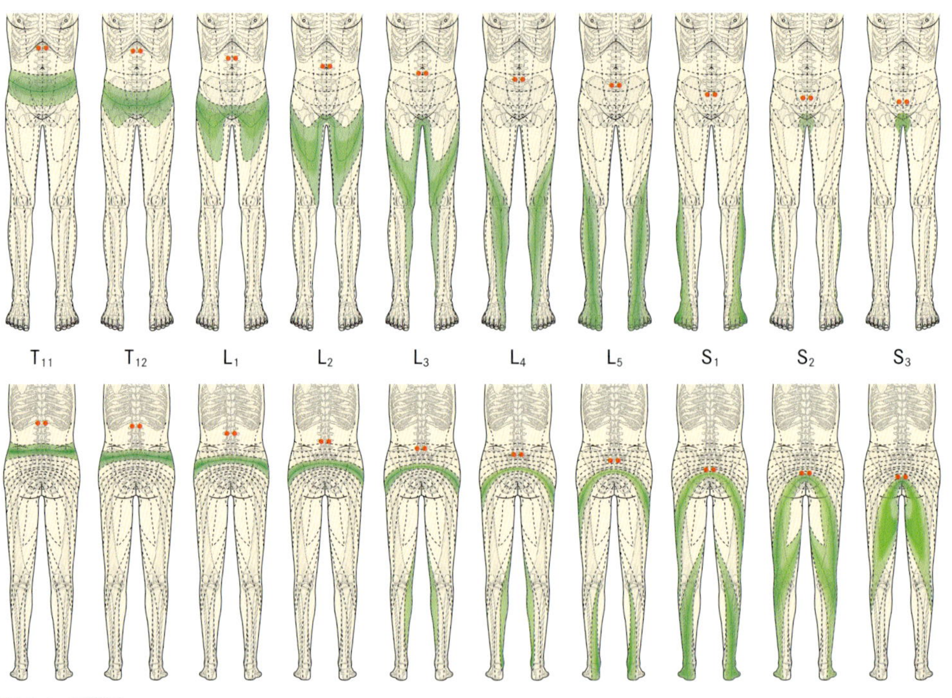

図 3-6: 皮節図

各分節の固有皮節の位置を示す皮節図である。上段は腹側から見た図、下段は背側から見た図。●は後根神経節の位置を示す。「神経根障害のペインマップ（pain map)」（83 ページ参照）と似ているが異なることに注意。皮膚感覚の検査はこの図を参照に行う。

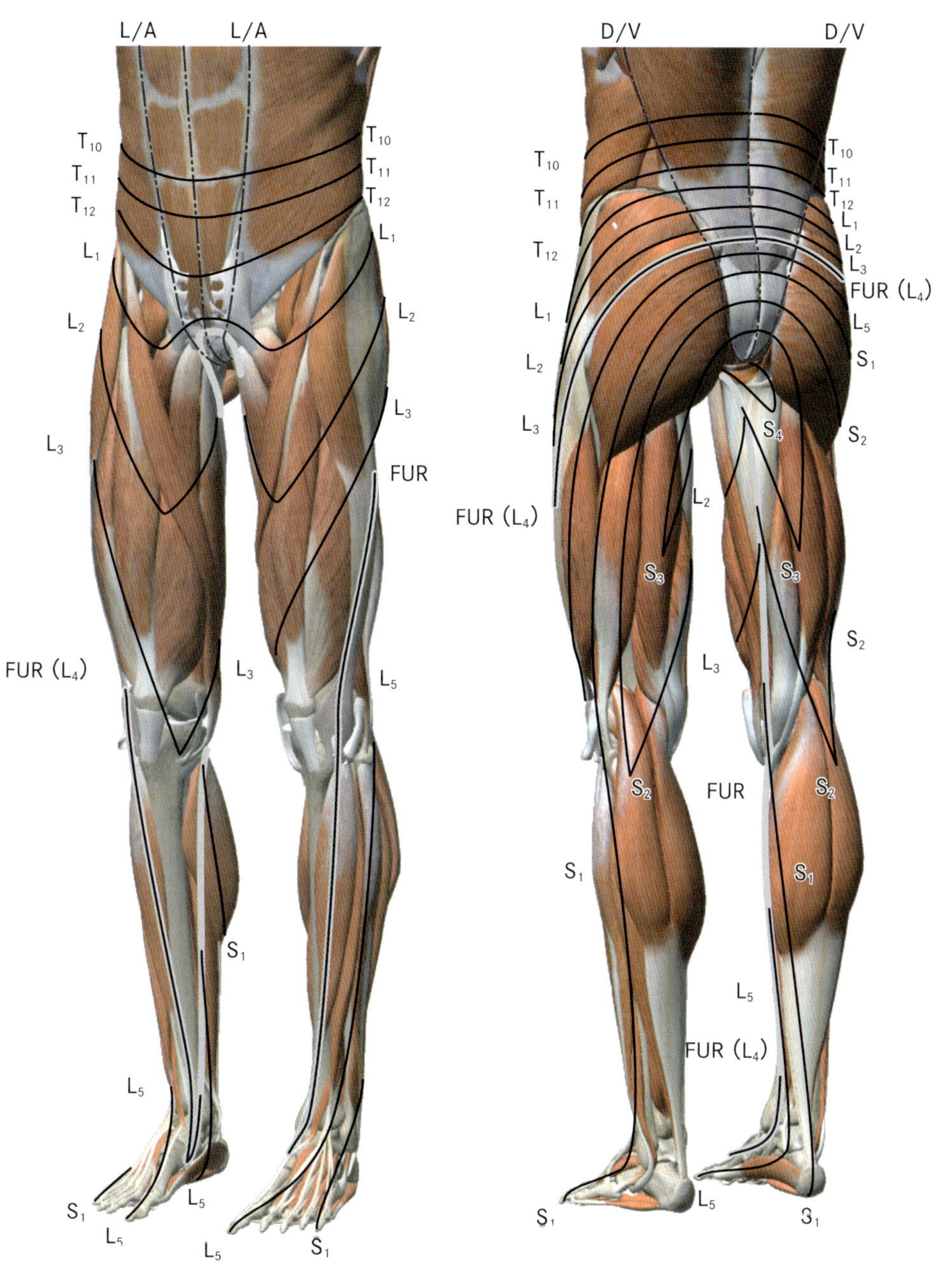

図 3-7: **筋節図**

多くの教科書に掲載されている筋節図の表は、「特定の筋からみた運動支配分節高位」を表している（例えば大腿四頭筋は大腿神経の L_2 ～ L_4 の分節高位の神経支配など）。一方、本図は「ある脊髄神経が神経支配（運動と感覚の支配）をする筋組織領域」を示している。このため、根性痛の疼痛部位を診断するのに役立ち、神経根障害における筋の疼痛感覚部位を空間的に捕らえるのに適している。

「髙橋弦：みえる腰痛 体性感覚構造図 , p84, 2012, 南江堂」より許諾を得て転載 .

d. 骨節図

骨組織の分節性感覚分割構造を示した図が「骨節図」である（図 3-8）。骨節図はその存在すら知らない人が多いであろう。しかし、体表のしびれなどとは別に、深部に痛みを感じる例も少なくない。このため、骨節図も一応認識しておくとよい。

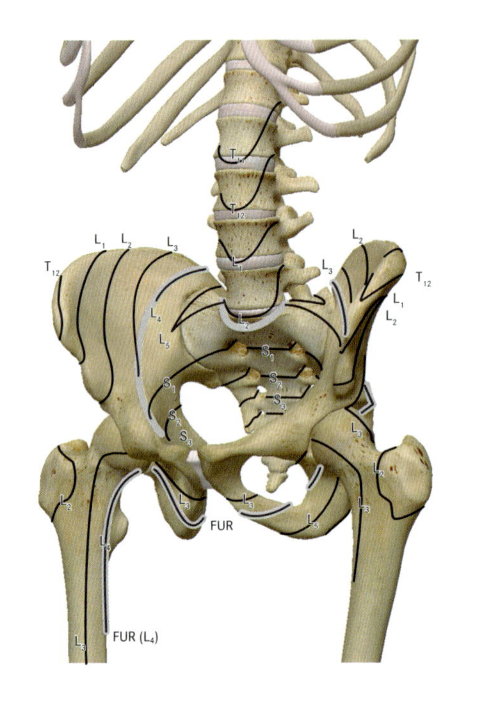

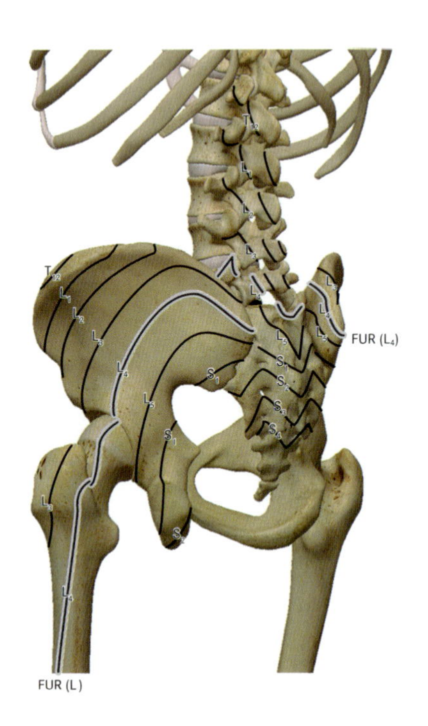

図 3-8: **骨節図（体幹部）**　　高橋弦「みえる腰痛」（南江堂）より

3) 背腹方向構造

脊椎動物には背腹軸が存在し、そこには層序構造が存在する[7]。腰痛や脊椎原性疾患の疼痛知覚部位を理解するためには、層序に関する知識は不可欠である。体性感覚構造における層序の中心面（Dorsal/Ventral: D/V 境界面）は、左右の後根神経節を通る面である（図 3-5、71 ページ参照）。

図 3-9 は背腹方向の座標軸を示している。背腹方向は層序構造を示すため、空間的位置を座標軸で示すことにより、その位置情報がよりイメージしやすくなる。後根神経節を通る面を背腹方向の座標「0.0」と定義し、腹側を -、背側を + の符号をつけて位置を表している。詳細については、拙著「見える腰痛 - 体性感覚構造図 -」（南江堂）を参照されたい。

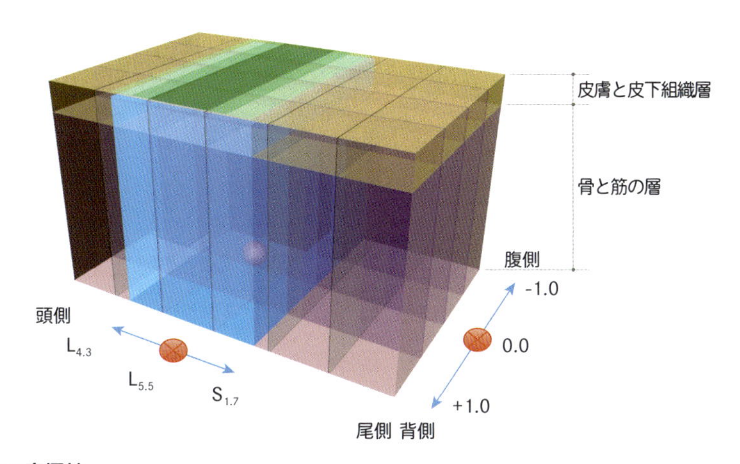

図 3-9: 背腹方向構造の座標軸　　高橋弦「みえる腰痛」（南江堂）より

背腹方向の「0.0」を通る面が D/V 境界面であり、後根神経節を通る面と一致する。これを基準に腹側を－、背側を＋でその座標位置を表す。
横軸は頭尾方向の座標、分節座標を示す。なお、本図は L_5 神経根障害における病変部位（赤丸）、疼痛感覚部位（青領域）、体表面の疼痛知覚部位（緑領域）を示している。

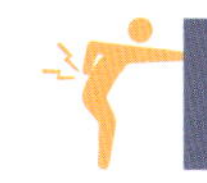

3. 運動器疼痛の空間的構造

1) 序論

解剖学と神経支配の知識に体性感覚構造の知識が加わっても、まだ腰痛・脊椎原性疼痛の局在診断はできない。その理由は、運動器組織の1点の病変が、体組織のどの範囲に痛みとして感覚されるのかが、理解されていなければならないからである。

運動器疼痛症候論においては、痛みを空間的に捉えることを重要視している。そのためこの項目では、痛みを空間的な構造として捉えるために、「病変部位」、「疼痛感覚部位」、「疼痛知覚部位」の概念について説明する。この3つの概念は、著者独自のもので他で見聞することはなく、少々難解であるかもしれないが、腰痛を考える上の重要な概念である。

なお、この3つの概念のうち、疼痛感覚部位、運動器各点における疼痛感覚部位の範囲、疼痛知覚部位の成立機序については、残念ながらいまだほとんど研究されていない。このためこの項目の概念は重要ではあるものの、その記述には推論も含んでいることをお断りしておく。

2) 病変部位

「病変部位」とは、病理学的変化を呈する体組織（運動器あるいは神経組織）のことである。腰痛の場合、病変部位の大きさは直径数mm程度（椎間板断裂など）から、数cm（椎間板ヘルニア、脊柱管狭窄、椎間板炎、椎体骨折、骨腫瘍、骨挫傷、前分離[註4]など）の範囲にまで及ぶ。病変の大きさと推定される診断名について表3-1にまとめる。

病変部位の大きさを評価するにはX線とMRIを主に用いる。ただし、これらは数mm以下の異常の描出は困難である。そのため病変部位が数mm以下の場合は、異常所見として描出されないため、すべて非特異的腰痛診断される可能性がある[8]。今後、画像検査装置の空間分解能が向上すればこれらの症例にも局在診断がなされ特異的腰痛に分類される可能性がある。

表3-1: 腰痛における病変部位の大きさから推定される診断名

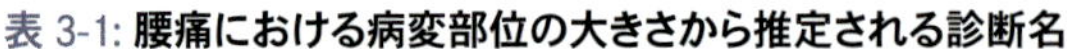

病変部位の大きさ	推定される診断名
数mm～1cm未満	椎間板断裂、椎間関節捻挫 など
1cm～数cm	椎間板ヘルニア、脊柱管狭窄、椎間板炎、椎体骨折、骨腫瘍、骨挫傷、前分離など

[註4] X線画像でわかる腰椎分離症になる前の前段階の病態を表す用語。若年者アスリートの腰椎分離前の病態として、陽性頻度が高い。MRIでは椎弓根部の骨髄浮腫がしばしば観察される。

3) 疼痛感覚部位

「疼痛感覚部位（感覚統合部位）」とは、病変部位と感覚求心路において感覚を共有し、病変部位と同時に痛みが感覚される体組織（3次元空間）のことである[1]。つまり、病変部位が刺激されると痛みが生じるが、同時に病変部位周辺の体組織にも痛みが感覚される。このような現象が生じる病変部位周辺の体組織を筆者は「疼痛感覚部位」とよんでいる。

運動器における疼痛感覚部位の範囲は、皮膚よりもはるかに広範囲で感覚統合されている。

図 3-10は、病変部位、疼痛感覚部位、疼痛知覚部位の空間的な関係を示している。左図のように病変部位が皮膚に存在する場合は、疼痛感覚部位は限局しており、病変部位、疼痛感覚部位、疼痛知覚部位の全てが、空間的にほぼ一致する。

一方、右図のように病変部位が運動器に存在する場合は、疼痛感覚部位はより広範囲を占める。

疼痛知覚部位については後述するが、3次元で示される疼痛感覚部位は2次元の体表面に投影され知覚される部位であり、言い換えれば、疼痛知覚部位は臨床医学でいう“痛みの部位”のことである。

疼痛感覚部位および疼痛知覚部位は、特に脊柱周辺においては四肢よりもさらに広範囲を占め、さらにその位置を感知する空間分析能が劣っていることを知っておいて頂きたい。

疼痛感覚部位は肉眼的サイズを持つが、神経系の構造と機能により決定される不可視の領域である。また、動物実験では検討可能ではあるものの[註5]、画像検査での描出はできない。

脊椎疾患における「侵害受容性疼痛（神経組織以外の体組織に病変がある場合の痛み）」においては、痛みは病変部位周辺だけでなく広範囲に感覚される。また、脊柱管狭窄や椎間板ヘルニアなどのような「神経障害性疼痛（神経組織に病変がある場合の痛み）」においては、

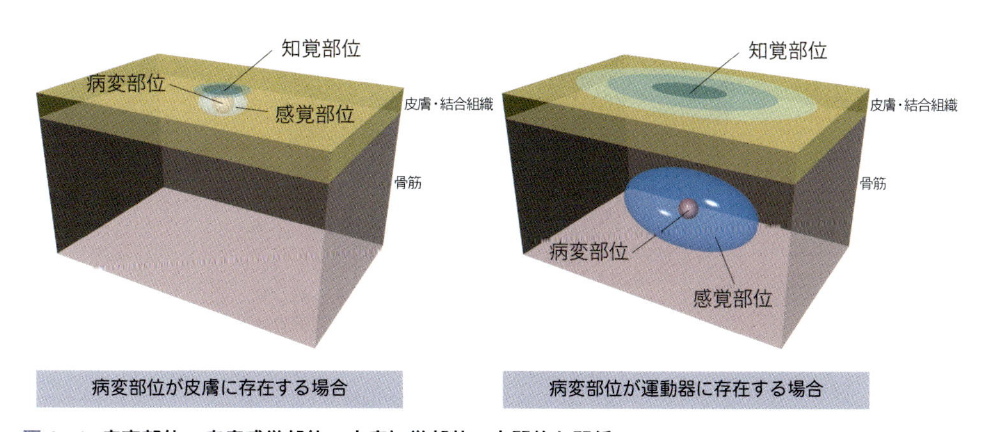

図 3-10: 病変部位、疼痛感覚部位、疼痛知覚部位の空間的な関係　髙橋弦「みえる腰痛」（南江堂）より

病変部位は通常限局性の3次元空間である。疼痛感覚部位は病変部位と感覚を共有する体組織で3次元空間に存在する。運動器疾患では、疼痛感覚部位はより大きな領域を占める。一方、疼痛知覚部位は3次元で存在する疼痛感覚部位が、2次元の体表面に投影され知覚される部位である。臨床医学でいう「痛みの部位」のことである。

[註5]　動物は、言語表現はできない。しかし感覚（求心性神経活動）は、動物実験で証明できる。

痛みは障害された神経の感覚支配領域に知覚される。侵害受容性疼痛および神経障害性疼痛における疼痛感覚部位を理解することは、臨床上重要であることに留意されたい。

次の項目では侵害受容性疼痛と神経障害性疼痛（ここでは神経根障害について触れる）における疼痛感覚部位について説明する。

a. 侵害受容性疼痛の場合

前述したように、疼痛感覚部位とは、病変部位の感覚受容器および求心路において感覚統合される、感覚受容器が分布する体組織である。感覚統合領域とは、神経生理学的には病変部位を感覚支配する後根神経節細胞、脊髄後角細胞、さらには脳の体性感覚野細胞の感覚受容野に等しい。運動器における疼痛感覚部位は、病変部位周囲の広範な領域となる。

図 3-11 は、椎間板の病変がある場合の疼痛感覚部位を示している。

つまり、疼痛感覚部位の神経支配は、病変部位と同じ後根神経細胞に求心性につながっている。そのため、疼痛感覚部位に刺激が加えられると、病変部位に刺激を加えたときと同様の情報が送られ、感覚情報が統合されることになる（図 3-12）。

b. 神経障害性疼痛の場合

神経障害性疼痛における疼痛感覚部位は、侵害受容性疼痛とは異なりその神経根の感覚支配領域そのものとなる。ただし、実際の症例では、一本の神経根に含まれる全ての求心性線維

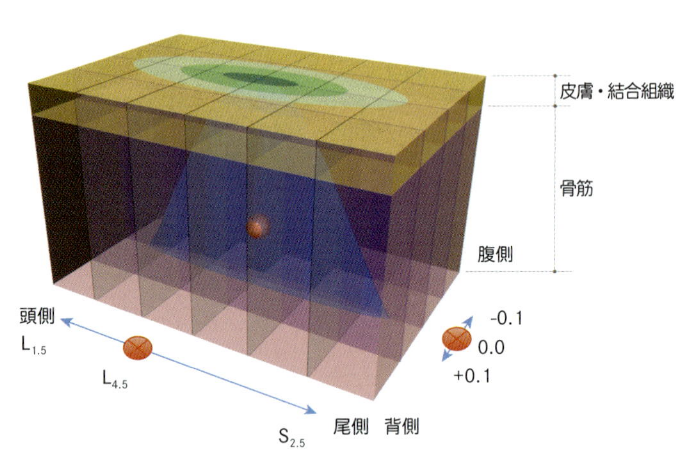

図 3-11: 椎間板に病変がある場合の疼痛感覚部位

L_4-L_5 椎間板背側面の 1 点を病変部位とする場合の疼痛感覚部位と疼痛知覚部位。疼痛感覚部位（青）は実際のデータにもとづく。同点の感覚座標は頭尾方向が $L_{1.5}$ ～ $S_{2.5}$、背腹方向が＋ 0.1 ～－ 0.1 である。この図では、病変部位を中心に疼痛感覚部位」が "富士山型" に広がっている。この疼痛感覚部位で拾った情報が、求心性に後根神経節細胞、脊髄後角細胞、さらには脳の体性感覚野細胞の受容野に届くことになる。
なお、本図は L_5 神経根障害における病変部位（赤丸）、疼痛感覚部位（青領域）、疼痛知覚部位（緑領域）を示している。

が侵されることはまれであり、神経根障害の疼痛感覚部位は障害後根神経根の感覚支配領域の一部となる。

腰部神経根障害症例においては、ほとんどの場合、障害神経根の感覚分節のうち筋節と骨節とに痛みが知覚される。皮節にしびれや知覚異常が現れることはあるが、皮膚に痛みが知覚されるのは最重症例に限る[9]（図 3-13）。

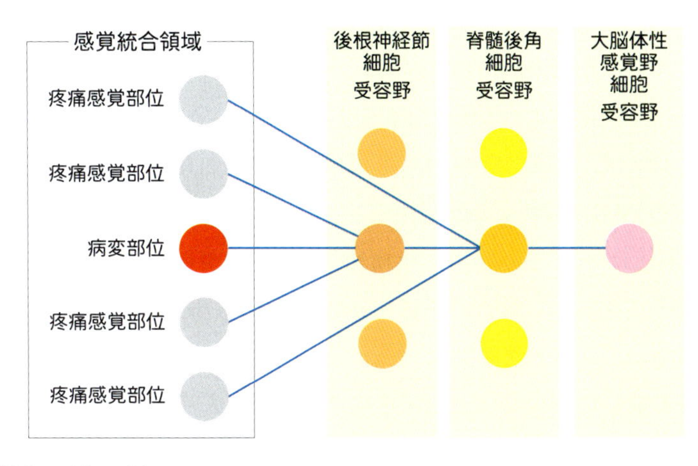

図 3-12: 感覚統合のメカニズム

病変部位で知覚された感覚は、後根神経節細胞から脊髄後角、大脳体性感覚野に至る。疼痛感覚部位の神経支配は、病変部位と同じ後根神経節細胞、脊髄後角、大脳皮質が担当する。つまり病変部位・疼痛感覚部位からの情報を統合する。

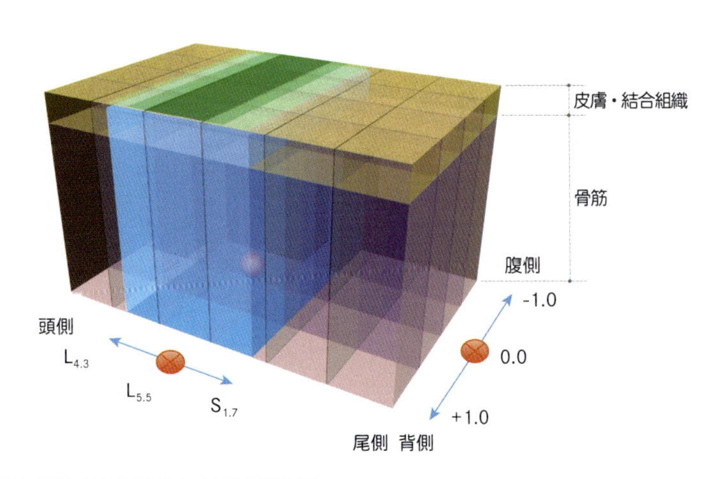

図 3-13: L_5 神経根障害に病変がある場合の疼痛感覚部位

L_5 脊髄神経が支配する領域は当該分節（座標 $L_{5.0}$ ～ $S_{1.0}$）だけでなく、隣接する感覚分節領域に 2/3 重複するので、頭尾方向では $L_{4.3}$ ～ $S_{1.7}$ 背腹方向では全層におよぶことを示している。70 ページ図 3-4 は各感覚分節の中央面の実際の位置を示している。この図は L_5 神経根に含まれるすべての感覚神経線維が侵された場合を示している。しかし、実際の症例ではこのような"重症例"は稀で、痛みはこの領域の一部に感覚される。
なお、L_5 神経根障害における病変部位（赤丸）、疼痛感覚部位（青領域）、疼痛知覚部位（緑領域）を示している。

4）疼痛知覚部位

「疼痛知覚部位」とは、“痛みが知覚された体表面の領域”のことであり、臨床的に使われている“痛みの部位”や“疼痛部位”と同じ概念である。

疼痛感覚部位に関する研究がほとんどないのに比べ、疼痛知覚部位に関する臨床研究は豊富である。しかし多くの臨床研究において痛みの部位といえば体表面における2次元領域のことであり、その深度まで論考していない。また、実際に“痛みの深度”を明言できる患者もいない。もしも私たちの神経系が体性感覚の深度がわかるようにできていたならば、運動器疼痛疾患も内臓疼痛疾患も、より簡単に診断できるであろう。

四肢の運動器疼痛疾患における疼痛知覚部位は、大抵深層にある病変部位の直上（体表）に知覚される。例えば、足関節疾患の病変は足関節周囲に知覚され、膝関節周囲に知覚されることはない。趾の病変が股関節に知覚されることは、さらにない。[註6]

一方、脊柱周辺の疾患に関しては、疼痛知覚部位は病変部位に対して常に直上（体表）から尾側に向かって認められること、時に下肢や鼠径部にも現れることが、過去の臨床研究から報告されている。疼痛知覚部位とは、病変部位を含む疼痛感覚部位が体表に投射された部位のことである。そのため、四肢より疼痛感覚部位が広い領域を占めている脊柱周辺では、体表に投射される疼痛知覚部位も広範囲を占めることになる。さらに脊椎疾患では、痛みは病変部位周辺だけでなく神経機能的に関連する広い領域に知覚される。

つまり、脊椎疾患の場合、患者の訴える痛みの部位が広範囲におよび、さらにその位置を感知する空間分析能が劣っているため、臨床においては疼痛知覚部位、つまり患者の訴える痛みの部位をより詳細に解釈する必要がある。

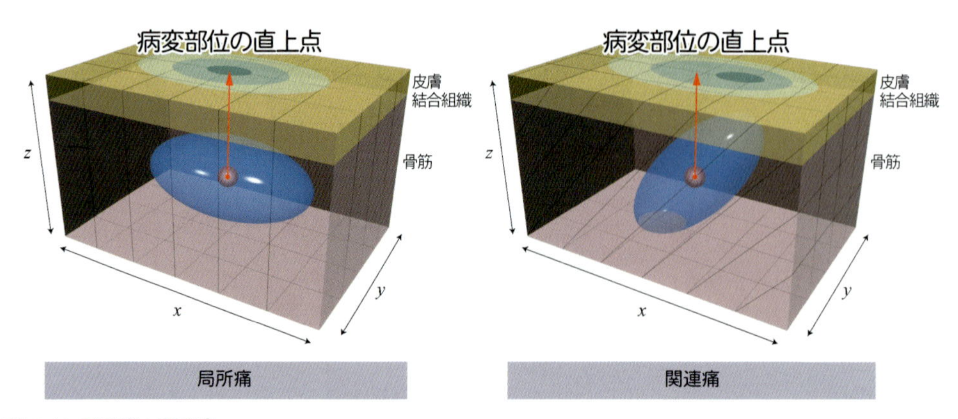

図 3-14: 局所痛と関連痛

病変部位の体性感覚構造により疼痛感覚部位の形状がゆがみ、疼痛知覚部位の位置が変わることを示している。関連痛は体性感覚構造の分割面が傾斜している場合では疼痛感覚部位が傾き、結果として疼痛知覚部位がより尾側遠位にシフトした場合である。

[註6] 複合性局所疼痛症候群（complex regional pain syndrome: CRPS）[10] などの特殊な感作状態では趾の病変が股関節にまで痛みとして知覚されうる。

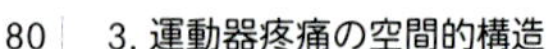

疼痛知覚部位は病変部位との位置関係から、局所痛、関連痛、放散痛に分類される。これについて、下記にこれらについて説明していく。

局所痛

病変部位の直上に知覚された痛みの名称である(図 3-14・左)。四肢の運動器疾患における疼痛知覚部位は病変部位の近傍に知覚され、指、趾など四肢末端ほどその空間的一致性は高い。

関連痛

病変部位の遠隔部位（たいていは尾側）に知覚される痛みの名称である。「関連痛」は脊柱周辺の運動器疾患[註7]と内臓疾患で特徴的である。

関連痛の機序は、局所痛のそれと同じであるが、脊柱周辺における体性感覚構造の特徴から、より遠位・尾側に知覚された場合である（図 3-14・右）。

放散痛

神経根障害における「疼痛知覚部位」のことである。病変部位である障害神経根の直上（つまり腰部）ではなく、障害神経根の疼痛感覚部位の直上（つまり下肢）に現れる（図 3-13）。

a. 疼痛知覚部位の臨床例

ここで、体性感覚構造と疼痛知覚理論から導かれた腰部体組織の疼痛知覚部位の関係について、臨床でより具体的にイメージできるように、病変部位が腰椎椎間板にある場合を例に挙げて下記に説明する（図 3-15）。これまでの内容を理解する一助になるはずである。

図 3-15 は、L_4-L_5 椎間板に病変部位がある場合の疼痛感覚部位と疼痛知覚部位を示している。

L_4-L_5 椎間板背側面の 1 点（赤丸部）を病変部位とする場合、疼痛感覚部位は a 〜 c 図に青色で示した領域に及ぶ。

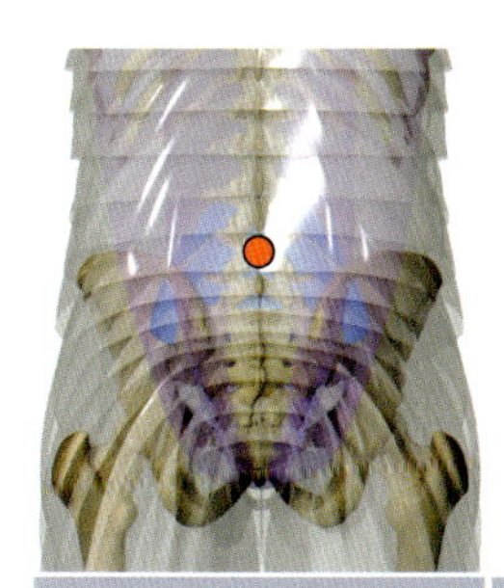

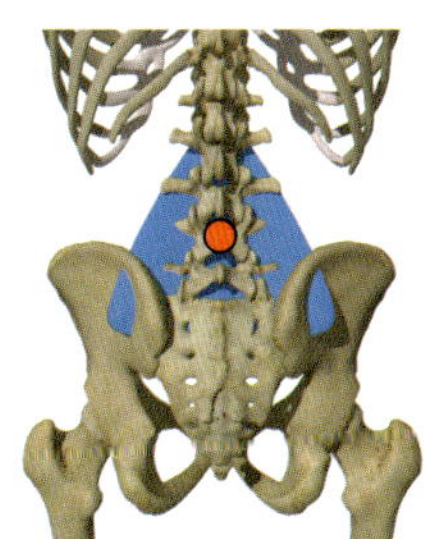

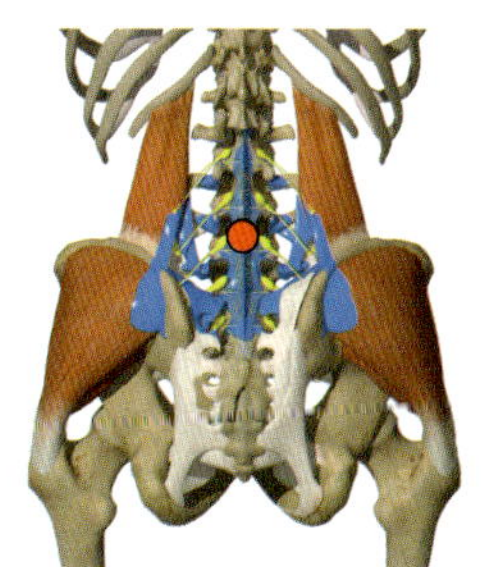

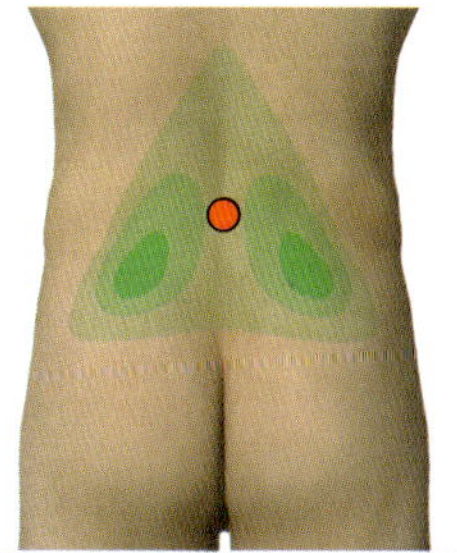

疼痛感覚部位（体性感覚構造 3D 図内部） シェーマ図。 灰色曲面：感覚分節中央面 紫色曲面：背腹方向中央面 青領域：疼痛感覚部位	疼痛感覚部位（骨のみ） 左のシェーマ図から体性感覚分割面を除去し骨・靱帯と疼痛感覚部位だけを示したもの。	疼痛感覚部位（骨・靱帯・筋） 疼痛感覚部位に含まれる骨・筋を示したもの。	疼痛知覚部位（体表面） 疼痛感覚部位。

図 3-15: L_4-L_5 椎間板に病変部位がある場合の疼痛感覚部位と疼痛知覚部位（背側から見た図）位

L_4-L_5 椎間板背側面の 1 点を病変部位とする場合の疼痛感覚部位（青領域）と疼痛知覚部位（体表の緑領域）。

[註 7] 肩関節、股関節疾患を含む。股関節の病変は大腿前面にしばしば関連痛を生じる。

また、実際に痛みが知覚される体表面の領域である疼痛知覚部位は、d 図に緑色で示したように、疼痛感覚部位の直上（体表）から尾側に広がって知覚される。

腰痛を総合的に捉えるためには、病変部位、疼痛感覚部位、疼痛知覚部位の概念に沿って行った評価を統合的に解釈することが重要となる。

b. ペインマップ

筆者は、疼痛知覚部位を分かりやすく図示するために、侵害受容性疼痛を示す図と神経障害性疼痛を示す図とに分けてまとめている。この図は筆者が「ペインマップ（pain map）」とよんでいるものであり、臨床において常に念頭に置き、腰痛の診断には欠かせないものである。また、局在診断のために「疼痛知覚部位」を参照すべき図は、神経根ごとの皮膚表面の感覚領域を表している皮節図（図 3-6、72 ページ参照）ではなく、これらのペインマップである

脊椎疾患では、椎間板、神経根、椎間関節、仙腸関節、椎弓部、椎体、筋に、病変部位があることが多い。そのため、ここから腰痛診断に欠かせないペインマップについて、病変部位が椎間板、神経根、椎間関節、仙腸関節 、椎弓部、椎体、筋にある場合に分けて提示する。実際の症例において、「疼痛知覚部位」の分布から病変部位の局在診断をするときの参考にしてほしい。

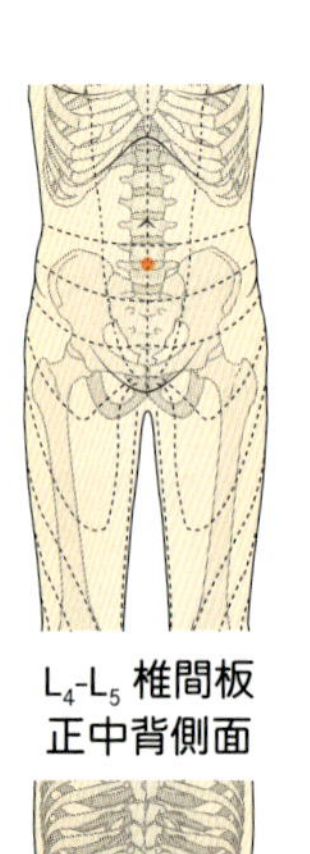

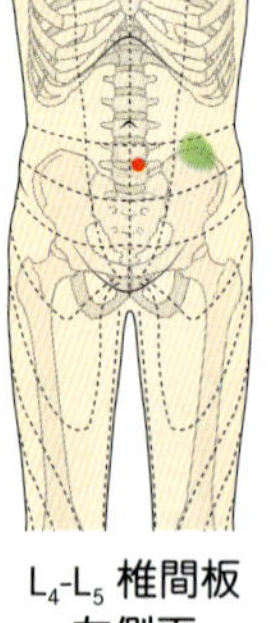

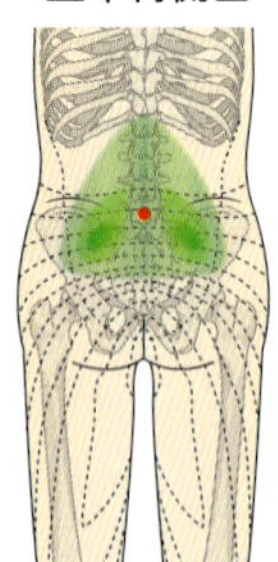

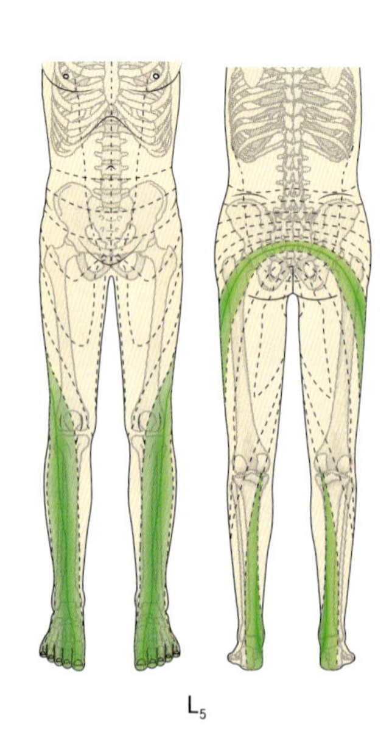

侵害受容性疼痛
侵害受容性疼痛として、L_4-L_5 椎間板疼痛知覚部位の領域にみられる。

神経根障害性疼痛
神経根障害性疼痛としては、L_5 神経根疼痛知覚部位の領域にみられることとなる。

図 3-16: L_4-L_5 椎間板ヘルニアの痛み

病変部位が椎間板および神経根に存在する場合

L_4-L_5 椎間板ヘルニアの痛みは、「侵害受容性疼痛」として図 3-16・左の「L_4-L_5 椎間板疼痛知覚部位」の領域に現れる。また「神経根障害性疼痛」としては、図 3-16・右の「L_5 神経根疼痛知覚部位」の領域に現れることとなる。実際の臨床では脊柱周辺疼痛の空間分析能が低いため疼痛知覚部位について注意深く評価し、ペインマップと照らし合わせることで病変部位の局所診断が可能となる。

病変部位が神経根に存在する場合

病変部位が神経根にある場合、図 3-17 に示すような領域に疼痛知覚部位がみられる。神経根障害性疼痛のように放散痛が出現する場合においても疼痛知覚部位について注意深く評価し、ペインマップと照らし合わせることで病変部位の局所診断が可能となる。

神経根障害のペインマップは皮節図（図 3-6）と似ているが、両者は一致しないことに注意して欲しい。

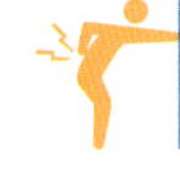

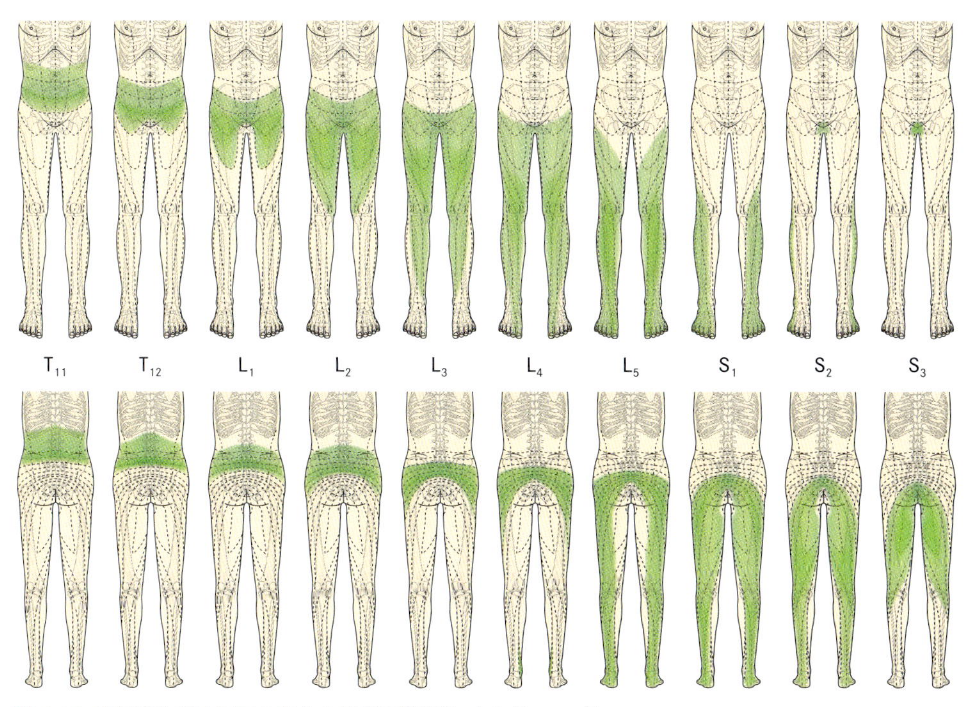

図 3-17: 病変部位が神経根の場合の疼痛知覚部位（ペインマップ）

神経根障害の疼痛知覚部位を示す図。上段は腹側から見た図、下段は背側から見た図。図 3-6（皮節図）と似ているが異なることに注意。

病変部位が椎間関節に存在する場合

病変部位が椎間関節にある場合、図 3-18 に示すような領域に疼痛知覚部位が現れる。椎間関節障害の場合、疼痛の範囲が狭く、多くは片側性に知覚される。

病変部位が椎体に存在する場合

病変部位が椎体にある場合、図 3-19 に示すような領域に疼痛知覚部位が現れる。腰部の脊椎原性疾患の場合は、痛みの範囲が広く、多くは両側性で，病変部位より下外方に知覚される。

●

筆者は、胸椎および腰椎に生じた椎体の圧迫骨折の患者を対象に疼痛知覚部位を検討した。その結果、T_8 から L_5 までに生じた椎体圧迫骨折では、どの分節においても骨折した椎体より下方部の広い範囲に現れることが明らかとなり、椎体のペインマップの妥当性が示された（図 3-20）。このペインマップも臨床で役立つ情報となるであろう。

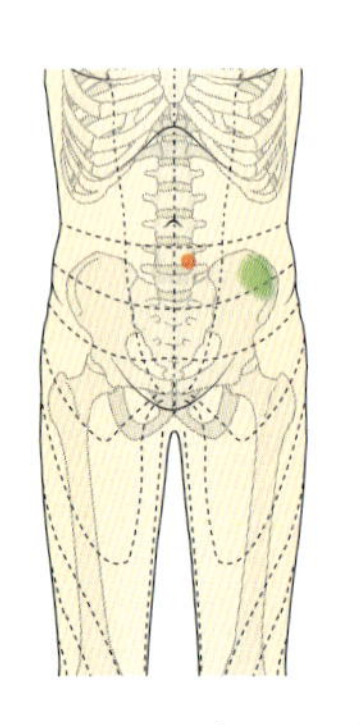
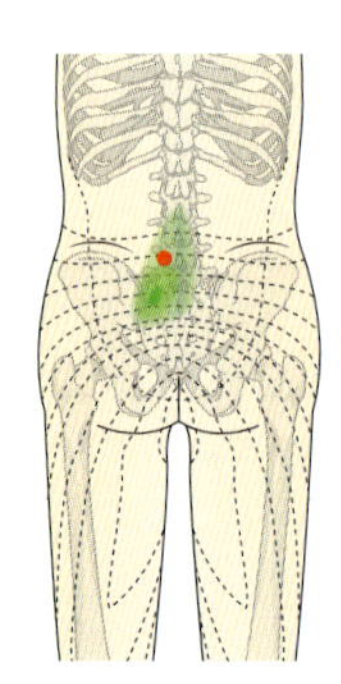

左 L_4-L_5 椎間関節

図 3-18: 病変部位が椎間関節の場合の疼痛知覚部位（ペインマップ）

椎間関節障害の疼痛知覚部位を示す。上段は腹側から見た図、下段は背側から見た図。椎間関節障害の場合、疼痛の範囲が狭く、多くは片側性に知覚される。

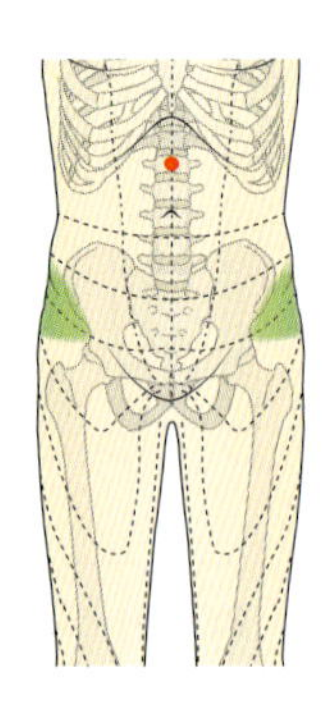
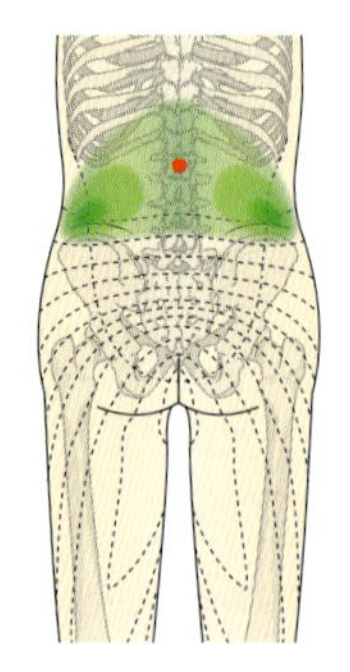

L_1 椎体

図 3-19: 病変部位が椎体の場合の疼痛知覚部位（ペインマップ）

病変が椎体の疼痛知覚部位を示す。上段は腹側から見た図、下段は背側から見た図。椎体の障害の場合、疼痛の範囲が広く、多くは両側生で病変部位より下外方に知覚される特性がある。

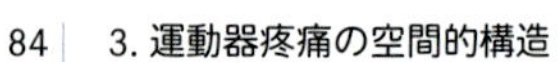

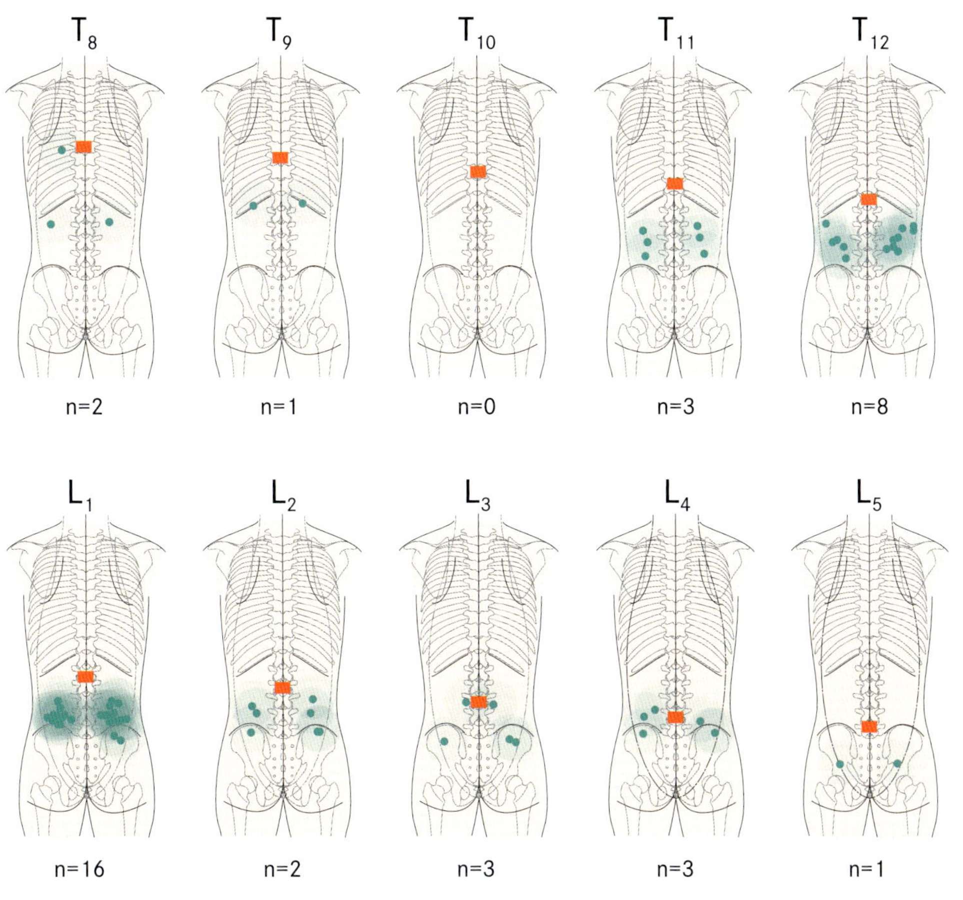

図 3-20: **椎体骨折の疼痛知覚部位（ペインマップ）**

T_8 から L_5 までの椎体骨折の疼痛知覚部位を示す。臨床的に重要な指標となるであろう。椎体骨折の場合も疼痛の範囲が広く、多くは両側生で病変部位より下外方に知覚される特性がある [11]。

「高橋弦 , 永原健 : 椎体骨折の痛みの部位 , 整形外科 64 (2), p108, 2013（文献 11）より許諾を得て改変し転載 .

3 腰痛の空間的構造と機能的構造

参考文献

1) 髙橋弦 : 見える腰痛 . 南江堂 , 東京 , 2012.

2) 髙橋弦 : 一次医療の運動器疼痛疾患に対する painDETECT の診断的価値の検証 . 日運痛会誌 10 : 54-63, 2018.

3) 髙橋弦 : 一次医療における慢性腰痛 . 連続 Visual Analog Scale 表示システムを用いた分析 . 整形外科 66（1）: 43-49, 2015.

4) 髙橋弦 :VAS 値連続測定法により分析した運動器慢性痛に対するトラマドール塩酸塩 / アセトアミノフェン（トラムセット®）配合錠の疼痛強度緩和効果 . 臨床整形外科 51（12）: 1109-1118, 2016.

5) 髙橋弦 : 急性非特異的腰痛の VAS 値変化とそこから示唆される望ましい鎮痛薬 . 整形外科 68（4）: 305-313, 2017.

6) Schimdt RF: 感覚生理学 . 金芳堂 , 京都 , 1986.

7) 末梢神経解剖学 . 佐藤達夫(監修), サイエンス・コミュニケーションズ・インターナショナル , 東京 , 1990.

8) 髙橋弦 : 一次医療における非特異的腰痛の診療 . Journal of Spine Research 9（9）: 1055-1061, 2018.

9) 髙橋弦 : 坐骨神経痛は Neuropathic Pain か? Pain Research 23（1）: 45-49, 2008.

10) 堀内行雄 . 複合性局所症候群（CRPS）をもっと知ろう 病態・診断・治療から後遺障害診断まで . 東京 : 全日本病院出版会 , 東京 , 2015.

11) 髙橋弦 : 椎体骨折の痛みの部位 . 整形外科 64（2）: 105-111, 2013.

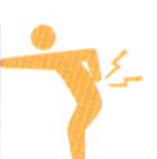

4 運動器疼痛症候論に基づく腰痛診療

1. 診断

1) 序論

2) 問診と病歴

3) ペインマッピング

4) 痛みの言語表現

2. 検査

1) 感作徴候の検査

2) 神経学的検査

3) 理学的検査

4) 画像検査

5) 生理検査

6) 検体検査

3. 評価

1) 痛みの評価

2) 急性腰痛のトリアージ

1. 診断

1) 序論

「診断の基本は、病歴と診察である」と医学生は最初に教え込まれる。しかし、病歴と診察が診断にさほど重要ではない疾患もある。例えば、代謝性疾患では血液生化学的検査が、循環器疾患では血圧や心電図などの生理学的検査が決定的に重要である。自覚症状や異常徴候を示さない疾患では、診断＝検査結果といってよい。骨折や悪性腫瘍では画像検査が決定的であり、病歴や診察所見は補助的である。それでは腰痛の場合、病歴と診察の価値はどの程度であろうか？

その答えは……、腰痛の診断において、病歴と診察の価値は病因論ごとにかなり異なる、である。以下に病因論ごとの病歴と診察の価値を簡潔に説明する。

「**局在論**」における診断とは、病変部位を明らかにすることである。画像検査と神経症候学的検査で局在診断がつけば、病歴や診察にはあまり診断的価値はない。例えば、椎間板ヘルニア、脊柱管狭窄、圧迫骨折などの画像所見があり、これらの画像と神経症候学的検査が一致していれば、病歴と診察はそれほど必要ではない。

他の腰痛病因論では画像検査と神経症候学的検査の価値は相対的に低く、病歴と診察の重要性は高い。

「**運動器機能不全論**」における診断とは、運動器の機能の、静的異常・動的異常を明らかにすることである。運動器の機能不全が局在性の病変を二次的にもたらし、それが腰痛の原因と考えるならば、それは「局在論」に含まれる。例えば、側弯、不安定性、アライメント異常が、椎間板や椎間関節を損傷し、侵害受容性疼痛が惹起されると考えるならば、それは一種の「局在論」である。

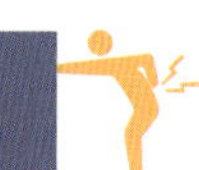

「**神経機能不全論**」における診断とは、病的感作または抑制機能障害の徴候を確認することである。病的感作の診断には、痛覚過敏などの理学的検査および painDETECT（巻末資料参照）、Spine painDETECT などの質問票によるテストがある。このため、病歴と診察の重要性が、極めて高くなる。

「**心因論**」における診断とは、端的にいえば精神科医、心療内科医など専門医による診断のことである。画像検査の価値は最も低く、病歴と診察の重要性が最も高くなる。心因性腰痛の診断のために、さまざまな腰痛質問票が考案されているが、いずれも研究のためのツールであり、臨床においては補助的である。

「運動器疼痛症候論」に基づく総合的な診療を実施するためには、同一患者であっても時間的に病態診断が変わることを念頭に置く必要がある。従って、「局在論」、「運動器機能不全論」、「神経機能不全論」、「心因論」をすべて念頭において、時間的・空間的な病態の推移を観察していくことが重要である。

それではここから全ての病因論を踏まえた総合的な腰痛診断を行っていくために、病歴・診察・検査所見の解釈と方法について説明していきたい。

2) 問診と病歴

a. 初発と発症

いかなる慢性腰痛患者においても、初発から発症までの経過について、以下のことを問診時に確認する必要がある。

初発時：人生で最初に腰痛を体験した時のことである。問診では初発時を必ず確認する。（例：15 年前、23 歳の時、など）

過去腰痛歴：初発から発症までの経過のことである。腰痛既往歴を可能な範囲で問診する。初発から発症までの経過を確認することで、今回の発症が繰り返しの経過の中で生じたのか、期間を空けて生じたのか、徐々に痛みが強くなってきたのか、高エネルギー外傷なのかなど、状況を把握することができる。

発症時：今回の受診の動機となった時点のことである。

現病歴：発症時から初診までの経過とその間に受けた治療。

b. 発症原因

発症原因となった姿勢・動作・作業・運動・スポーツ・外傷などを記録する。局在診断としての価値は明らかではないことも多い。「高エネルギー外傷」は患者さん本人が覚えているため問診は容易だが、高齢者における転倒、しりもちなどの「低エネルギー外傷」は本人が原因と認識していないことがあるため、注意深い聞き取りが必要である。

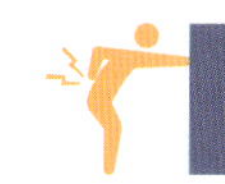

c. 既往歴

腰痛では他疾患との合併が診断上の参考になる場合もある。

ステロイドの長期使用歴や血液透析は骨粗鬆性椎体骨折を、高血圧は腹部大動脈解離を疑わせる。精神科・心療内科・メンタルクリニックへの受診歴は、非器質的慢性腰痛の診断には不可欠であり、服薬している薬物についても詳細に確認する必要がある。

d. 発症パターン

発症パターンは、急性発症、慢性腰痛急性増悪（acute on chronic: AOC）および不詳に分けられる。これらのパターンについて、表 4-1 にまとめた。

上記の発症パターンをグラフ化したのが図 4-1 である。グラフ化することで、各々のパターンをイメージすることができる。

表 4-1: 発症パターンの分類

分類	発症パターン
急性発症	無痛だったものが、突然～数時間で腰痛が出現し増悪
慢性腰痛急性増悪	軽度の痛みが続いていたものが、急に増悪
不詳	上記のいずれでもなく、はっきりしない場合

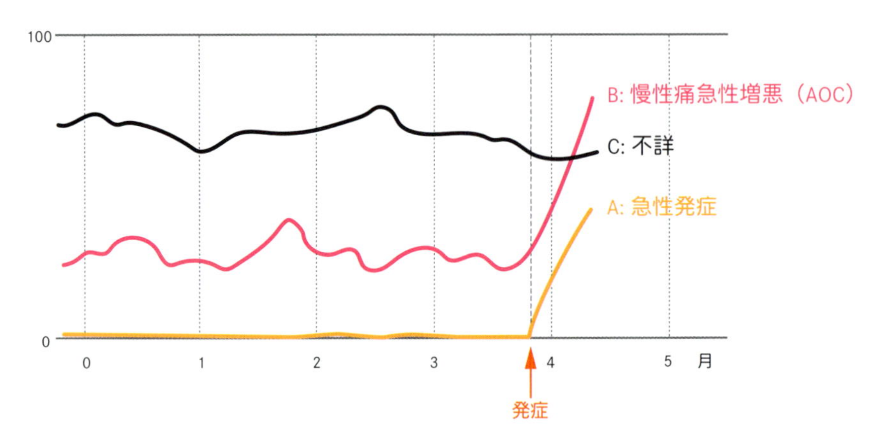

図 4-1: 発症のパターン

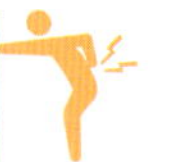

e. 発症から初診までの経過

初診時の腰痛は、発症から初診までの経過時間により急性腰痛、亜急性腰痛、慢性腰痛に分けられる。発症から 1 カ月が急性腰痛、1 カ月～ 3 カ月が亜急性腰痛、3 カ月を超える場合が慢性腰痛である[1]（表 4-2)。経過パターンは治療、特に初診時に投与する鎮痛薬を選択する上で重要なデータとなる。

過去の腰痛歴の有無から、急性腰痛は本急性と回帰性とに分けられる[2]（表 4-3)。これらの分類と用語は一般化したものではないが、経過を理解するのに必要な概念であるため、下記に簡潔に説明しておく。

本急性腰痛　: 発症時が初発時の場合、つまり「人生最初の腰痛」である。必然的に本急性腰痛患者は年齢が若い患者さんが多く、本急性腰痛が占める割合は低い。

回帰性（急性）腰痛　: 過去腰痛歴があった場合、つまり 2 度目以後の腰痛体験者である。実際は、急性腰痛患者のほとんどは回帰性腰痛である。腰痛研究においては、回帰性腰痛が急性・慢性のどちらに分類されるかは明らかにされていない。

「経過時間による腰痛の分類」（表 4-2）および「急性腰痛の分類」（表 4-3）を踏まえ、腰痛の経過パターンを分かりやすく示したのが図 4-2 である。この図で示すように、腰痛の経過パターンを「本急性」、「回帰性」、「亜急性」、「慢性」に分類すると理解しやすい。回帰性腰痛と慢性腰痛急性増悪（AOC）との区別は困難である。病院を受診する前は、完全に無痛で過ごしたのか（＝回帰性腰痛）、または多少の痛みがあったのか（＝慢性腰痛急性増悪）、どちらなのかを患者さん自身が明確に記憶していないことが多いからである。

表 4-2: 経過時間による腰痛の分類

分類	発症時からの時間
急性腰痛	1 カ月以内
亜急性腰痛	1 カ月超 3 カ月以内
慢性腰痛	3 カ月超

表 4-3: 急性腰痛の分類

分類	発症時以前の腰痛病歴
本急性腰痛	発症時以前の腰痛病歴なし。 人生で初めての腰痛
回帰性腰痛	発症時以前の腰痛病歴あり。 今回の腰痛以前に腰痛の経験がある。回数は問わない。

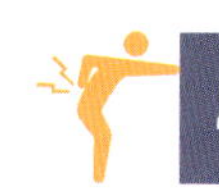

4 運動器疼痛症候論に基づく腰痛診療

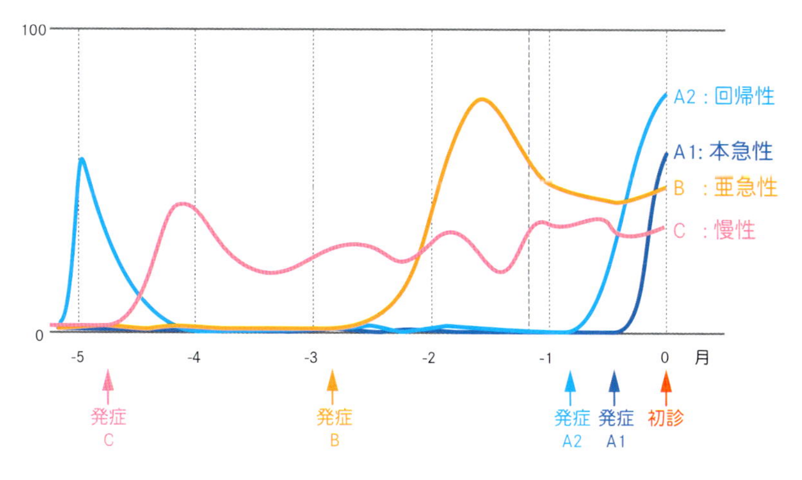

図 4-2: 腰痛の経過パターン

発症から初診までの現病歴の典型的なパターンを示している。

f. 病期

腰痛の病期とは、発症あるいは初診からの経過時間および疼痛強度により決まる、病気の時期のことである[註1]。

臨床的には、腰痛の病期を「急性腰痛の病期」と「亜急性腰痛と慢性腰痛の病期」とに分けて考えるとわかりやすい。以下、これについて説明する。

① 急性腰痛の病期

急性腰痛の病期には、急性期（＝劇症期[註2]）、寛解期、亜急性期、慢性期[註3]がある[3)]（表4-4）。これらの分類と用語は一般化していないが、経過を理解するのに有用な概念である。

急性期：中程度以上の痛み（VAS[註4]>30mm）を知覚する時期である。急性腰痛患者は、多くの場合、急性期に初診する。急性期は発症から痛みのピークを越えて寛解期に至るまでの期間を指すが、どの時点で初診するかは人それぞれである。筆者のデータでは、腰痛患者の初診時VAS値は平均70mmである。

寛解期：急性腰痛患者の多くは、強い痛み（VAS>30mm）が徐々に寛解し、1～2週後に寛解（VAS ≦ 30mm）に至る。寛解期に入ると、ほとんどの症例で治療要望度は弱まり、通院終了となる。

亜急性期：初診後1カ月を過ぎても寛解（VAS ≦ 30mm）に至らなかった場合である。

慢性期：亜急性期を超して3カ月を過ぎても寛解（VAS ≦ 30mm）に至らなかった場合である。

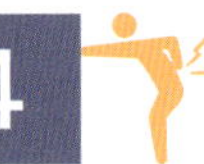

上記の急性腰痛の病期パターンをグラフ化したものが図4-3である。グラフ化することで、各々のパターンを容易にイメージすることができる。

ここで“椎間板断裂を発端とする急性腰痛”を例に、急性腰痛の病期と病態について説明する。時間的な病態の推移は、以下のように大別することができる（図4-4）。

- **発作**
- **急性腰痛・急性期**
- **急性腰痛・亜急性期（病的感作性の場合）**
- **慢性期（心因性の場合も含む）**

[註1] 整形外科・腰痛診療では普通に使われている用語であるが、「初発」「発症」「初診」の定義は定まっていない。それゆえ本書ではできるだけ詳細に記述した。

[註2] 「急性腰痛」の急性と紛らわしいため区別するための用語。

[註3] 初発から初診にかけては痛みが強いことが多いため、この時期に増悪はふつうない。慢性期に増悪を示す場合は危急性腰痛（red flags）を考慮する。

[註4] 疼痛強度の visual analogue scale（VAS）値。
VAS は、白紙に100mmの直線を引き、左端をまったく痛まない状態、右端を想像できる最大の痛みとした時に、現在の痛みの度合いがどの位置にあたるかを示す方法。本章「評価」（116ページ）を参照のこと。

表 4-4: **急性腰痛の病期**

分類	発症時以前の腰痛病歴
急性期（劇症期）	発症（または初診）から 1 カ月以内、VAS>30mm の中程度以上の痛み
寛解期	VAS≦30mm の軽度の痛みに至った時期
亜急性期	発症（または初診）から 1〜3 カ月、VAS>30mm の中程度以上の痛み
慢性期	発症（または初診）から 3 カ月以上、VAS>30mm の中程度以上の痛み

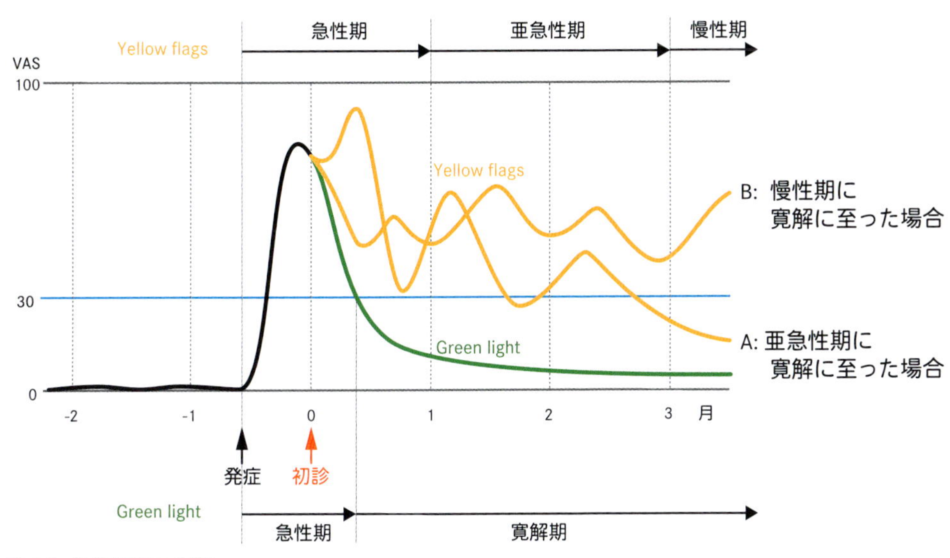

図 4-3: **急性腰痛の病期**

VAS=30 の青線は寛解ライン。
green light 症例は急性期→寛解期と経過する。
yellow flags 症例は急性期→亜急性期→慢性期と移行する。

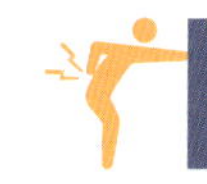

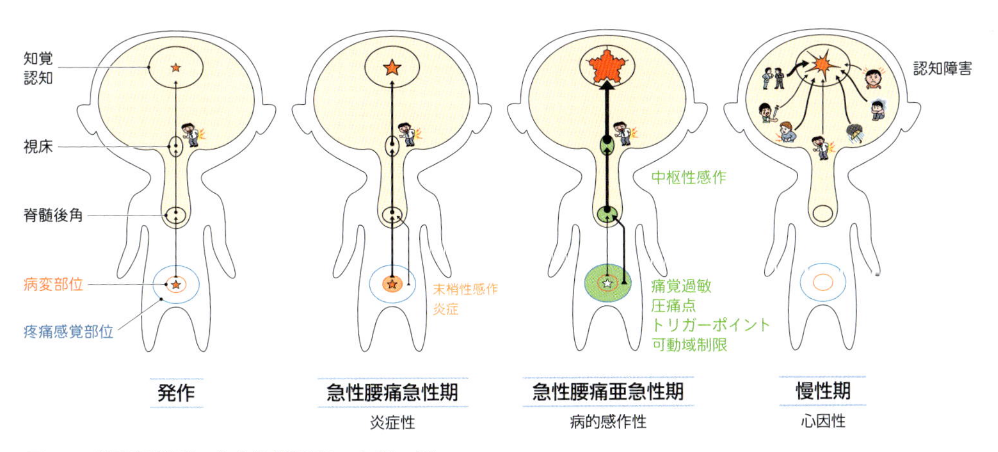

図 4-4: **椎間板断裂による急性腰痛の病期の例**

発作：瞬間的な侵害刺激が椎間板に加わったが損傷を生じなかった場合。
急性期：侵害刺激により椎間板に損傷が生じ炎症性の修復時期。
遷延急性期：炎症が遷延化し慢性炎症の状態になった場合。
急性腰痛・亜急性期（病的感作性の場合）：病変部位と疼痛感覚部位には中枢性感作が病的に持続している。
慢性期：椎間板の再構築（修理）は終了したが、神経系の病的感作により痛みが継続している場合。
詳細は本文と表 1 を参照。構造の輪郭線において、太字は各病期において痛みの中心的な役割をになう組織を表している。

発作　：中腰姿勢をとると椎間板内圧が上昇し、椎間板線維輪の機械的侵害受容器が興奮する。この時、侵害受容器が興奮しAδ線維が伝達する速い侵害感覚が知覚され、一瞬「生理的な機械的侵害受容性疼痛[註5]」を感じる。腰痛の発作とは聞き慣れない言葉かもしれない。痛みは持続せず受診動機とはならないため、"非臨床的な痛み"である。

急性腰痛・急性期　：椎間板内圧の上昇が椎間板断裂を起こすと、炎症反応および末梢性感作が生じ、「病理的侵害受容性疼痛[註6]」、すなわち「炎症性疼痛」が知覚される。これらの痛みは、病変部位における持続する静止時痛（化学的侵害受容性疼痛）とともに、動作により激化する動作時痛（機械的侵害受容性疼痛）よりなる、複合的な痛みである（図4-5）。さらに、病変部位である椎間板と疼痛感覚部位である周辺の筋には生理的な末梢性感作が生じ、「感作性疼痛」も加わる。若年患者の場合は、同時に脊髄反射が惹起され、疼痛性側弯、腰椎可動域制限が生じ"腰椎をロックする"ことにより動作時痛の発生が回避される。急性期の痛みは、このような複合的かつ多層的な痛みと考えられる。

急性腰痛・寛解期　：椎間板断裂がすみやかに修復された場合には、炎症性疼痛は2週間以内に消失し寛解期に入る。寛解期の痛みは疼痛感覚部位の骨・筋・靭帯の痛みである「筋疲労性筋痛」と考えられる。

急性腰痛・亜急性期：椎間板断裂部の炎症遷延およびそれに伴う末梢性感作の遷延、運動器機能不全、中枢性感作の発生、神経根障害の併発などがある場合は、亜急性期に移行する。椎間板の損傷範囲が広い場合や脱出ヘルニアを伴っている場合などは、「遷延性炎症性疼痛」である。圧痛などに感作徴候が認められる場合は「神経機能不全性疼痛」である。下肢に痛みやしびれが現れた場合は「神経根障害性疼痛」を疑う（図4-6）。

急性腰痛・慢性期　：発症から3カ月以上経ち、椎間板は治癒し神経機能不全も認められないにも関わらず腰痛が残存している場合に、可能性を考慮すべき病態である。

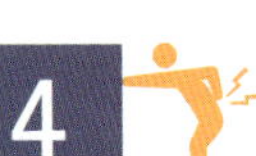

[註5]　生理的な機械的侵害受容性疼痛とは、組織損傷やそれを引き起こす可能性のある（しかし実際には組織損傷は生じなかった）侵害刺激により侵害受容器が興奮して生じる痛みのことである。

[註6]　病理的な侵害受容性疼痛とは、組織損傷が原因の病理的な変化が生じることにより侵害受容器が興奮して生じる痛みのことである。炎症性疼痛と同義。

GL急性腰痛 **急性期静止時痛**

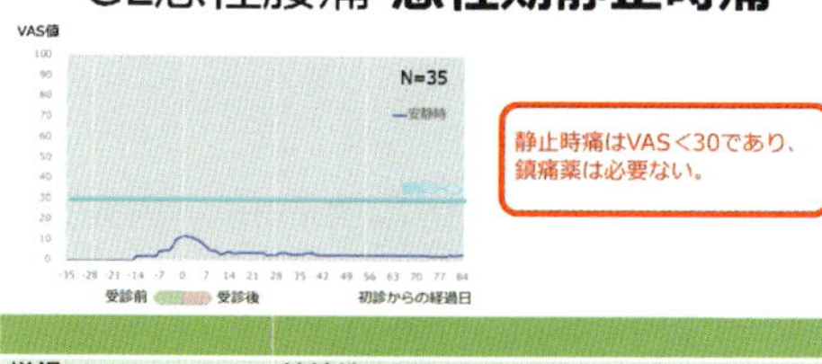

様相	持続性
疼痛学的病態	**化学的**侵害受容性疼痛 炎症性疼痛+感作性疼痛
受容体	**化学的**侵害受容体
受容器	自由神経終末
伝達線維	C線維
病理的な化学的侵害	

GL急性腰痛 **急性期動作時痛**

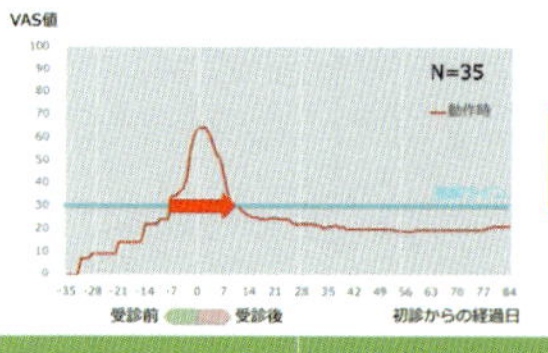

VAS>30の期間が臨床的疼痛（鎮痛希望がある）の時期に該当する。

様相	動作時、一過性　（腰痛発作と同じ）
疼痛学的病態	**機械的**侵害受容性疼痛 炎症性疼痛+末梢性感作性疼痛
受容体	**機械的**侵害受容体
受容器	自由神経終末 〔筋紡錘・腱紡錘も関与？〕
伝達線維	Aδ線維〔Aα・Aβも関与？〕
病理的な機械的侵害受容性疼痛	

図 4-5: 病理的な侵害受容性疼痛

「**病理的痛み**」とは、 刺激により損傷が生じたのちに " 知覚し続ける " 痛みのことをいう。 病理的変化を伴い、 通常は炎症反応であるため炎症性疼痛と同義となる。

「**機械的**」、「**化学的**」とは侵害受容の様式（モダリティ）のことであり、 腰痛・運動器の場合、「**化学的刺激**」には乳酸などの酸が、「**機械的刺激**」には圧迫・伸張・屈曲・伸展などがそれに当たる。

運動器の場合は「**生理的な化学的侵害刺激**」は存在せず、「**生理的な機械的侵害受容性疼痛**」だけである。

一方、「**病理的な化学的侵害受容性疼痛**」と「**病理的な機械的侵害受容性疼痛**」はどちらも存在し、炎症性疼痛の要素を構成する。

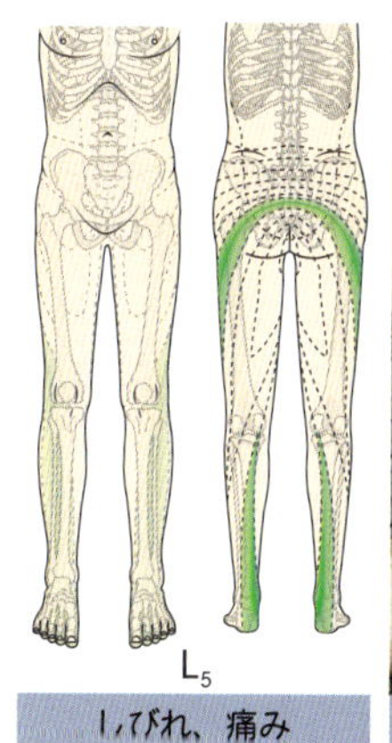

しびれ、痛み

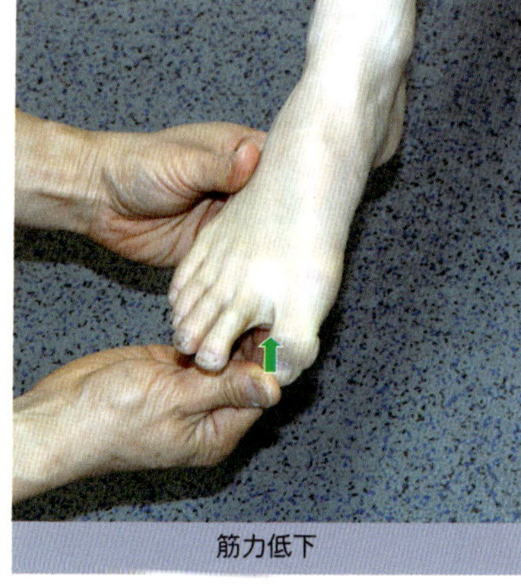

筋力低下

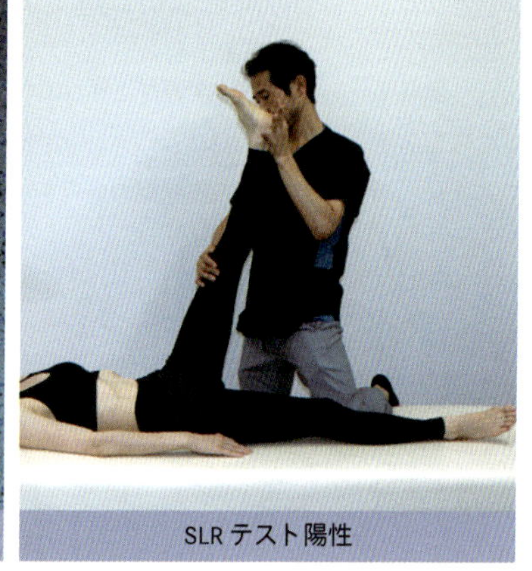

SLR テスト陽性

図 4-6: 神経根障害を併発した椎間板ヘルニアの痛みと症状

下肢症状が始まった時は神経根障害性疼痛を疑う。

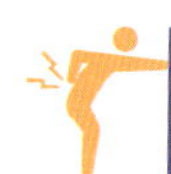

② 亜急性腰痛と慢性腰痛の病期について

亜急性腰痛および慢性腰痛の病期は、増悪期、安定期、寛解期のいずれかである。亜急性化、慢性化した腰痛は、患者ごとにそれぞれ固有の原因がある。

寛解期： 治療が奏功すれば、亜急性腰痛および慢性腰痛を寛解（VAS ≦ 30mm）、さらには治癒（VAS=0mm）に至ることもある。

安定期： 疼痛強度は変動するものの、おおよそ同一強度で経過する時期のことをいう。慢性痛診療の分野では、症状の安定、治療の安定、生活の質（quality of life: QOL）の維持を重視し、疼痛コントロールを行う。安定期の痛みのことを持続性疼痛という。安定期のVAS 値は様々である。

増悪期： 疼痛強度が普段の痛みよりも悪化する時期のこと。悪化が急激な場合には、慢性腰痛急性増悪（AOC）あるいは「突出痛」という。増悪の原因は、急性腰痛と同じく、姿勢、作業、スポーツなどはっきりと認識できる場合もあれば、全く不明の場合もある。慢性痛診療においても、突出痛に対しては積極的な緩和を目標とする（表 4-5 および図 4-7）。

表 4-5: 亜急性腰痛と慢性腰痛の病期

分類	発症時以前の腰痛病歴
安定期	VAS 値に関わらず、長期的に安定している時期
増悪期	VAS 値が上昇している時期。急激に上昇する場合は、AOC あるいは突出痛
寛解期	VAS≦30mm の時期、あるいは VAS 値に関わらず以前よりも痛みが軽快している時期

※安定期の痛みを「持続痛」、増悪期の痛みを「突出痛」という。

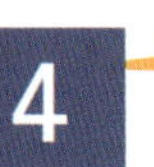

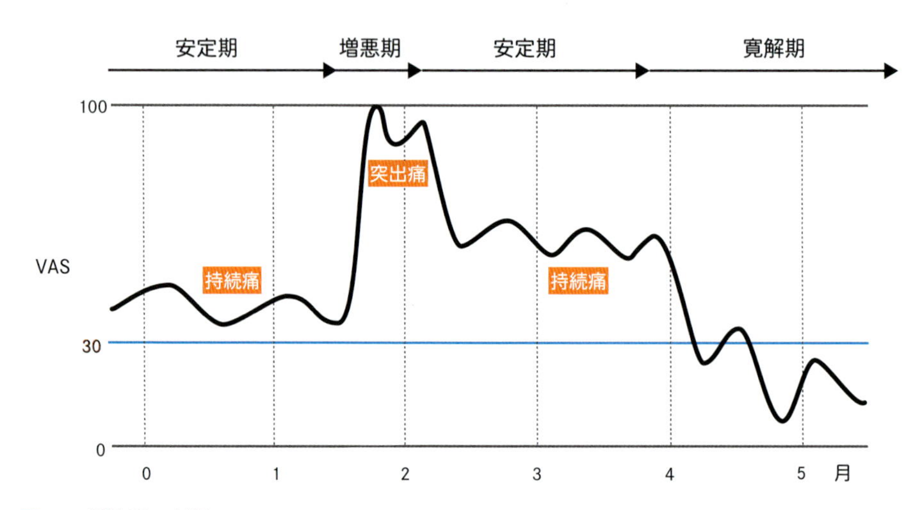

図 4-7: 慢性痛の病期

VAS=30 の青線は寛解ライン。
安定期、増悪期 (AOC)、寛解期を示す。

4 運動器疼痛症候論に基づく腰痛診療

3) ペインマッピング

疼痛知覚部位[4]は、体表面における痛みを知覚する領域（2 次元空間）のことである。

体表面における疼痛知覚部位をマッピングすることをペインマッピング（pain mapping）[註7]とよぶことにする。このことは第 3 章「ペインマップ」で詳しく触れている（82 ページ参照）。

疼痛知覚部位の記録目的は局在診断であるため、疼痛知覚部位は患者自身による描画ではなく、解剖学的に正確な位置に記録しなければならない。

筆者は疼痛知覚部位の研究を行うため、患者さんが指で示す疼痛知覚部位の輪郭線上の皮膚に X 線に写る小鉄球マーカーを貼付して、疼痛知覚部位を X 線画像に記録した。その結果、病変部位と疼痛知覚部位との間に関連性を認めた[4),5)]（84 ページ、図 3-19）。このことは臨床上重要な意義があり、患者さんが指で示す疼痛知覚部位から病変部位を推測するための役立つ情報となる。例えば、「第 12 胸椎の圧迫骨折ではどの部位に痛みが知覚されるのか」[5)]など重要な情報を示唆する。

しかしながら、疼痛知覚部位から病変部位の「ピンポイント局在診断」をすることは困難である[6)]（図 4-8）。1 分節高位隣接する椎間板のどちらが病変部位なのか（高位診断）、同一分節高位の椎間板と椎間関節のどちらが病変部位なのか（水平診断）など、疼痛知覚部位から断定することは実際には難しい[7)]。

そのため、疼痛知覚部位から導き出せる病変部位をもとに、画像所見、理学所見、動作など、多角的な視点で「ピンポイントの局在診断」を求めていくことが重要となる 。

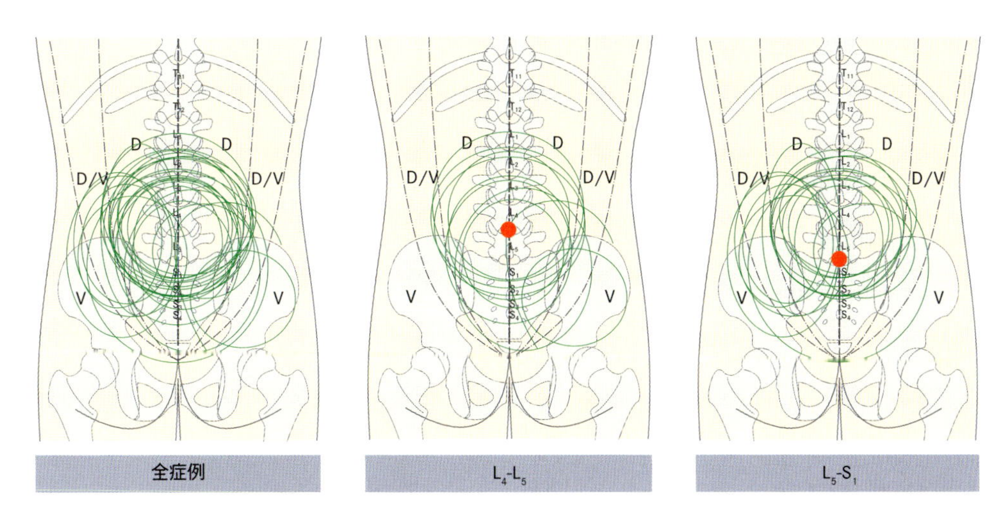

図 4-8: **単一高位椎間板障害の疼痛知覚部位**　Journal of Spine Research 2, 2011（文献 6）より

赤は病変部位（変性椎間板）、緑領域は疼痛知覚部位を示す。
手術では病変部位である椎間板の高位診断は厳密になされなければならないが、2 つの椎間板の疼痛知覚部位は酷似しており、疼痛知覚部位から病変椎間板のピンポイント診断は不可能である。

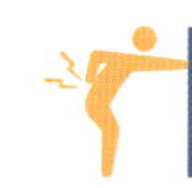

[註 7]　ペインマッピング " は、概念やコンセンサスを得た確立された用語ではなく、本書での造語である。一方、後述するペインドローイングは（98 ページ参照）、研究者・論文も多く、確立された学術用語となっている。

ペインマッピングの一例を下記に示す（図 4-9）。同一のカルテ内に、「現病歴」、「JOABPEQ（日本整形外科学会腰痛評価質問票）」、「画像」、「SuperVAS®」と、この「ペインマップ」が記載されていることで、病変部位がどの様な状態にあるのかがイメージしやすくなることが分かる。筆者はペインマップおよび体性感覚構造図を、局在診断・病態診断のためのツールとして活用している。

一方、患者さん自身が描いた絵は、患者の心理的側面の分析など独自の診断的価値があり、「ペインドローイング（pain drawing）」という一つの研究分野を成している[8),9)]（図 4-10）。

ペインドローイングの主な目的は、痛みの局在診断ではなく、患者自らが描いた痛みの絵から患者さん自身の痛みの認知や精神状態などを知ろうとするものである。[註8]

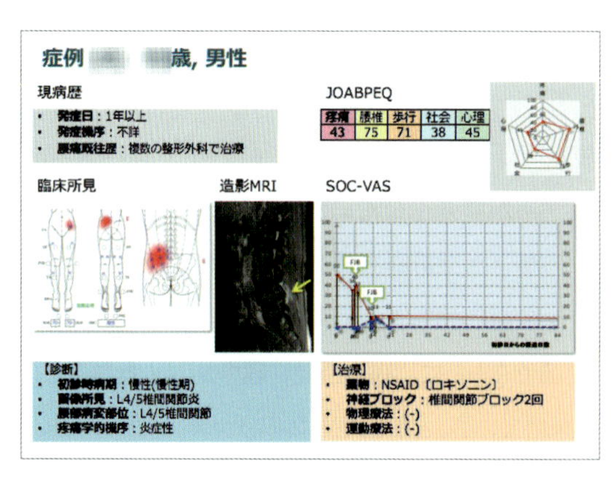

図 4-9: 臨床でのペインマップ

筆者はペインマップと体性感覚構造図を参照にして、局在診断と病態診断のためのツールとして活用している。

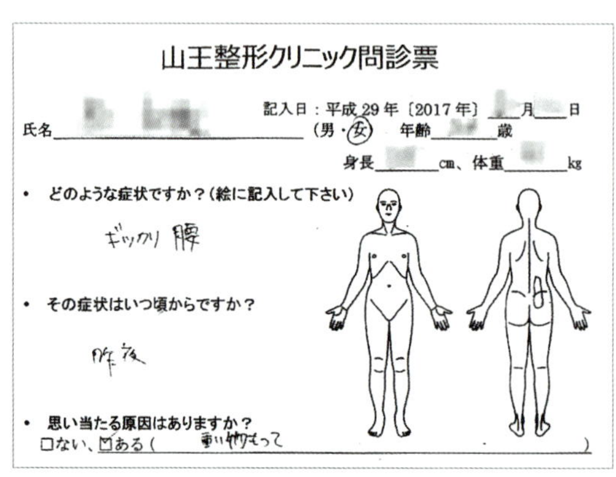

山王整形クリニック問診票

記入日：平成 29 年〔2017 年〕＿月＿日

氏名＿＿＿＿＿＿（男・女）　年齢＿＿歳

身長＿＿cm、体重＿＿kg

• どのような症状ですか？（絵に記入して下さい）

ギックリ 腰

• その症状はいつ頃からですか？

昨夜

• 思い当たる原因はありますか？

□ない、☑ある（　重い物もって　）

図 4-10: 臨床でのペインドローイング

問診票における患者さん自身が描いたペインドローイングは、初診時において症状の概略を知るために利用している。

［註 8］ ペインドローイング（pain drawing）では患者自身に痛みや症状を描いてもらい、心因的要因も分析する。ペインドローイングの診断的意義の一例として、身体の外に痛みの印をつけた患者は心因性が高いと報告されている。

4）痛みの言語表現

患者さんは、腰痛を「重い、だるい、凝る、うずく、ずきずきする、しびれる、刺すような」などさまざまに表現する。これら言葉により示される痛みの性質は、病変部位の病態を示唆していると思われる。

例えば、「重い」… 筋の機能不全

「ずきずきする」… 血管拍動や炎症

「しびれる」… 神経障害

「刺すような」… 組織損傷の存在

上記のように、患者さんの言葉から病態をある程度予測できると多くの臨床家が感じているところであるが、残念ながら、痛みの言語表現と病理との関係はまだほとんど研究されていない。

ビリビリ、ずきずき、ジンジン、チクチクなどの擬声語（オノマトペ）[註9]と病態との関係については、研究が始まったところである。

今後、腰痛の言語表現や疼痛知覚部位と病理との特異的関連が検証されれば、腰痛の診断における運動器疼痛症候論の価値が明らかになるだろう。

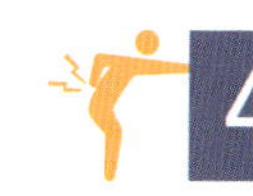

4 運動器疼痛症候論に基づく腰痛診療

[註9] 擬音語・擬態語の総称。文部科学省発行の『学術用語集』では「onomatopoeia」を「擬声語」としているため、本書はこれに準じた。

2. 検査

1) 感作徴候の検査

a. 概説

感作は、末梢性あるいは中枢性の神経機序により、正常状態では痛みと知覚されないような刺激や運動により痛みが惹起されることである[10)]。その機序は、痛み刺激を伝達する神経系の機能亢進であり、神経学でいう陽性徴候である。

感作は炎症や組織修復に伴う神経系の反応のひとつであり、それ自体は正常な反応である。そのため、腰痛においても、炎症や組織修復機能が活発な若年者、疼痛強度が著しく強い症例、術後疼痛遺残症例に現れやすい。一方、感作徴候は高齢者では現れにくく、多くの慢性腰痛患者では認めがたい。

痛みが重症の場合は、皮膚へ触覚刺激を加えるだけで痛みが生じる皮膚にアロディニア[註10]を起こすことがある。このように、感作徴候が異常に強い場合は病的感作徴候であり、神経機能不全の徴候である。複合性局所疼痛症候群（complex regional pain syndrome: CRPS）[11), 12)]は、病的感作徴候を示す代表的な疾患である。病的感作としては、感覚閾値(いきち)の低下、痛みの部位が広がる空間的拡大、痛みが長期間持続する時間的拡大などがある。多くの場合、病的感作には中枢性感作が関与する。

病的感作徴候は様々な方法で検査される。例えば、皮膚感覚の感作徴候は、アロディニアや痛覚過敏で検査する。運動器感覚の感作徴候を調べる方法は様々あるが、筆者は、臨床的には特に圧痛と可動域制限が簡便・有用と考えている。このため、以下に運動器の感作徴候としての、圧痛・トリガーポイント・可動域制限および皮膚の感作徴候について述べる。

b. 圧痛とトリガーポイント

① 圧痛について

圧痛とは皮膚を垂直に圧迫したときに誘発される痛みである。皮膚由来と体深部組織由来の痛みとを区別するには、皮膚をつまんでみればよい。皮膚に圧痛覚過敏がなければ、圧痛は体深部組織の圧痛覚過敏を示す。このとき圧痛の生じる部位を圧痛点という[13)]。

健常者でも一定以上の力で圧迫すれば痛みを感じる。痛みが片側だけに生じている場合は、健側と比較することで圧痛覚過敏を確認できる。しかし痛みが両側に生じている場合は、その判断が難しい場合もある。

圧痛を誘発するのに必要な圧力は、線維性筋痛症の診断基準では $4kgF/cm^2$ とされている。$4kgF/cm^2$ とは、2L のペットボトル 2 本分を指先で支えたときに感じるのと同等の圧力である。

[註10] 神経学・神経内科学では、刺激により予測と違う知覚が得られることを錯感覚（paresthesia）と呼んでいる。アロディニア（異痛症）は錯感覚の一種であり、触覚として予期された刺激が痛みとして知覚された場合を指す。

身体部位によって圧の感じ方は異なる。例えば、腰部を例に取ってみると、筋の直上（多裂筋、最長筋、腰方形筋）と骨の直上（棘突起や腸骨稜など）とでは、圧痛に対する閾値はかなり異なる。

筆者の研究では、腰痛患者の場合、4kgF/cm^2 で痛みが惹起される症例は少ない[13]。これを陽性症例が少ない（圧痛を有する腰痛患者が少ない）と考えるか、腰痛疾患における圧痛のカットオフ値として 4kgF/cm^2 が適切であると考えるかは、今後の検討が必要である。

以上を踏まえ、臨床現場で圧痛点を診る作業は、圧痛を誘発させる圧力や患者の反応の見方など、治療者の経験的な要素を含めて診ていく必要がある。

② トリガーポイント

トリガーポイント[14), 15)]とは圧痛点の一種であり、圧迫により激しい痛みとともに遠隔部位にも痛みが誘発される点のことである。腰痛疾患では、腰部にトリガーポイントが現われることは少ないが、腰部神経根障害症例では殿部や大腿部に好発する。

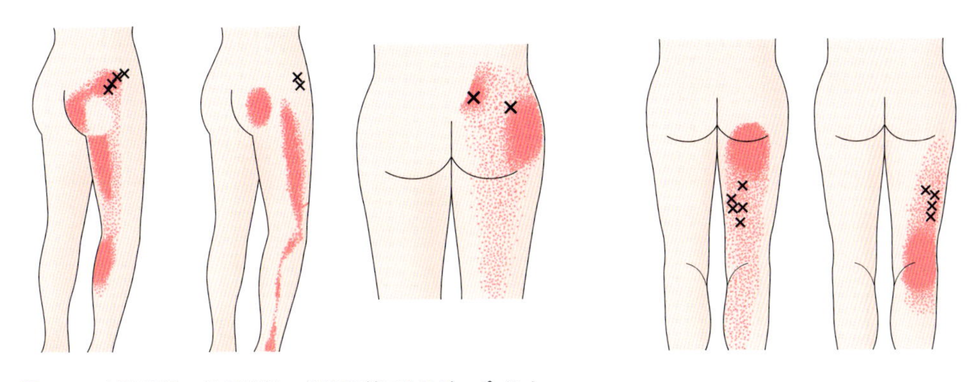

図 4-11: 上殿神経、坐骨神経、仙腸関節のトリガーポイント

それぞれの図の中の×印がトリガーポイント。
トリガーポイントを押すと、赤い範囲に痛みやシビレ、感覚異常などの症状を引き起こす。

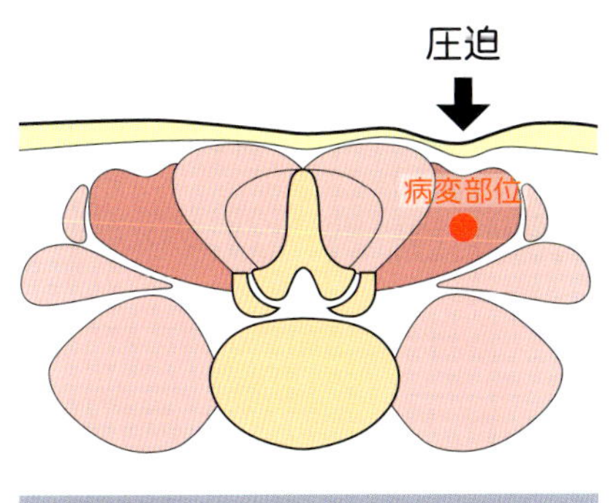

圧迫
疼痛感覚部位
病変部位

従来解釈
従来の解釈では、圧痛点はその直下の筋骨が病変部位（赤丸）と考える。

運動器疼痛症候論
運動器疼痛症候論では圧痛点はその直下の筋骨が感作された疼痛感覚部位の可能性もあると考える。

図 4-12: 腰部の圧痛に対する解釈

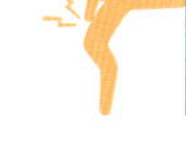

上殿神経、坐骨神経、仙腸関節の圧痛点（図 4-11）は有名であり、図に示されたトリガーポイントを押すと、遠隔部位に痛みやしびれ、感覚異常などの症状を引き起こす。

圧痛点は神経筋接合部、腱など構造的に圧痛閾値の低い部位に好発する。圧痛点・トリガーポイントを認める場合、それらに対する局所麻酔薬の筋注は、劇的で即時性の疼痛緩和効果をもたらす（トリガーポイント注射）。一般的にトリガーポイントそれ自体が病変部位と考えられているが、筆者は、トリガーポイントは疼痛感覚部位に存在する、圧痛閾値が特に低い点の可能性もあると考えている[13]。圧痛点とトリガーポイントはふつう疼痛知覚部位の範に認められるが、疼痛知覚部位以外にも認められることがある（図 4-12）。

c. 可動域制限

腰痛患者は腰椎の可動域制限を示すことがある。この場合の可動域制限は拘縮など構造的な問題ではなく、感作による筋の伸張性低下や筋緊張が亢進した状態が原因と思われる。特に、若年腰痛患者の可動域制限は、感作徴候の可能性が高く、ハムストリングの緊張（tight hamstrings、hamstring tightness）、側弯や前弯消失が現れる。これらのアライメント異常が、構造学的変化によるものではなく、感作徴候であることは、痛みが軽減すれば腰痛も速やかに消失するという動物実験の結果により証明されている[16), 17)]。

腰部の可動域制限を診る際は、立位で行うと簡便で評価しやすい。患者さんに腰幅ほど足を開いた状態の立位で屈曲・伸展・側屈・回旋を行わせ、可動域制限の有無および代償を評価する。加えて、患者さんの筋肉の緊張を触診から観察することも重要である。

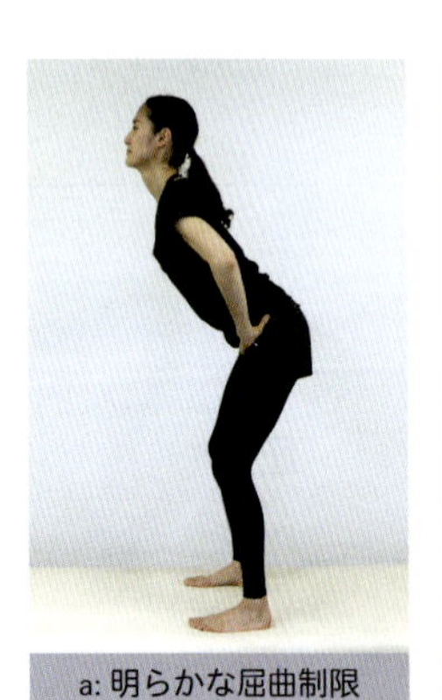
a: 明らかな屈曲制限

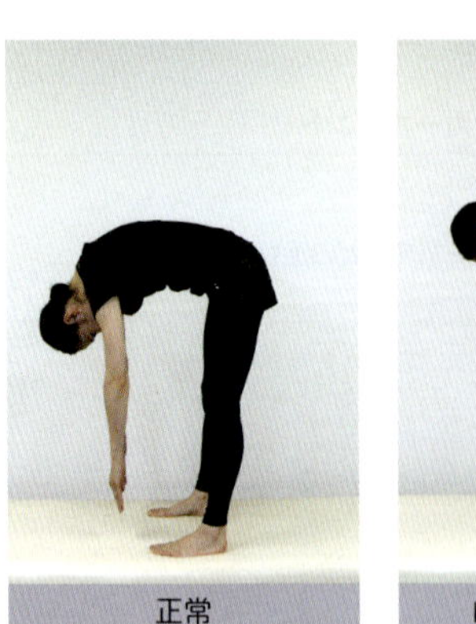
正常

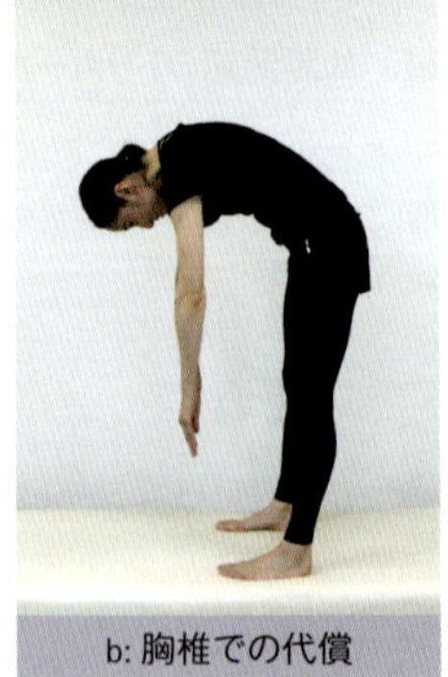
b: 胸椎での代償

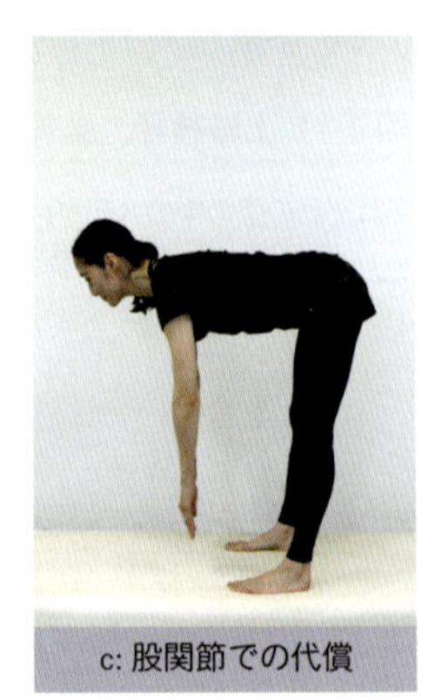
c: 股関節での代償

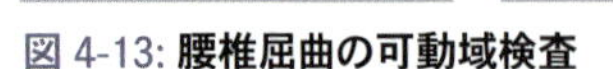
図 4-13: **腰椎屈曲の可動域検査**

① 腰椎屈曲可動域

屈曲の可動域は、一般には指床間距離（finger floor distance: FFD）で評価する。

感作徴候を示す患者さんの場合、図 4-13-a のように、屈曲の可動域制限を示すことも少なくない。

また、屈曲可動域の代償を観察することも必要である。例えば、図 4-13-b では腰椎の動きはほとんど見られず、胸椎屈曲で代償している。また図 4-13-c では、股関節で代償している。

② 腰椎伸展可動域

感作徴候を示す患者さんの場合、図 4-14-a のように、体幹を軽度屈曲した状態から伸展できない例も少なくない。

また、腰椎の伸展可動域の代償も観察することも必要である。例えば、図 4-14-b では腰椎の動きはほとんど見られず、胸椎屈曲で代償している。また図 4-14-c では、股関節で代償している。

③ 腰椎側屈および可動域

腰椎の側屈及び回旋の可動域検査では、左右差を観察することが特に重要となる。また屈曲・伸展の可動域検査と同様に、代償を観察することも重要である。検査時の可動性がどの部位で生じているかを観察する必要がある。

d. 皮膚感作徴候

疼痛学研究において調べられているのは、主に皮膚の感作徴候であり、機械的侵害刺激および熱侵害刺激に対する閾値（いきち）低下（痛覚過敏）、触覚・温冷覚の痛覚化（アロディニア）は、客観的測定が可能な痛みの指標として有用性が高いと考えられている。しかし、腰痛患者で腰部の皮膚に感作徴候を認める場合は極めてまれである。

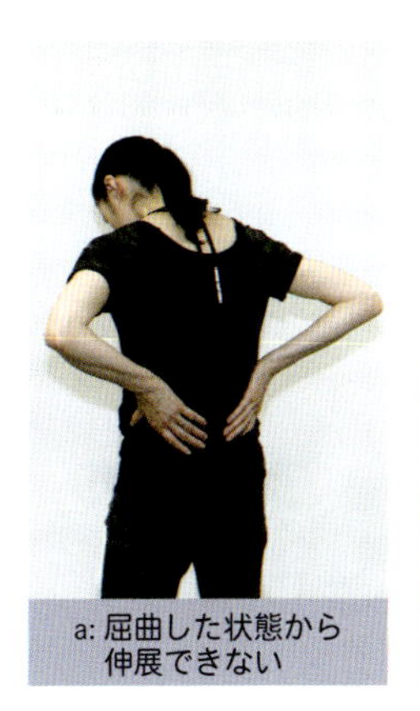
a: 屈曲した状態から伸展できない

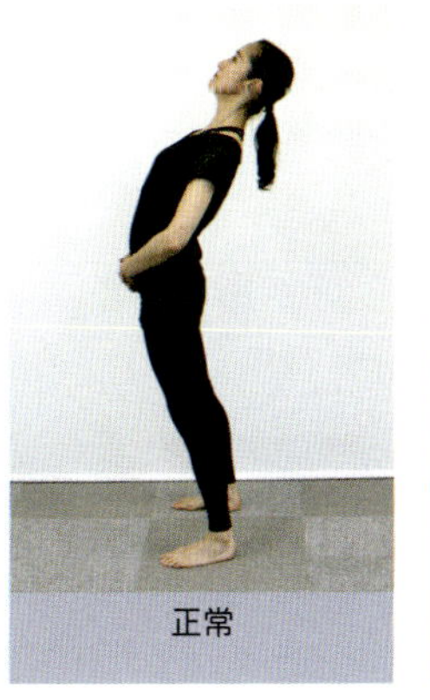
正常

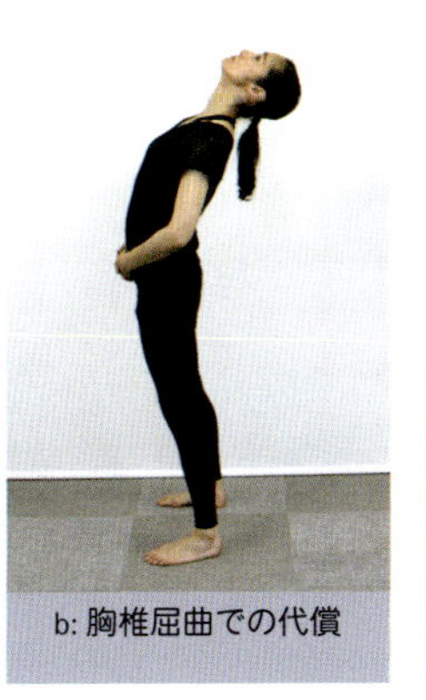
b: 胸椎屈曲での代償

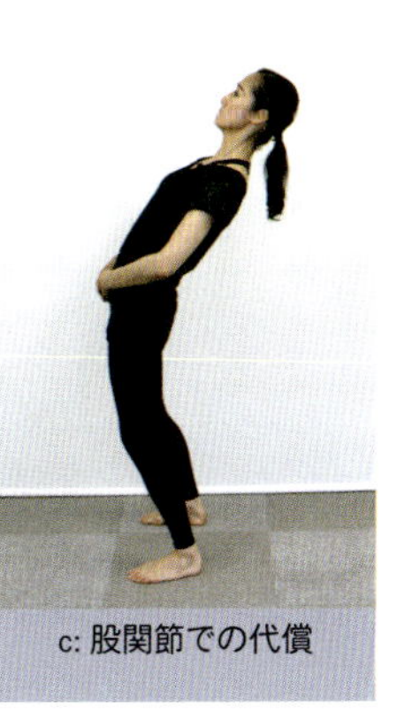
c: 股関節での代償

図 4-14: 腰椎後屈の可動域検査

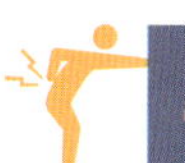

2) 神経学的検査

神経学的（神経症候学的）徴候とは、筋力低下、皮膚知覚低下、腱反射低下のことである。これらはいずれも病変部位における活動電位の伝導障害を示し、陰性徴候である。神経学的陽性徴候としては腱反射亢進がある。

椎間板ヘルニア、腰部神経根障害、脊柱管狭窄症などの特異的腰痛疾患では、神経症候学的徴候は障害神経根の高位を決定するために重要であり、神経学の教科書には必ず記載されている。皮膚の知覚は皮節図（図 4-15）、筋力低下は筋節図（図 4-16）により、障害神経根の高位診断をする。

下肢症状を伴わない多くの腰痛では、しかしながら神経学的検査の診断的価値は低い。腰部神経根障害においても、神経症候学徴候の出現率は低い。非特異的腰痛の定義は定まっていないが、下肢の神経症状を伴わないことも条件の一つである。

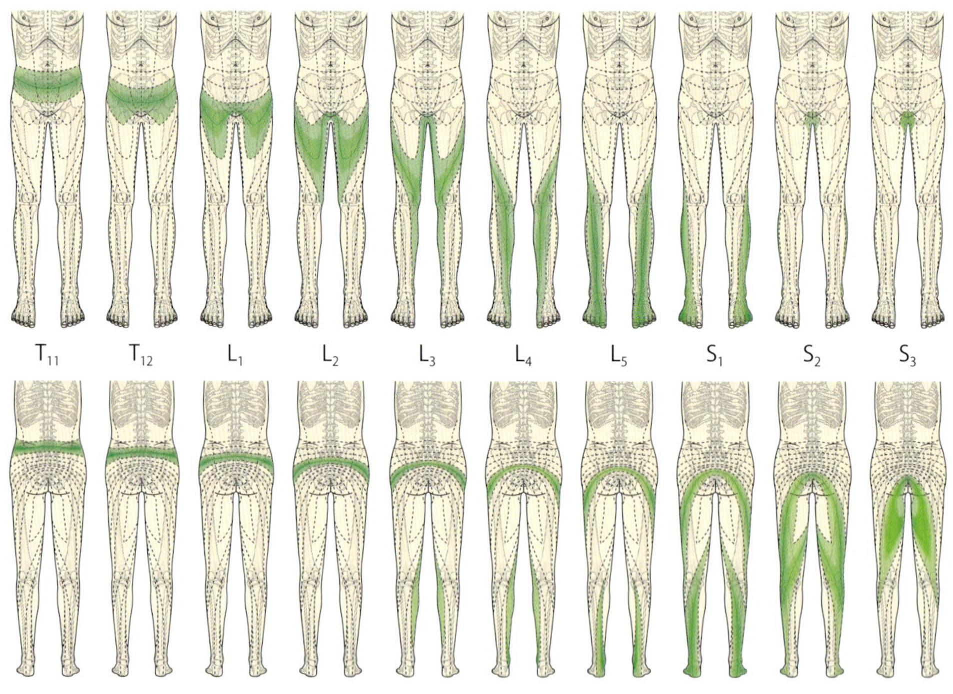

図 4-15: **皮節図**

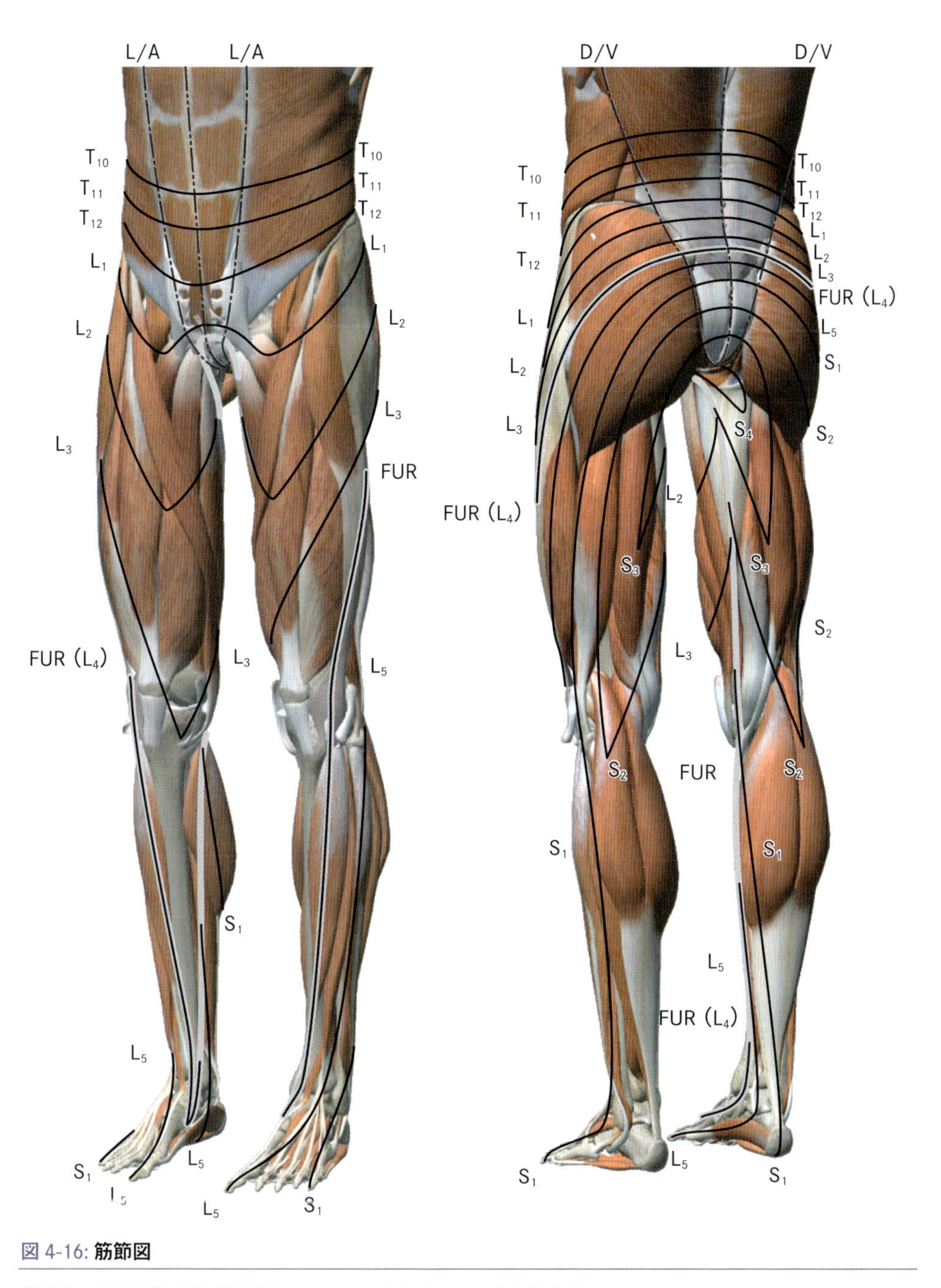

図 4-16: **筋節図**

「髙橋弦：みえる腰痛 体性感覚構造図 , p84, 2012, 南江堂」より許諾を得て転載 .

4

運動器疼痛症候論に基づく腰痛診療

3) 理学的検査

a. 概説

理学的検査とは、検者が患者さんに触れて徒手的に診ることである。感作徴候、神経学的徴候も理学的検査により確認される。ここでは理学的検査のその他の徴候について述べる。

b. 神経根圧迫徴候

神経根圧迫徴候の検査は、椎間板ヘルニアなど神経根障害の診断として重要かつ不可欠の検査であるが、非特異的腰痛の場合の診断的価値は低い。

神経根圧迫徴候検査として最重要なのは、下肢伸展挙上テスト（straight leg raising test: SLR テスト）である（図 4-17）。SLR テスト陽性のふつうの解釈は、「下肢の伸展挙上により下位の坐骨神経の神経根が伸張され、ヘルニアや狭窄が存在していると神経根が圧迫され根性痛が惹起される」というもので、下位腰椎神経根の圧迫性病変を示唆するとされる。

しかし SLR テストは、梨状筋症候群などでも陽性になることがあり、また、若年患者では感作徴候による関節可動域制限としても出現することがあるため、注意が必要である。そのため、図 4-18 のように変法としてこのテストを応用すると、坐骨神経障害を生じさせている病変を予測することができる。例えば、SLR テストで脚を上げて行くと下肢に痛みやしびれが出る場合、その位置から脚を少し下げて下肢を内旋すると再度下肢に痛みやしびれが出現することがある。このような場合は、坐骨神経障害を生じさせている原因が梨状筋である可能性があり、梨状筋症候群を前提にその後の検査を診ていくことができる。

大腿神経伸展テスト（FNS テスト）は SLR テストと同じ原理によるもので、大腿神経の圧迫性病変のテストである（図 4-19）。

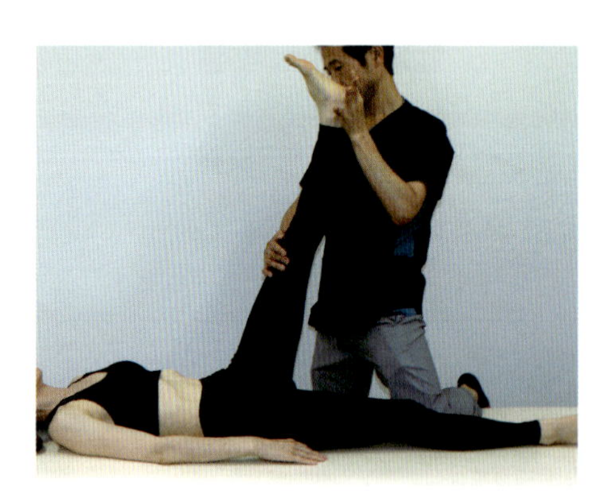

図 4-17: 下肢伸展挙上テスト（SLR テスト）

仰向けで膝を伸ばしたまま足を上げていくと下肢に痛みやしびれの症状が現れる場合は、陽性とする。

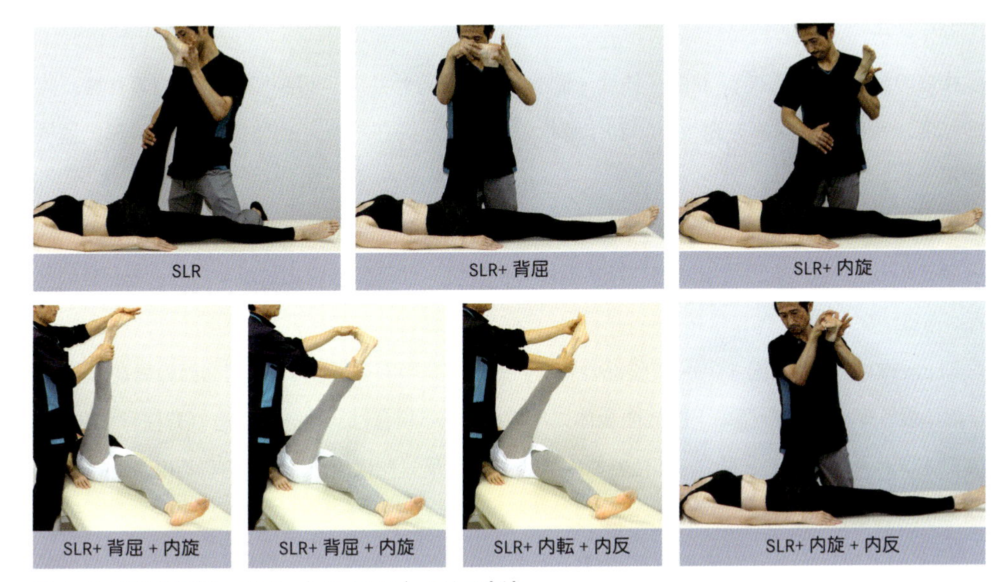

図 4-18: **下肢伸展挙上テスト（SLR テスト）とその変法**

坐骨神経障害の兆候を示した場合、まずは SLR テストのみを施行し疼痛の有無を確認する。もし SLR テストが陽性の場合、疼痛が消失するまで、少しだけ股関節屈曲角を小さくし、その上で図のように足関節背屈、股関節内旋、股関節内転、足関節底屈内反などを加える。どの操作も坐骨神経は伸張されるが、背屈では脛骨神経と足底に至る領域、内旋では梨状筋、内転では股関節と大腿の外側の領域、底屈内反では腓骨神経にから足背に至る領域の関与も示唆される。

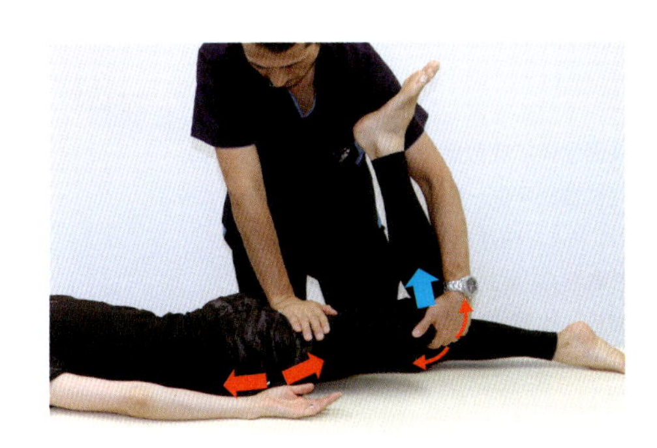

図 4-19: **大腿神経伸展テスト（FNS テスト）**

腹臥位になり、膝関節を屈曲位のまま大腿を把持して、お尻を抑えてなるべく腰椎など伸展しないようにして股関節を伸展させる。大腿前面に放散痛が走るような陽性。陽性の場合、上位腰椎椎間板ヘルニアを疑う。

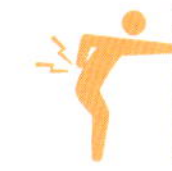

c. 動作解析

腰痛の動作解析として、屈曲・伸展・側屈・回旋を行わせて、可動域、誘発痛の有無、疼痛強度、疼痛誘発角度を調べる。動作解析の目的は、局在診断、感作徴候診断、運動器機能不全診断である。

局在診断は、「屈曲は腰椎の前方障害を示し、伸展は後方障害を示す」としばしばいわれる。冠名テストとして、椎間関節障害に対する Kcmp 徴候、仙腸関節障害に対する Newton 徴候などがある。

Kemp 徴候テスト（図 4-20）で腰部の局所に痛みが発現する場合は、椎間関節の病変を疑う。また伸展 + 側屈 + 回旋側の下肢後面全体に放散痛がある場合は、神経根圧迫（脊柱管狭窄症、外側椎間板ヘルニア）を疑う。また、曲げた側および反対側に放散痛がみられる場合は、反対側の神経根圧迫（脊柱管狭窄症、椎間板ヘルニア）を疑う。

Newton 徴候テスト（図 4-21）には 3 つの手技があり、各々の検査を行うことで、仙腸関節のどの部位がどの動きにより痛みが誘発されるのかを調べることができる。

これらの冠名テストは十分に検証されたものではなく、感度・特異度が低いという報告もある。診断のためには、その他の検査も踏まえた総合的な判断が肝要となる。

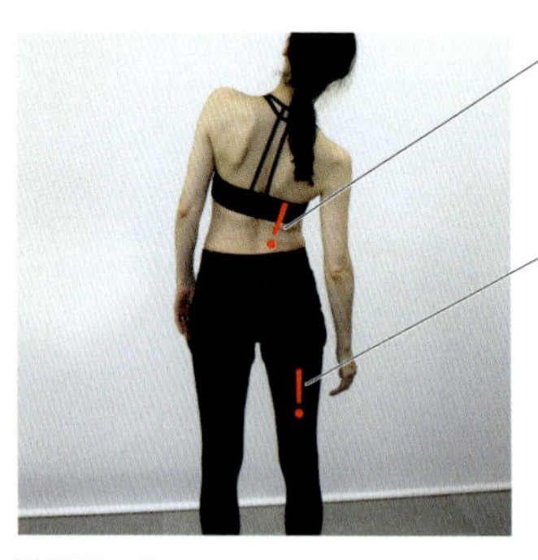

腰部の局所に痛みが発現すれば、椎間関節に病原があることを疑う。

下肢後面全体に放散痛があれば、神経根圧迫（脊柱管狭窄症、椎間板ヘルニア外側）を疑う。もし、曲げた側と反対側に放散痛が見られたら、反対側の神経根圧迫（脊柱管狭窄症、椎間板ヘルニア内側）を疑う。

図 4-20: Kemp 徴候テスト

体幹の伸展＋側屈＋回旋を同時に行うことで、主に、椎間関節障害に対する病変を診るテスト。

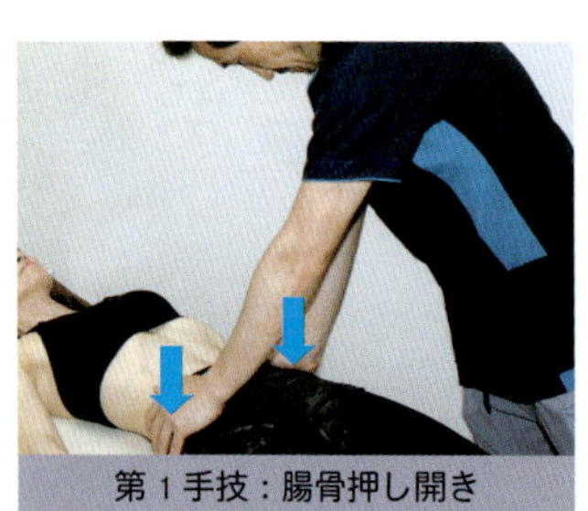

第 1 手技：腸骨押し開き

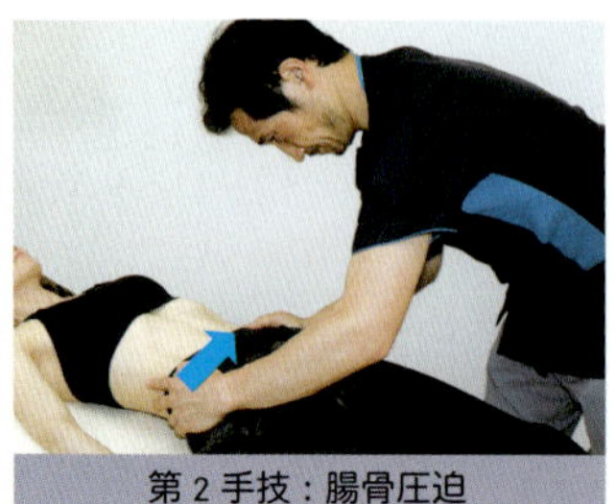

第 2 手技：腸骨圧迫

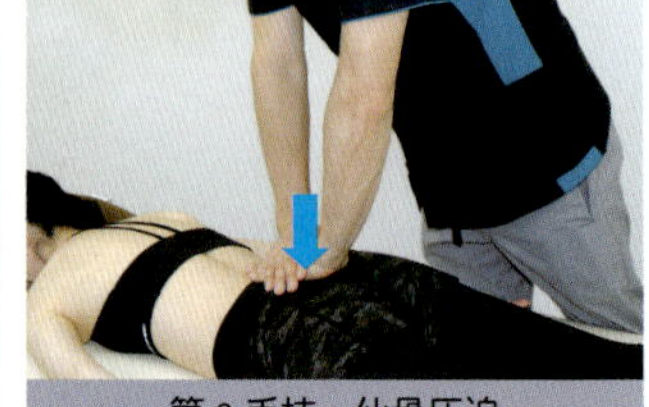

第 3 手技：仙骨圧迫

図 4-21: Newton 徴候テスト

4) 画像検査

a. 概説

腰痛に限らず、整形外科において画像検査は診断の大黒柱である。多くの整形外科医が画像検査の結果だけで診断をしているといっても過言ではない。

変形性脊椎症、すべり症、変性側弯症、腰椎椎間板症などは、いずれも画像所見に基づいた病名である。

かように整形外科医により重視される画像検査ではあるが、画像検査だけで局在診断はできない。なぜなら、画像検査により見つかる異常所見と腰痛との因果関係を明確にすることで、はじめて異常所見＝病変部位といえるからである。認められた異常所見は、加齢性変化であることの方が多い。特に中高年患者の場合、仮に無症候であってもほぼ全例に、加齢性変化による変性後弯および側弯、すべり、椎間板の変性、脊柱管の狭窄などの異常所見が認められるからである。

このようなことからも、画像検査で得られる異常所見と腰痛との因果関係は即断できないこと、また、画像検査以外の様々な検査や自覚・他覚症状なども含めた、運動器疼痛症候論に基づく総合的な診断が、いかに重要であるかが分かる。

欧米の腰痛ガイドラインは、画像検査は腰痛の局在診断としてのエビデンスが乏しいという理由から画像検査を推奨していない[18]。一方、本邦では、X線検査はふつうに行われている。MRI（magnetic resonance image: 磁気共鳴画像）検査装置の普及率も著しく高く、頻繁に用いられている。筆者もX線検査は原則的に全例に実施しており、MRI検査も可能な限り実施している。しかし、ふつうに撮られたMRI画像をいかに深読みしても、局在診断はやはり困難である。

しかしながら、運動器機能不全論の診断において、画像検査は必要である。神経機能不全論、心因論の診断は、画像検査により担保された「局在性病変と運動器機能不全の不在」が前提となっている。加えて、ガイドラインも認めているような重篤な病態の除外診断という目的もある。よって、画像検査は基本的検査として施行されるべきである。

いまでは電子カルテによりコメディカルも画像を見ることが容易となった。腰痛に関わる医療者は、画像の意味と解釈についてある程度の知識は持っておくべきであろう。

各検査の詳細については、整形外科学や放射線診断学の教科書や文献を参照していただくとして、以下では腰痛診断における各画像検査の診断的価値と限界について述べる。

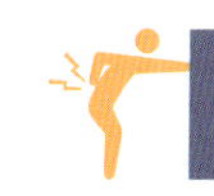

b. 単純 X 線

単純 X 線検査は、腰痛疾患では主に骨組織の情報を得るために処方する。特徴として、骨組織の情報は得られるものの、軟部組織の情報はほとんど得られない。

X線検査だけで確実に局在診断ができる腰痛疾患は少なく、腰椎悪性腫瘍、感染性椎間板炎、腹部大動脈瘤、尿管結石などいわゆる red flags 腰痛（129 ページ参照）とよばれる重篤な腰痛に限られる。

X 線検査だけで局在診断をすることはできないが、生体内で「骨組織がどのような状態なのか」「骨組織に何が起こっているのか、何が起こっていないのか」という情報と可能性を、X 線画像が示唆してくれるのも事実である。以下に X 線画像から得られる情報を簡潔にまとめておく。

腰椎正面像（図 4-22）

- 前額面の変形およびアライメント : 側弯、後弯、すべりなど。
- 脊椎腫瘍 : 転移性悪性脊椎腫瘍では椎弓根がぼやける（owl-eyes sign）。
- 骨折 : 椎体骨折、横突起骨折
- 骨棘など加齢性変化
- 椎間関節の変形
- 仙腸関節の変性

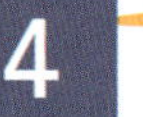

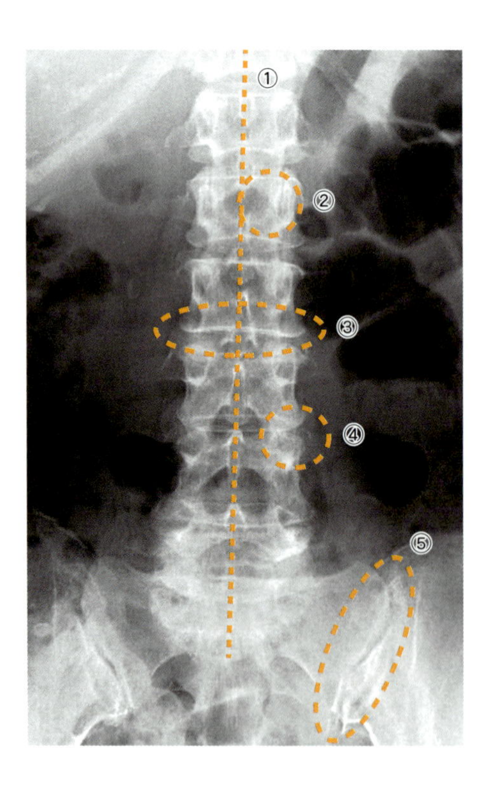

図 4-22: 腰椎正面像

① 前額面の変形およびアライメント : 側弯、後弯、すべりなど。
② 脊椎腫瘍 : 転移性悪性脊椎腫瘍では椎弓根がぼやける（owl-eyes sign）。
③ 椎間板の厚さと左右差骨折 : 椎体骨折
④ 椎間関節の異常
⑤ 仙腸関節の異常

腰椎側面像（図 4-23）

- 矢状面の変形およびアライメント異常：過度な前弯、過度な後弯など
- すべり症
- 椎間腔の狭小化：椎間板の変性やヘルニアを示唆する。
- 骨折：椎体骨折と棘突起骨折
- 椎間関節の変形
- 分離症：斜位像で調べることが多いが、側面でも確認できる。

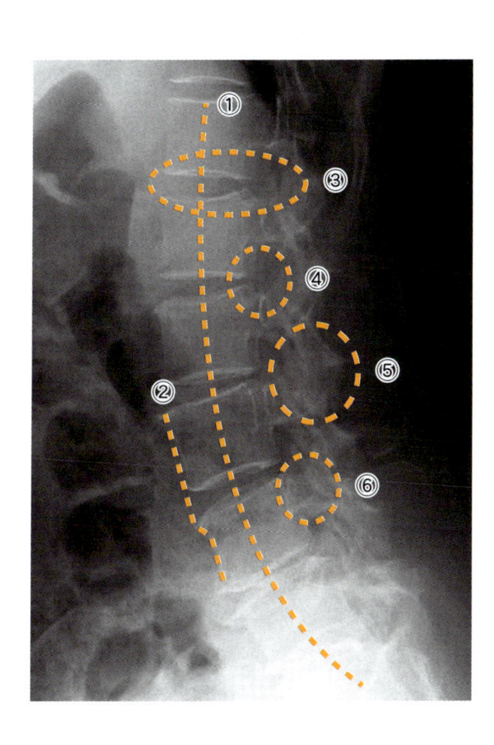

図 4-23: **腰椎側面像**

① 矢状面の変形およびアライメント異常：過度な前弯、過度な後弯など
② すべり症の有無
③ 椎間腔の狭小化と前後差
④ 骨棘の有無
⑤ 椎間関節の変形
⑥ 分離症の有無：斜位像で調べることが多いが、側面でも確認できる場合もある。

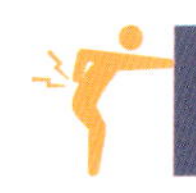

腰椎斜位像（図 4-24）

- 分離症の有無：斜位像で判定しやすい。
- 椎間孔の狭小の有無
- 椎弓の骨折の有無

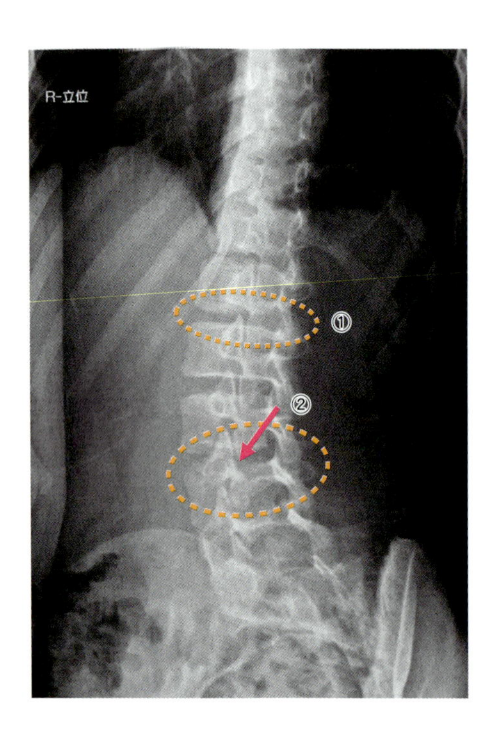

図 4-24: **腰椎斜位像**

① 分離症の有無
② 椎間板の厚さと前後差

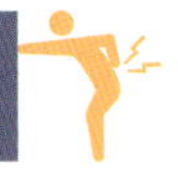

腰椎の静的異常（構築学的異常、側弯など）および動的異常（動作学的異常、腰椎の屈曲・伸展時の不安定性など）の、局在診断としての意義は明らかではない。しかし運動器機能不全論においては重要な情報となる。静的異常および動的異常はX線画像には映らない病変があることを示唆する場合があるため、そのことを考慮に入れた検査を進められるという利点がある。

c. X線CT

CT（computed tomography）はX線で体の断面を画像化する検査で、単純X線撮影と比較して骨皮質の連続性をとらえやすく、3次元情報も得られるという利点がある。一方、単純X線撮影と比較してX線の被曝量が多いという欠点がある。

CT検査からは病態の詳しい情報を得ることができるが、CTの診断的価値が高い病態として、骨折（椎体骨折、横突起骨折、分離症）、悪性腫瘍、感染症（化膿性椎体炎、椎間板炎）がある。しかしながら大部分の腰痛においてCTは必須ではない。単純X線検査などで上記の病態が診られる場合のみ精密検査として行う。

d. MRI

MRI（magnetic resonance imaging: 磁気共鳴画像検査）[註11]は、強力な磁場により体組織を画像化する検査であり、単純X線やCTと比較して、軟部組織の情報を詳細に得られるという利点がある。

MRIが広く普及している本邦では、MRIは基本検査と位置付けられている。腰痛疾患では、MRIにより骨髄および軟部組織（椎間板、脊髄、馬尾、筋）を描出することにより、骨髄では骨粗鬆、脂肪変性、骨髄炎、腫瘍など、椎間板ではヘルニアや脂肪変性、脊髄では狭窄や化骨による圧迫などの情報を得ることができる。また、腰痛で来院した患者さんの内臓疾患（腎臓腫瘍、腹部大動脈瘤、女性生殖器疾患）が見つかることもある。

ただし、MRI検査で分かるこれら体組織の異常所見の多くは、X線同様、加齢性変化の場合があることも忘れてならない。そのため、異常所見が腰痛の原因となるかどうかを総合的に判断することが肝要である。

●

腰痛に関わる医療者は、問診や理学所見などから痛みの原因を推測し、その推測を基に画像検査の内容を決める。

単純X線、CT、MRIなどの画像は、「推測した病変を示唆する異常所見がある」という情報および「推測した病変が無い」という、2つの情報を与えてくれる。これら2つの情報は、腰痛の診断に重要ではあるが、診断の決め手にはならない。このことは序章でも説明した。

また、整形外科における椎間板ヘルニア、脊柱管狭窄症、すべり症、側弯症などの代表的な疾患の多くは、画像検査所見を診断名としたものである。画像検査で局在診断に至らない場合は、非特異的腰痛と「診断」される。

[註11] MRIにも3つの意味があり、英語では使い分ける。
MR Image: 核磁気共鳴**画像**
MR Imaging: 核磁気共鳴画像**検査**
MR Image scanner: 核磁気共鳴画像検査**装置**

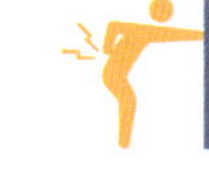

5）生理検査

a. 概説

生理検査は、局在診断の決め手とはなり難いが、補助的検査あるいは研究の手段として用いられている。腰痛に関わる治療者は、生理検査の意味だけは理解しておく必要があるため、下記に簡潔に説明する。

b. 電気生理学的検査

電気生理学的検査には、筋電図（electromyography: EMG）と神経伝導速度（nerve conduction velocity: NCV）とがある。電気生理学的検査は、かつては腰痛の診断に用いられていたが、局在論の診断に限れば現在ではあまり使われていない。最近は、運動器機能不全論における検査や研究、神経根障害・脊髄障害症例に対する術前・術中における障害部位の精密な診断、脊椎手術において術中の脊髄機能モニタリングのために用いられている。

c. 体表温熱画像検査（サーモグラフィー）

1990年頃、体表温熱画像検査（サーモグラフィー：thermography）により「痛みの視覚化」ができるのではないかと期待され、本邦の研究者を中心として基礎的・臨床的研究が盛んになった。腰痛の研究を始めたばかりであった筆者も「痛みの画像検査装置」としての可能性に期待していくつかの研究を報告した。その結果、下記のことが、明らかになった[19]。

◆ 腰部神経根障害症例では、重症度に比例して患側下肢の体表温が低下する。

◆ 腰部神経根障害で皮膚アロディニアを生じている症例では、アロディニア部位の体表温は逆に上昇する。

◆ 腰痛の部位での体表温変化は明らかではない。

サーモグラフィーは、無侵襲の検査で取り扱いに資格を必要としないため、理学療法の有用な研究手段となる。その一方、誰でも扱えることから、レベルが低い研究や薬や健康食品、治療機器などの商業広告における不適切な使用が後を絶たないのが残念である。

d. 血行状態検査

動脈の血行状態検査の1つである足関節上腕血圧比（ankle brachial pressure index: ABI）は、下肢の動脈に狭窄・閉塞がないかを調べる検査である。間欠性跛行を呈する症例では、主に腰部脊柱管狭窄症と閉塞性動脈硬化症の2つの疾患が予測される。

そのためこの検査は、腰部脊柱管狭窄症と閉塞性動脈硬化症とを鑑別する目的で行なう。特に、間欠性跛行を呈する症例には施行頻度が高い検査である。非特異的腰痛の症例に対して行うことは、普通はない。

e. 脳機能画像

痛み、運動器疼痛、腰痛の新たな研究目標として、さらには具体的な治療標的として、痛みの脳内メカニズムや、腰痛の伝導・知覚・認知・記憶・抑制機構についてなどの脳の研究が急速に進んでいる。

fMRI（functional MRI: 機能的 MRI）は、痛みの脳内メカニズムを解明する新たな装置として期待されている。fMRI は、脳波検査（electroencephalogram: EEG）に比べて空間分解能は勝っているものの時間分解能は劣り、急性痛の研究手段としては限界がある。慢性腰痛や CRPS、幻肢痛などでは fMRI を用いた研究が盛んである。健康保険の適用外のため、臨床応用はこれからである。

6）検体検査

検体検査とは、血液、尿・組織などの成分分析等の検査である。

腰痛の特定の病変部位を示す血液・尿検査所見は存在せず、検体検査における局在診断は不可能である。red flags 腰痛では、炎症性疾患では CRP[註12] が、骨粗鬆症では骨吸収マーカー（I 型コラーゲン架橋 N- テロペプチド（NTX）など）検査値が、疾患の原因および重篤度の指標となる。

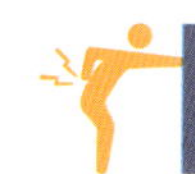

[註 12] CRP とは C- リアクティブ・プロテイン（C-reactive protein）の略で、炎症や組織細胞の破壊が起こると血清中に増加するタンパク質のこと。炎症性疾患では CRP 値が高くなるため、病気の進行度や重症度、経過、予後などを知る指標として使われる。

3. 評価

1) 痛みの評価

a. 概説

腰痛は疼痛疾患であり、「痛み」を適確に診断することが何よりも重要である。疾患としての重症度、経過、治療成績の判断は、痛みによって判定されなければならない。痛みは腰痛疾患の「主要評価項目（primary endpoint）」である。画像、電気生理、体表温、血液検体、皮膚痛覚検査など痛み以外の臨床データは、客観性が高いためしばしば重要視されるが、いずれも痛みの代替物にはなりえない[註13]「副次評価項目（secondary endpoint）」である。

痛みの尺度としては強度、頻度、範囲、質（情動的要素）など、さまざまな要素[註14]があるが、最も重要なのは疼痛強度である。疼痛強度は、評価項目の基本的なデータであるにも関わらず、本邦における腰痛研究では導入が大幅に遅れた。本邦における腰痛のVAS（visual analog scale）に関する研究は、2000年の筆者の報告[20]が初出と思われる。筆者が医師になった1980年代後半において、日本整形外科学会における腰痛のデータとして疼痛強度が提示されることはほとんどなかった。学会で提示されるデータは、画像所見および医師による主観的な判定（優・良・可・不可あるいは満足・やや満足・やや不満・不満、など）が普通であったが、その頃から日本整形外科学会腰痛疾患判定基準（JOAスコア、0～29点）が導入され、数量的評価が始まった。しかし、JOAスコアもまた医師の主観を点数化したものであった。JOAスコアは近年まで本邦整形外科のスタンダードであったが、その後、患者立脚型の評価法の必要性が認識されるようになり、2007年から使用開始された日本整形外科学会腰痛評価質問票（Japanese Orthopaedic Association Back Pain Evaluation Questionnaire: JOABPEQ）[21]は、本邦腰痛医学における標準評価法となっている。

疼痛強度測定法と腰痛質問票は、様々なものが提案されている。研究者は各自の目的に即したものを選択するのがよい。本稿では筆者が用いている、VAS、JOABPEQ、LBPIS、painDETECTについて解説する。

b. 疼痛強度（VAS）

疼痛強度の測定法には、VASの他にもNRS（numerical rating scale）、VRS（verbal rating scale）、FRS（facial Rating Scale; 幼児向けなど）などがある（図4-25）。

疼痛強度の測定法として最も普及しているのはVASである。筆者もVASを用いているが、その理由を下記にまとめた。

［註13］ red flagsとされる重篤な腰痛では検査所見の重症度と疼痛強度が相関するので、検査所見が重症度の客観的な指標になりうる。炎症性疾患においてCRPが疾患の原因と重篤度を表す。

［註14］ その他の要素として、ADL、QOL、社会心理学的状態、疼痛行動、疼痛コントロールなどがある。

• 世界標準で多くの研究に用いられており、 腰痛以外の疾患を含む他の研究との互換性がある。

• データの提示が容易である。

• 微妙な変化が捕らえられる。[註15]

• 連続尺度であり、 NRS などの離散尺度よりも統計学的な処理力に優る。

VAS には欠点もある。

• 個体間比較は出来ない。 そのため、 例えば二人の患者さんの VAS 値を比較し、 どちらの痛みが強いかなどと考えるのは無意味である。[註16]

• 時系列的な VAS 値の増減方向と患者さんの口述による増悪・軽快とが、 一致しないことがある。

VAS に関する重要な課題は「データの臨床応用」である。 医学ではさまざまなデータが記録されているが、 それらの多くは診断と治療の双方に本格的に利用されている。 VAS は臨床研究には利用されているものの、 未だ実用的にはほとんど応用されていない。 一つの理由として、 VAS 値に関して、 体温・血圧・血糖値のような絶対的基準がなく、 個々の症例が示す値の意味が不明確なことである。 しかしながら同一患者において時系列的な増減を見ることは可能である。 グラフ化されたデータは、 病状の変化および現状を視覚的に評価するのに役立つ。

VAS 値は、 頻繁に経過を追跡しグラフ化してこそその診療データとしての価値が生まれる。

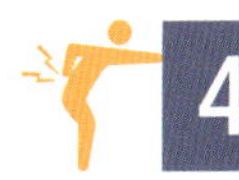

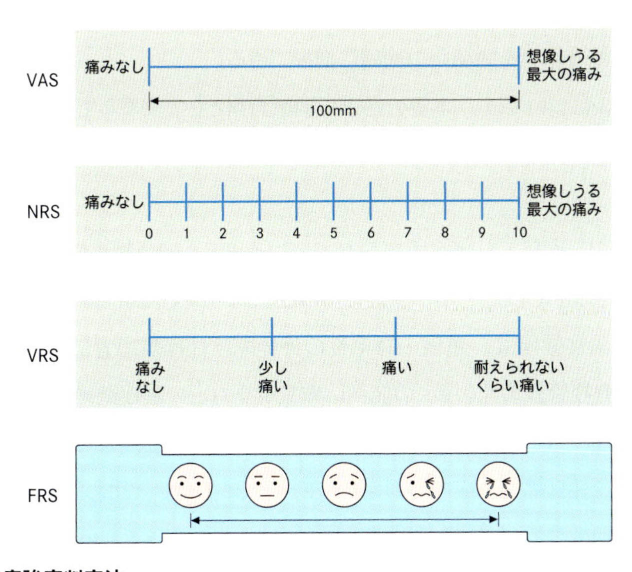

図 4-25: **様々な疼痛強度判定法**

[註15] たとえば、NRS では "1" をつけた後に、痛みが弱くなったが無痛ではない場合を示す方法がないが、VAS では可能である。

[註16] この欠点は NRS も同じ。

筆者はこの目的のために SuperVAS®システムを開発し、診療に活用している。SuperVAS®システムは、再診ごとにその日の静止時痛および動作痛をタッチパネルから入力すると、そのデータはただちに診療室へ送られ、経過グラフとして表示される。SuperVAS®システムを活用した診療として、慢性腰痛[22]、慢性痛[23]、椎体骨折[24),25]について報告している。SuperVAS®システムは、筆者の施設では不可欠な診断ツールとなっている。。

c. JOABPEQ

JOABEQ は、治療のアウトカム判定の分野で頻繁に活用されている[26]。JOABPEQ 使用に際しては、マニュアル[21]をよく読んでおく必要がある。5 つのドメイン（疼痛、腰椎、歩行、社会、心理）の点数は合計してはならず、それぞれ独立して評価しなければならない。

治療アウトカムの判定方法も決められている。JOABEQ を病状の評価や治療方針の決定に利用している事例はまだ少ないが、筆者は初診時のデータが予後を予見するかどうかを調べている[27),28]。

JOABEQ の実際の質問票と判定方法については、本書の巻末に別紙資料として掲載しているので参照されたい。

d. LBPIS

腰痛強度尺度（low back pain intensity scale: LBPIS）とは、筆者が 2011 年に発表した、腰痛の重症度を示すランク評価法である[29),30]。LBPIS は本邦の「地震震度」に準拠したもので、腰痛を 0 から 7 にランク付けする。LBPIS は査定基準が簡潔に示されているため医療者と患者さん本人とが独立して査定することができ、しかも両者の一致性は高く客観性が高い評価方法である。LBPIS は急性腰痛患者を簡潔かつ適確に把握できる。

LBPIS の実際の表については、本書の巻末に別紙資料として掲載しているので参照されたい。

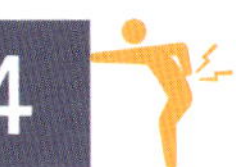

e. painDETECT

painDETECT は、本邦でも翻訳版が使われている[31]、「神経障害性疼痛を発見するための質問票」である。painDETECT が加点している症状は「焼けるような痛み」など主に痛みの陽性徴候である。陽性徴候は、重度・難治性の神経障害性疼痛患者には認められるが、椎間板ヘルニアや腰部脊柱管狭窄症の多くの症例は痛覚低下などの陰性徴候を示すため、点数は低い。ゆえに腰痛疾患では、painDETECT は神経障害性疼痛疾患の診断ツールとしての価値は低く、神経機能不全性疼痛の重症度の判定として用いるのがよいと思われる。painDETECT についても、巻末に別紙資料として添付してあるので、是非参照頂きたい。臨床で疼痛評価の一助になるはずである。

なお、2018 年からは、本邦では painDETECT の脊椎疾患向け改良版である Spine painDETECT が使用され始めている。

2) 腰痛のトリアージ

a. 概説

トリアージ(triage)とは、災害現場や戦場において、治療の優先順位をつける作業のことである。ちなみに、救急医療では「黒:死亡」、「赤:生命に関わる重篤な状態」、「黄:赤ほどではないが処置が必要な状態」、「緑:今すぐ処置が必要ではないもの」と分類する。

red flags
感染症・骨腫瘍
内臓疾患
yellow flags
亜急性腰痛
慢性腰痛
green flags
自己完結型急性腰痛

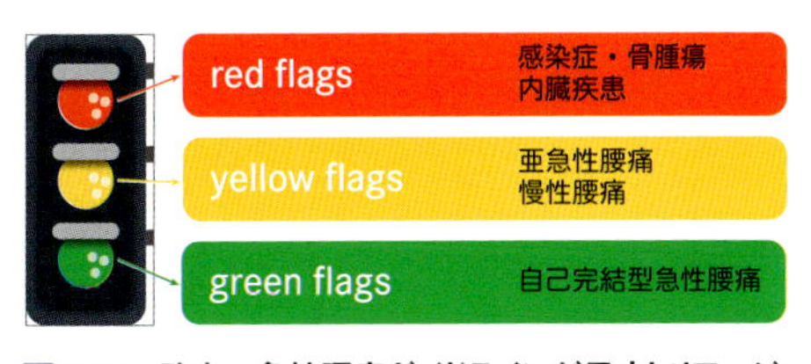

図 4-26: 欧米の急性腰痛ガイドラインが示すトリアージ

救急医療や急性腰痛の診療において、トリアージの価値は高い。欧米の腰痛ガイドラインでは、初診後の早期段階に予後を予見し適切な対応をするために、トリアージと同様の分類法が示されている[32](図 4-26)。red flags は重篤な疾患や緊急対応が必要な疾患を見逃さないための注意であり、yellow flags は慢性化を見逃さないための注意である。このことについて、下記に少しだけ詳しく触れておく。

red flags（赤旗）:危急度の高い腰痛である。red flags 腰痛としては感染症、悪性骨軟部腫瘍、脊髄障害、馬尾障害、動脈瘤、尿管結石、卵巣・子宮疾患などがある。いずれも専門的な精査と治療が必要である。

green light（緑信号）:交通信号の“green light”は本邦における「青信号」のこと[註17]で、「そのまま進め」を意味する。現病歴と治療開始後の初期経過から判断する。1～2週の急性期を経て寛解期に入る、急性腰痛のことである。

欧米ガイドラインでは、green light 腰痛は安静の必要はなく「活動性を維持せよ（“stay active”）」と強調される。しかし現実的には、激痛（VAS ≧ 80mm、あるいは LBPIS ≧ 5）の状態では、痛みのため動作は著しく困難である。安静は創傷治癒を促進しケアとしても必要である。

yellow flags（黄色旗）:現病歴と治療開始後の初期経過から判断する。治療開始後も中程度以上の痛み（VAS>30mm）が1カ月以上続き、亜急性化した場合である。亜急性化の原因としては「炎症の遷延」「運動器機能不全」「神経機能不全」「神経障害性疼痛の合併」「心因性」が考えられる。

yellow flags 腰痛と診断された場合には、痛みの原因を速やかに診断するとともに適切な治療をただちに開始し、慢性腰痛への移行を防ぐ必要がある。

[註17] 周知のように交通信号の「進め」は万国共通で緑色をしているが、日本では「青」信号と呼んでいる。日本では古来より緑色を“あお”と呼ぶのでそうなったのであろう。

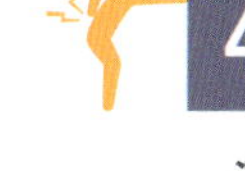

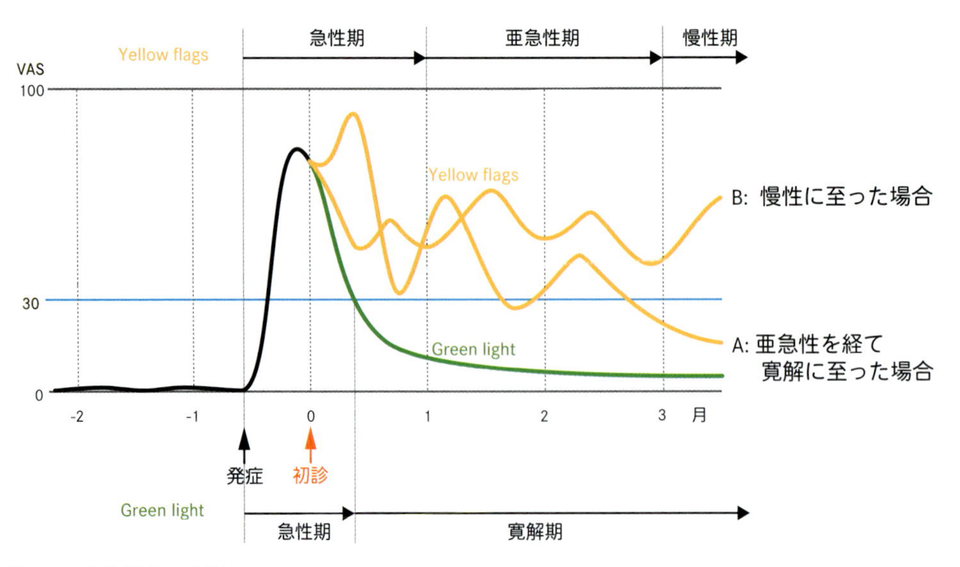

図 4-27: **急性腰痛の病期**

VAS=30 の青線は寛解ライン。

green light 症例は急性期→寛解期と経過する。

yellow flags 症例は急性期→亜急性期→慢性期と移行する。

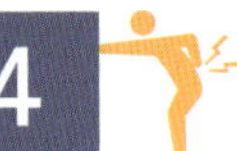

4

運動器疼痛症候論に基づく腰痛診療

参考文献

1) 腰痛診療ガイドライン 2012. 日本整形外科学会診療ガイドライン委員会 / 腰痛診療ガイドライン策定委員会（編）, 南江堂 , 東京 , 2012.

2) 髙橋弦 : 病歴と非ステロイド性消炎鎮痛薬の治療効果からみた腰痛の病態 . Pain Research 28 : 227-238, 2013.

3) 髙橋弦 : ぎっくり腰 . 髙橋和久・他 (監修) , レジデント・コンパス . ライフ・サイエンス , 東京 , 2017.

4) 髙橋弦 : 見える腰痛 . 東京 , 南江堂 , 2012.

5) 髙橋弦 : 椎体骨折の痛みの部位 . 整形外科 64(2) : 105-111, 2013.

6) 髙橋弦 : 椎間板性腰痛の「痛みの構成」. Journal of Spine Research 2（6）: 1045-1050, 2011.

7) 髙橋弦 : 腰椎椎間板ヘルニア . 痛みの構造と導かれる治療 . 脊椎脊髄ジャーナル 25（4）: 295-304, 2012.

8) Ransford AO, et al: The pain drawing as an aid to the psychologic evaluation of patients with low-back pain. Spine 1: 127-134, 1976.

9) Mann NH, et al: Initial-impression diagnosis using low-back pain patient pain drawings. Spine 18: 41-53, 1993.

10) Woolf CJ: Central sensitization. Implications for the diagnosis and treatment of pain. Pain 152（3）: S2-S15, 2011.

11) 堀内行雄 : 複合性局所症候群（CRPS）をもっと知ろう－病態・診断・治療から後遺障害診断まで . 全日本病院出版会 , 東京 , 2015.

12) Takahashi Y, et al: Recovery from acute pediatric complex regional pain syndrome type I after ankle sprain by early pharmacological and physical therapies in primary care: a case report. Journal of Pain Research 11: 1-8, 2018.

13) 髙橋弦 : 腰痛患者の疼痛知覚部位における圧痛点　－出現率と他臨床所見との関連性. 臨床整形外科 50（2）: 137-174, 2015.

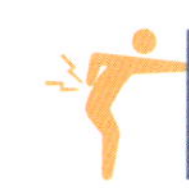

14) Melzack R: Myofascial trigger points: relation to acupuncture and mechanisms of pain. Archives of Physical Medicine and Rehabilitation 62: 114-117, 1981.

15) Rubin D: Myofascial trigger point syndrome: an approach to management. Archives of Physical Medicine and Rehabilitation 62: 107-110, 1981.

16) Hirayama J, et al: Effect of noxious electrical stimulation of the peroneal nerve on stretch reflex activity of the hamstring muscle in rats: possible implications of neuronal mechanisms in the development of tight hamstrings in lumbar disc herniation. Spine 30: 1014-1018, 2005.

17) Hirayama J, et al: Relationship between low-back pain, muscle spasm and pressure pain thresholds in patients with lumbar disc herniation. European Spine Journal 15: 41-47. 2006.

18) 欧米のガイドライン
Agency for Health Care Policy and Research（AHCPR）, United States（1994）
Dutch College of General Practice（NHG）, Netherland（1996）
Israeli Low back Pain Guideline Group, Israel（1997）
National Advisory Committee on Health and Disability, New Zealand（1997）
Finnish Medical Association（Duodecim）, Finland（1999）
National Health and Medical Research Council, Australia（1999）
Royal College of General Practitioners（RCGP）, United Kingdom（1999）
Swiss Medical Society（FMH）, Switzerland（1999）
Drug Committee of the German Medical Society in Germany（2000）
Danish Institute for Health Technology Assessment, Denmark（2000）
The Swedish Council on Technology Assessment in Health Care（2000）

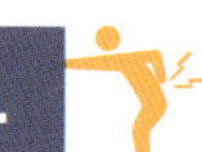

19) 髙橋弦：腰痛・根性下肢痛とサーモグラフィ. Biomedical Thermology 31（2）：18-25, 2012.

20) 髙橋弦・他：腰痛疾患評価におけるJOAスコアとVisual Analogue Scaleを用いた疼痛評価の相関. 整形外科 51：21-26, 2000.

21) JOABPEQ JOACMEQマニュアル. 日本整形外科学会/日本脊椎脊髄病学会診断評価等基準委員会作業部会（編）：南江堂, 東京, 2012.

22) 髙橋弦：一次医療における慢性腰痛 －連続Visual Analog Scale表示システムを用いた分析. 整形外科 66（1）：43-49, 2015.

23) 髙橋弦：VAS値連続測定法により分析した運動器慢性痛に対するトラマドール塩酸塩／アセトアミノフェン（トラムセット®）配合錠の疼痛強度緩和効果. 臨床整形外科 51（12）：1109-1118, 2016.

24) 髙橋弦：骨粗鬆症性椎体骨折に対するエルカトニンとテリパラチドの疼痛緩和効果の多数回 VAS 値分析にもとづく検討．日本骨粗鬆症学会雑誌 1（1）：49-55，2015.

25) 髙橋弦：新鮮骨粗鬆症性椎体骨折の急性期疼痛に対するテリパラチド使用下におけるトリガーポイント注射の疼痛緩和効果．日本骨粗鬆症学会雑誌 3（2）：31-37，2017.

26) 髙橋弦：一次医療の初診時における日本整形外科学会腰痛評価質問票（JOABPEQ）の診断的意義．別冊整形外科 63：55-59，2013.

27) 髙橋弦：一次医療の初診時における日本整形外科学会腰痛評価質問票（JOABPEQ）の診断的意義．別冊整形外科 63：55-59，2013.

28) 田中浩平，髙橋弦：治癒した腰痛例の心理・社会的要因．日本整形外科学会腰痛評価質問票（JOABPEQ）と visual analogue scale 値の検討．整形外科 98：1151-1155，2017.

29) 髙橋弦：腰痛の主観的評価と客観的評価．整形外科 62（7）：610-615，2011.

30) 髙橋弦・他：腰痛強度尺度 Low Back Pain Intensity Scale の客観性の検討　－LBPIS 第 2 報．整形外科 63（10）：1033-1039，2012.

31) 住谷昌彦・他：PainDETECT による神経障害性疼痛の診断（シンポジウム 疼痛評価の進歩）Using PainDETECT, a screening tool to identify neuropathic pain. 日本整形外科学会雑誌 86：1026-1033, 2012.

32) Group, N. Z. G. : New Zealand Acute Low Back Pain Guide, ACC, 2004.

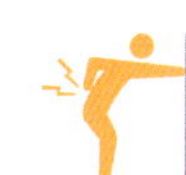

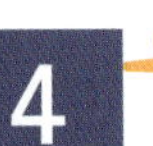

5 運動器疼痛症候論に基づく腰痛治療

1. 序論

2. 急性腰痛の治療

1) 総論

2) red flags 腰痛

3) green light 腰痛（急性期）

4) green light 腰痛（寛解期）

3. 亜急性腰痛の治療

1) 基本的な対応方針

2) 炎症遷延

3) 神経機能不全（中枢性感作あるいは抑制系の機能低下）

4) 神経障害

5) 心因性要因

4. 慢性腰痛の治療

1) 器質的病因による慢性腰痛

2) 心因性慢性腰痛

3) サルコペニア

1. 序論

運動器疼痛症候論では、病状の推移により病変部位、疼痛感覚部位、そして神経系の病態を、局在論、運動器機能不全論、神経機能不全論、心因論の観点から診断する。その後に、薬物・理学・精神の治療法を適宜選択肢し最適な配合をめざす。薬物療法、神経ブロック、手術は医師だけに認められた治療であり、コメディカルには認められていない。だが、コメディカルは、患者さんの動態を把握しその診察および治療結果に基づいて、診断の見直しや薬物療法・ブロック・手術を医師に提言していくべき立場にある。看護師と薬剤師は、医師が処方した薬物について、不適切な処方と判断した場合は医師に指摘する責任を負っている。療法士も看護師や薬剤師と同じ立場と責任をもち、良い治療への一助を医師に与える立場と責任を負わなければならない。そのためコメディカルも、医師が担当患者に処方している薬物や神経ブロックの作用や副作用についての知識を持つべきである。

痛みに対して処方される薬物はさまざまである（表 5-1）。

本章では、「病態にあわせた薬物療法」および「理論的に導かれる理学療法」を記載する。

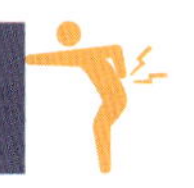

表 5-1: **痛みの種類と運動器疼痛で使用される主な薬物**

※この一覧は、固有の商品を推薦するものではない。

痛みの種類	分類	一般名	主な商品名
侵害受容性[1)]	ナトリウムイオンチャネル遮断薬	リドカイン	キシロカイン®
炎症性	非ステロイド性抗炎症薬（NSAIDs） Non-Steroidal Anti-Inflammatory Drugs	ロキソプロフェン	ロキソニン®
		ジクロフェナク	ボルタレン®
		セレコキシブ	セレコックス®
		ロルノキシカム	ロルカム®
		インドメタシン	インダシン®
		アスピリン	バファリン®
	ステロイド薬	プレドニゾロン	プレドニン®
神経機能不全性[2)]	中枢性感作抑制薬	プレガバリン	リリカ®
	下行性抑制促進薬	デュロキセチン	サインバルタ®
	抑制薬	オピオイド[3)]	トラムセット®
			トラマール®
			ノルスパン®〔テープ〕
			デュロテップ®〔パッチ〕
神経障害性[4)]	抗うつ薬	アミトリプチン	トリプタノール®
	抗てんかん薬	ガバペンチン	ガバペン®
	中枢性感作抑制薬	プレガバリン	リリカ®
	下行性抑制促進薬	デュロキセチン	サインバルタ®
	ビタミン薬	B12（シアノコバラミン）	メチコバール®
血行障害性	末梢血管拡張薬	プロスタグランディンE1誘導体 （あるいはリマプロスト）	オパルモン
			パルクス®
運動器機能不全性	筋弛緩薬	エペリゾン	ミオナール
		チザニジン	テルネリン
	ビタミン薬	B1	アリナミン®
心因性[5)]	抗不安薬	エチゾラム	デパス
その他	中枢機序	アセトアミノフェン	カロナール®
		ワクシニアウイルス接種家兎炎症皮膚 抽出液含有製剤	ノイロトロピン®

[1]純粋な侵害受容性疼痛を抑制・遮断できるのはナトリウムイオンチャネル遮断薬（注射薬）だけである。抗炎症薬（NSAIDs）は侵害受容性疼痛に適応ありと説明されているが、NSAIDsは侵害受容性疼痛における末梢性感作を「抑制」する。
[2]これらの薬物は、普通は神経障害性疼痛治療薬として説明されている。
[3]一般的に「麻薬性鎮痛薬」を指す用語であるが、"麻薬＝オピオイド"ではない。オピオイドとは侵害受容線維に存在する特異的受容体（オピオイド受容体）への結合を介してモルヒネに類似した作用を示す物質の総称である。
[4]神経障害性疼痛治療薬はおもに第一選択薬を提示している
[5]精神神経科、心療内科で用いる薬物については専門書を参照されたい。

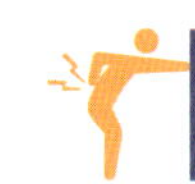

2. 急性腰痛の治療

1) 総論

【薬物療法】

鎮痛薬としては、非抗炎症性・情動抑制性の鎮痛薬であるアセトアミノフェンあるいは非ステロイド性抗炎症薬（non-steroidal anti-inflammatory drugs: NSAIDs）が第一選択となる（表 5-1）。

アセトアミノフェンは中枢神経に作用し鎮痛作用を示す。NSAIDs は、病変部位においてシクロオキシゲナーゼ（cyclooxygenase: COX）阻害作用により末梢性感作を抑制することによって鎮痛作用を示す。

【インターベンショナル治療】

痛みが激しい場合は、神経ブロックやトリガーポイント注射などの、インターベンショナル治療[註1]の適応も考慮する。

神経ブロックとは、痛みを起こしている病変部位を感覚支配する神経に局所麻酔薬を注射し、痛みの伝達を遮断する治療法である。交感神経遠心性線維の遮断により血流を増加させる効果もあることから、筋肉の張りによる腰痛の解消も期待できる。腰痛に対する神経ブロックとしては、硬膜外ブロック、仙骨部硬膜外ブロック、神経根ブロック、傍脊椎神経ブロック等がある（図 5-1）。

トリガーポイント注射とは、トリガーポイントあるいは圧痛点に局所麻酔薬を注射する方法であ

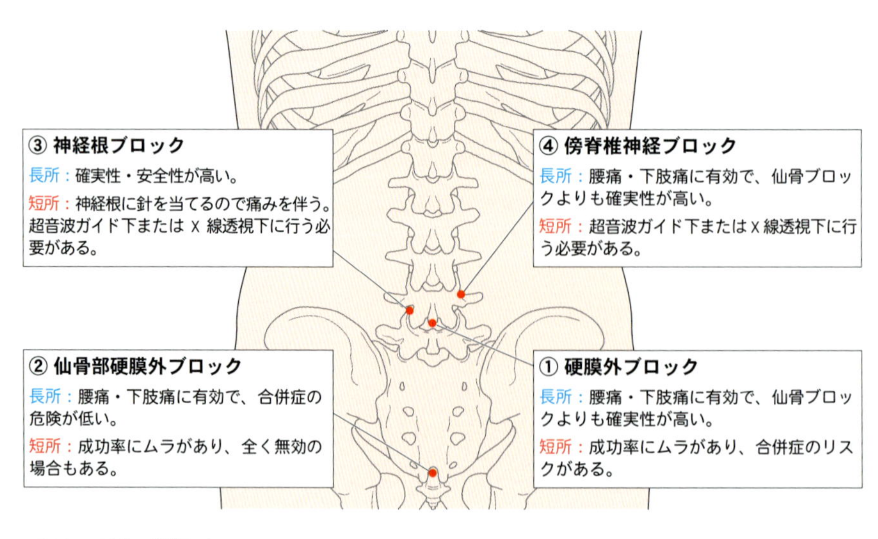

図 5-1: 腰痛に対する神経ブロック

[註 1] "インターベンショナル治療（介入的治療）" とは、主に麻酔科・ペインクリニック科で用いられる用語である。トリガーポイント注射、神経ブロック、椎体形成術、椎間板内凝固術、脊髄通電（SCS）刺激など、侵襲性の高い治療のことである。最近では整形外科でもこの言葉を用い始めている。ただし、整形外科では椎間板内凝固術や椎体形成術はあくまで " 手術 " であり、インターベンショナル治療とは呼ばない。

る。トリガーポイントの成因にはいろいろな説があるが、何らかの原因により圧痛覚が過敏となった点で、広がりをもった痛みの中心点であると考えられる。トリガーポイントが存在する場合、トリガーポイント周囲の痛みは感作により痛みが広がって知覚されたものである[1]ため、トリガーポイントの局所麻酔による周囲の痛みを含め、一気に痛みを減らす劇的な効果がある。血行が悪くなることにより硬くなった筋肉があると、阻血状態となり痛みを引き起こす。筋への局所麻酔の注射は硬結した筋肉をほぐし、血流を良くする効果も期待できる。

【理学療法】

発症早期での運動療法と徒手療法は無効もしくは不要である。物理療法は鎮痛薬の補助的なものと位置付けられる。

2) red flags 腰痛

【治療目的】

red flags 腰痛では原疾患の治療とその結果が主要評価項目（primary endpoint）であり、痛み（腰痛）は副次的評価項目（secondary endpoint）である。病変部位の治癒が治療目標となり、原疾患に対する治療が成功すれば痛みは必然的に緩解すると考える。

この点において red flags 腰痛の治療は、痛みの緩和を主要評価項目とする他の腰痛疾患とは治療理念がはっきりと異なる。

大部分の腰痛疾患においては、痛みが消失または自制内になれば、抵抗変性など原疾患の病態に変化がなくても問題ないと考えるが、red flags 腰痛の場合は、痛みの原因となる疾患により選択できる鎮痛治療が限られる。

【薬物療法】

普通、第一選択となるのは非ステロイド性抗炎症薬（NSAIDs）であるが、red flags 腰痛では、原因疾患によっては使用でない場合がある。例えば、消化管疾患や腎障害が疑われる場合は投与すべきではない。鎮痛薬は原疾患の主治医に選定してもらうのが望ましいが、原疾患が不明な場合や骨粗鬆症性椎体骨折など整形外科疾患の場合は、非抗炎症性鎮痛薬であるアセトアミノフェンまたはノイロトロピン®を選択する。急性腹症のガイドライン[2]では、鎮痛薬としてアセトアミノフェンの静脈注射を推奨している。

【インターベンショナル治療と理学療法】

疾患によっては禁忌の場合もあるため注意が必要である。例えば化膿性脊椎炎に対しては、硬膜外ブロックおよび脊髄通電刺激は感染を拡大させる可能性がある。また、運動療法も脊椎を損傷させる可能性があり、いずれも禁忌である。

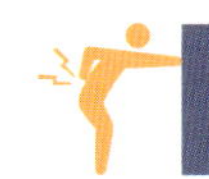

3) green light 腰痛（急性期）

【病態】

病変部位の体組織には、侵害受容性疼痛・炎症性疼痛が感覚されている。侵害受容性疼痛・炎症性疼痛を反映して痛みは中程度以上（VAS>30mm）となる。病変部位に機械的刺激が加わるような姿勢や動作は、いずれも強い痛みを惹起する。

疼痛感覚部位では痛みが感覚されているが、侵害刺激が強い場合には、疼痛感覚部位にも感作徴候が生じる。（図 5-2）

【薬物療法】

病変部位の侵害受容性疼痛・炎症性疼痛には、原則として非抗炎症性鎮痛薬（アセトアミノフェンなど）を処方する。腰痛診療ガイドラインでは鎮痛薬としては NSAIDs またはアセトアミノフェンとされている[3)-5)]が、筆者が非抗炎症性鎮痛薬を第一選択と考えるのは、急性期の green light 腰痛における炎症は創傷治癒の第一段階であり、本来抑制しない方がよいと考えるからである[6)]。神経ブロック、トリガーポイント注射は通常不要だが、激痛が強く yellow flags への移行が懸念される場合には考慮することもある。

【理学療法】

痛みが中等度以上（VAS >30 mm）の急性期における運動療法や徒手療法は、疼痛悪化や病変部位の創傷治癒の遅延化といったリスクがある。green light 腰痛症例への理学療法には、整体術でいう関節のサブラクセーション[註2]も含まれるかもしれない。しかし徒手療法には痛みの悪化の危険性もあり、診断と施術結果に確信がある場合以外は施行すべきではない。

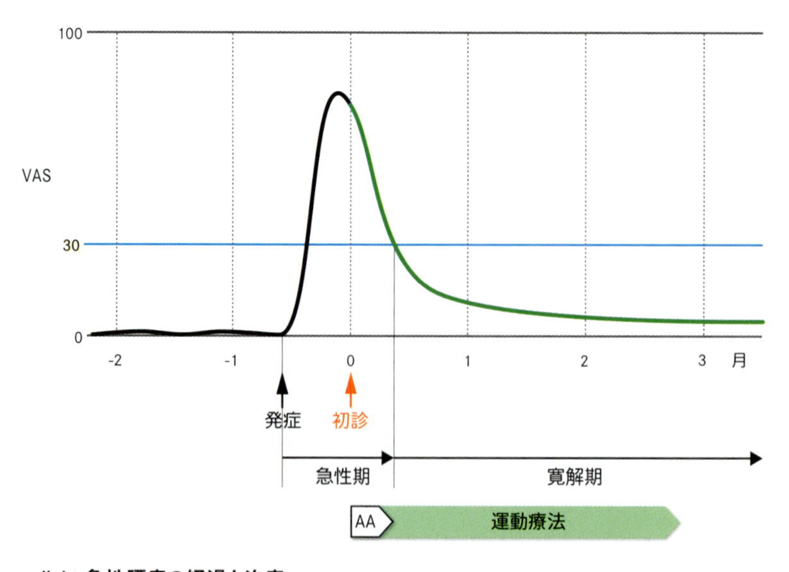

図 5-2: green light 急性腰痛の経過と治療

急性期は適度の安静とともにアセトアミノフェン（AA）など非抗炎症性鎮痛薬を使用する。寛解期になったら運動療法を行う。

［註 2］ サブラクセーション（subluxation）とは、関節面の配列や動きを生理学的に良好な状態にすることを示す。カイロプラクティックにおける用語である。

【安静】

腰痛診療ガイドライン[3),4),5)]は、急性腰痛に安静臥床は不要としている。しかし、痛みが強い場合には、安静は何よりも確実な鎮痛手段であり、安静は創傷治癒を促進するという意味もあるため、装具療法などの外固定も積極的に使用するべきである。

4) green light 腰痛（寛解期）

【病態】

病変部位は、増殖期・成熟期に移行している。痛みは軽度（VAS ≦ 30mm）となっており、治療は終了できる。通常の姿勢・動作では、動作時痛は惹起されない。疼痛感覚部位では、筋緊張の亢進・圧痛など、感作性疼痛が残存している場合もある。

【薬物療法】

通常は不要である。

【理学療法】

物理療法による疼痛緩和を図りながら、以下を目的とした運動療法を行なう。

- 病変部位の治癒促進
- 疼痛感覚部位の筋の正常化
- 日常生活動作（activities of daily living: ADL）および生活の質（quality of life: QOL）の改善や社会復帰
- 再発予防

日常の姿勢・動作で動作時痛が惹起されない状況にまでなれば、痛みは通常そのまま消失し、元の生活に戻ることができる。ただし、発症の原因が日常生活や職場での不良姿勢あるいは無理な動作などの場合は、再発予防のために患者教育が重要となる。また、急性腰痛を亜急性化・慢性化させないことは、臨床的意義が大きい。こうしたことからも、green light 腰痛の治癒を促進させ再発を予防することは、理学療法の大切な役割となる。

理学療法（運動療法）の目的と手技の詳細は、「第 6 章：運動器疼痛症候論に基づく理学療法」にまとめているので参照されたい。

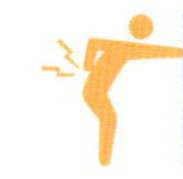

3. 亜急性腰痛の治療

1) 基本的な対応方針

発症後あるいは初診後 1 カ月を経過しても痛みが寛解せず（VAS ≦ 30mm に至らず）、亜急性期へ移行した急性腰痛症例は yellow flags とみなす（図 5 3）。その場合は、亜急性化の原因を速やかに診断する必要がある。yellow flags の診断は、1 カ月以内であっても SuperVAS® を用い VAS 値の推移をみることにより可能である。しかし、yellow flags の原因を特定することは容易ではない。診断は迅速に進めねばならないが、安易に即断するべきではない。運動器機能不全（運動不足、姿勢不良）や心因性という診断を安易に伝えてしまわないよう、慎重に判断する必要がある。yellow flags 腰痛の診断は腰痛専門医の腕の見せ所であり、局在論、運動器機能不全論、神経機能不全論、心因論など腰痛病態論に関する幅広い知識が求められる[7]。

理学療法の有効性はケースバイケースである。原因がなんであれ、持続する強い痛みは中枢感作や心理的異常を惹起し、それがまた慢性化の原因となることも考えられる。入院を考慮すべき場合もある。そのため、「急性腰痛の亜急性化の阻止」は一次医療にたずさわる者に課せられた重大な役割であるといえる。加えて、この時期においても、red flags 腰痛を見逃さないよう注意する必要がある。

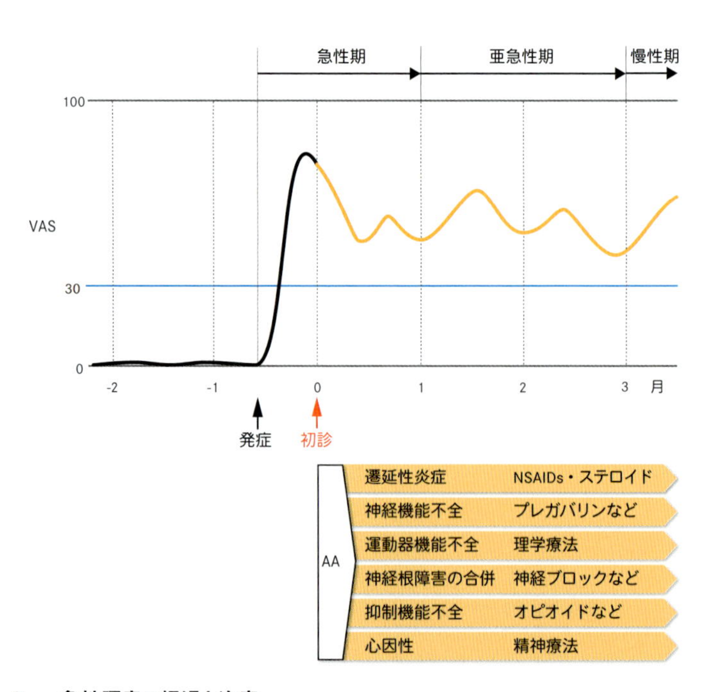

図 5-3: yellow flags 急性腰痛の経過と治療

急性期は適度の安静とともにアセトアミノフェン（AA）など非抗炎症性鎮痛薬を使用する。1 カ月以内に寛解期（VAS ≦ 30）に至らない場合は yellow flags と判断し、原因に応じた治療をすみやかに始める。

【薬物療法】

亜急性化の原因となる病態ごとに、主な経口薬を示す（表 5-2）。

【理学療法】

yellow flags では、病態に即した対応が重要である。このため、医師による適切な局在診断が成されていなければならない。

理学療法士は「医師の診断と指示の下、理学療法を行う」とされているが、医師の診断が適正かどうかを評価する役割も担っている。電子カルテの普及に伴い、コメディカルも画像、血液、薬などの情報を見ることが可能となった。療法士自身による見立てと医師による診断との間に相違がある場合は、医師とディスカッションする必要があるだろう。このように、診断と治療に関して、チームとして助言しあえる関係を築いていくことが重要である。この関係を築くことにより、一人一人の患者さんに対する、より適正な診断・治療をチームとして行っていくことができる。患者治療のために医師とコメディカルとが提言し合える良い関係を築いていくことは、今後さらに重要となるであろう。

この時期の患者さんの痛みは、「病変部位を原因とする痛み」「過剰な筋緊張を原因する痛み」「病的感作を原因する痛み」「抑制系の機能低下を原因とする痛み」「心因性の痛み」など複数の原因によって生じている[7]。このため、それぞれの原因に基づいた理学療法が必要となる。

理学療法（運動療法）の目的と手技の詳細は、「第 6 章：運動器疼痛症候論に基づく理学療法」にまとめているので参照されたい。

表 5-2: 亜急性化の原因となる病態ごとの主な経口薬

病態	経口薬
遷延性炎症	非ステロイド性抗炎症薬（NSAIDs）、ステロイド薬
神経機能不全（中枢性感作）	プレガバリン、ガバペンチン
運動器機能不全	筋弛緩薬（エペリゾン）、ビタミン B
神経根障害の合併	NSAIDs、プロスタグランディン E_1、プレガバリン、ビタミン B_{12}
抑制機能不全	オピオイド、デュロキセチン
心因性	抗不安薬（ベンゾジアゼピン）

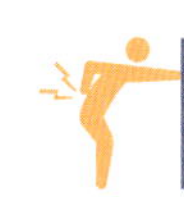

2) 炎症遷延

【病態】

red flag 以外で、病変部位において炎症が遷延する病態はいくつか考えられる。高齢者およびステロイド使用者などに認められる組織の脆弱化や、作業・スポーツによる侵害刺激が反復されている場合などである。

【薬物療法】

非ステロイド性抗炎症薬（NSAIDs）の持続的投与を行う。効果が不十分な場合には、NSAIDs 剤、ステロイド、ステロイドの静脈投与も行う。脊柱管狭窄症などによる圧迫性の血行障害に対しては、プロスタグランジン E1 製剤（PGE_1）など末梢血管拡張薬も用いる。血管の拡張は直接的に痛みを和らげるものではないが、血流増加が神経や筋に作用して疼痛緩和をもたらす効果がある。強い痛みが持続する場合には、神経ブロック（硬膜外、神経根、仙骨、傍脊椎神経）、トリガーポイント注射を行う。

【理学療法】

炎症遷延による亜急性腰痛に対する運動療法の適応は、明らかではない。本邦の腰痛治療ガイドライン[4]は、エビデンスレベルを Grade C としている。

【手術】

腰痛に対する外科手術の理論的根拠は、1）病変組織の切除、2）内固定による病変部位の制動と固定、3）圧迫障害を受けている神経組織に対する除圧、4）腰椎・脊椎の不良アライメント是正、である。

手術の対象となる腰痛とは、特異的腰痛の亜急性期で炎症遷延または神経障害を合併している場合である。腰痛疾患で亜急性期に手術適応とされるのは、ほとんどが神経障害性下肢痛を伴う場合である。炎症遷延による亜急性遷延性腰痛は、腰痛だけを主症状として手術適応となる数少ない場合である。しかし腰痛だけの症例が手術適応となることは少ない。

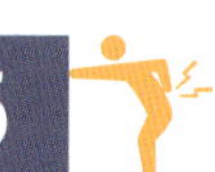

3) 神経機能不全（中枢性感作あるいは抑制系の機能低下）

【病態】

神経機能不全による腰痛とは、病変部位では炎症が収束して増殖期・成熟期[8]に移行しているにもかかわらず、強い痛みが続き、中枢性感作（痛みのアクセルの踏みすぎ）や抑制系の機能低下（痛みのブレーキの不足）が認められる場合である。

【薬物療法】

病的感作と診断された場合は、感作抑制薬を用いる。末梢性感作には NSAIDs を、中枢性感作に対してはプレガバリンなどを用いる。抑制系の機能低下の場合は、オピオイドあるいはデュロキセチン（セロトニン・ノルアドレナリン再取り込み阻害薬（SNRI））を用いる。また、トラマドールなどの弱オピオイドやフェンタニルパッチおよびモルヒネ錠剤などの強オピオイドを用いる場合もある。発症から3カ月に満たない亜急性期におけるオピオイドの使用には異論もあるが、診断が確かならば使用を躊躇すべきではない。この点において、運動器疼痛症候論の急性腰痛に対する治療の考え方は、癌性疼痛や慢性痛におけるラダーアップ[註3]（薬物を漸次強める）の考え方とは根本的に異なる。また、神経ブロックやトリガーポイント注射を積極的に行う。

【理学療法】

疼痛感覚部位である腰背部の筋に緊張やスパズムが認められる場合は、運動療法、徒手療法、物理療法を行う。特に圧痛に対しては、物理療法が効果的である。

感作徴候を示す患者でも、特定の姿勢や動作で痛みを示すことは多いが、「どの姿勢で、どの動作で、どの部位が痛いのか」などを療法士が評価し、日常生活における負担の少ない動作や環境を提案することは可能である。

疼痛感覚部位の筋に緊張やスパズムを認める場合の、理学療法の目的と手技の詳細については、「第6章：運動器疼痛症候論に基づく理学療法」にまとめているので参照されたい。

【手術】

感作の悪化が懸念されるため、適応は低い。病変部位の摘出や制動により神経系の感作を抑制できるという確信がある場合にのみ、考慮されるべきである。

4）神経障害

【病態】

椎間板ヘルニア、変性すべり、脊柱管狭窄などの形態的異常が、脊髄、神経根、脊髄神経、神経叢、末梢神経の障害を併発することがある。脊髄神経後枝領域に痛みを起こしている場合は神経根障害性腰痛、脊髄神経前枝領域に痛みを起こしている場合は神経根障害性下肢痛である。

【薬物療法】

圧迫の原因となる病変に対してはNSAIDsを投与する。圧迫性の血行障害に対してはPGE_1など血管拡張薬を用いる。障害神経支配領域に病的感作が認められる場合には、プレガバリンなど中枢性感作抑制薬を用いる。痛みが強い場合には神経ブロック、トリガーポイント注射を行う場合もある。

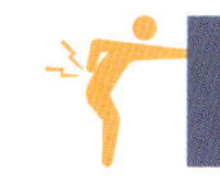

【理学療法】

神経障害の理学療法を考える場合、的確な診断が特に重要となる。例えば、MRIでL_4-L_5椎間板ヘルニアが認められ下肢痛を呈している場合でも、神経障害はL_4-L_5で生じているとは限らないため、的確な診断の基に理学療法が成される必要がある。

臨床で多い椎間板ヘルニアおよび脊柱管狭窄症の理学療法については、「第6章：運動器疼痛症候論に基づく理学療法」にまとめているので参照されたい。

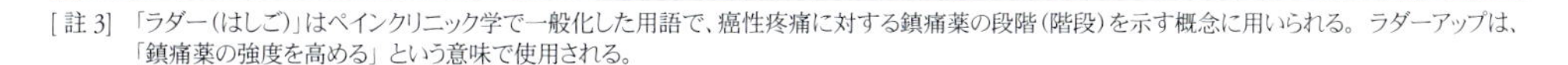

[註3]「ラダー（はしご）」はペインクリニック学で一般化した用語で、癌性疼痛に対する鎮痛薬の段階（階段）を示す概念に用いられる。ラダーアップは、「鎮痛薬の強度を高める」という意味で使用される。

5）心因性要因

【病態】

急性腰痛が亜急性化する要因として、心因性の要因が疑われる場合がある。例えば、自動車事故による腰椎捻挫や労働災害ではそのような場合がしばしばあるが、心因が明らかな場合は、原因となっている心理的・社会的問題の解決を図るべきである。そうした問題に整形外科医や療法士が介入することは難しいが、心因が「痛みが軽快しない理由」のひとつであることを患者さんに理解してもらう努力はすべきである。

【薬物療法】

抗不安薬、睡眠薬などを処方することがあるが、効果をきちんと見極めるべきである。診断に自信がないときは専門医へ紹介するか、アドバイスを受ける。

【理学療法】

物理療法を行うことが多いが、効果は不明である。亜急性期の心因性腰痛に対する運動療法の効果は明らかではない。今後は心因性腰痛についても運動の効果や患者と接する上での要点等の研究が行われ、理学療法の効果を発揮することが期待される。

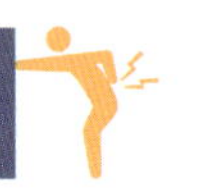

4. 慢性腰痛の治療

慢性腰痛では発症から初診までの病期が数年ということはまれではなく、数十年という場合もある。病変部位と疼痛感覚部位、局所、末梢神経系、中枢神経系、心因性など、痛みを慢性化させている要因はいくつも考えられる。症例ごとに原因とその組み合わせは様々であり、診断は困難である。

慢性腰痛に対する理解は、器質的な異常を原因と考える局在論や運動器機能不全論を主張する医療者と、心因論を主張する医療者とでは相反する。痛みが長引くとき局在論者は『*まだどこかに病変が隠れているはずだ。それを探して処置すべき*』と考えることが多い[註4]。また、運動器機能不全論者は『*運動器機能が正常化していない。機能不全の原因をみつけて矯正しなければ*』と考える。対して、心因論者は『*器質的な異常が見つからなければ、痛みを訴え続けるのは心の問題だ*』と考える。

心因性と診断するためには、腰部の器質的原因、運動器機能不全、神経機能不全が否定または関与が低いことが確認されていなければならない。器質的原因は画像所見、神経学的所見、血液学的所見が根拠となる。運動器機能不全の否定は難しい。神経機能不全については、病的感作は感作徴候により診断できるものの抑制機能低下の診断は難しい。かように、器質的・機能的な病態を完全に否定することは困難である。一方、心因性慢性腰痛の診断のために、様々な質問票が開発されており臨床研究には多用されているが、残念ながら診断の決め手にはならない。結局、心因性慢性腰痛の診断は経験に頼るか、精神科医、心療内科医など専門家の診断に委ねている[9),10)]。

「慢性痛とは、疾患が治癒した後も続く病的な痛みである」という疼痛学の基本的な考え方がある。

これから腰痛診療を始める人たちに注意を喚起したいのは、慢性化の原因として「器質的原因の慢性化」もやはりありうるということである。長年の腰痛が病変部位の発見により一気に治癒するということもある。よって、まずは局在診断、運動器機能診断などの器質的診断をきちんと行うことが重要である。このことも踏まえ、慢性腰痛の診療においては広範な知識が求められる。

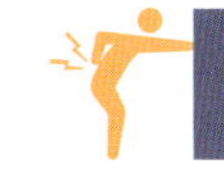

5

運動器疼痛症候論に基づく腰痛治療

1) 器質的病因による慢性腰痛

慢性腰痛においても、まずは局在論、運動器機能不全論、神経機能不全論の、3つの視点から患者さんを診て、その原因を器質的・機能的な病態から考えるようにする。その上で、器質的・機能的な病態が否定または関与が低いことが確認されれば、心因性の検査を行う。

この過程で心因性慢性痛が除外できる場合の、慢性腰痛の治療について下記に記述する。

[註4]　Failed Back Surgery Syndrome（FBSS: 脊椎手術後遺残性疼痛症候群）は、このようにして生まれる。

【薬物療法】

心因性慢性痛が除外できる場合の慢性腰痛の薬物療法に標準的な処方はない。胃粘膜障害などの副作用を配慮しながら、「表 5-1: 痛みの種類と運動器疼痛で使用される主な薬物」（127ページ）を参考に処方されたい。

高齢患者で遷延性炎症と診断された場合の NSAIDs の長期使用は、胃粘膜障害、腎障害などの副作用の可能性が高くなるため、慎重でなければならない。感作抑制薬は有効性が明らかではない。神経ブロックには即時性効果がある。高齢患者にはトリガーポイント注射を希望する者が少なくないが、"終わりなき注射"になりがちなため、注意が必要である。

心因性の場合は、抗不安薬や抗うつ薬を用いる。慢性腰痛では、オピオイドは禁忌とされる[11]。

【理学療法】

心因性慢性痛が除外できる場合の理学療法は、基本的には「第 6 章 : 運動器疼痛症候論に基づく理学療法」に準じて行う。

慢性期に至った腰痛患者の場合、病変部位の影響以外にも、筋緊張、精神的な不安感など、多角的な要因が影響している。このことを念頭におき、その患者に関わる医師・療法士・看護師・薬剤師などがチームとして関わっていくことが大切となる。

2) 心因性慢性腰痛

心因性がほぼ確実である場合の慢性腰痛の治療について下記に記述する。

【薬物療法】

精神科医や心療内科医は、精神医学的診断に基づき心因性慢性腰痛に対する薬物を処方している。筆者も抗不安薬や睡眠薬などを処方することがあるが、それ以外の薬物は専門医に処方をお願いするか、アドバイスを受けて処方するようにしている。

【理学療法】

心因性腰痛の場合、理学療法の価値は症例ごとに違う。ほとんど効果をもたない場合もあれば、いかなる薬物療法や精神医学的よりも有効な場合もある。腰痛診療ガイドライン[3),4),5)]においても、運動療法は ADL 改善、社会復帰促進などの効果があることが示されており、エビデンスレベルが高く強く推奨されている。

【精神療法】

心因性慢性痛の場合や精神医学的治療として、認知行動療法[12)]が知られている。しかしながら、慢性腰痛に対する認知行動療法の効果については、検証がはじまったところである。

3) サルコペニア

高齢化に伴い、最近ではサルコペニア（加齢性筋量減少症）に対する関心が高まっており、加齢性炎症（inflammaging）[13)]が痛みの発生機序と考えられている。骨粗鬆症、ロコモティブ

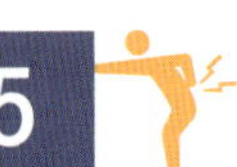

シンドローム、フレイルなどによる慢性腰痛もこのカテゴリーに入る疾患群である。

高齢慢性腰痛患者におけるサルコペニアの指標である骨格筋量指数（skeletal muscle mass index: SMI）は、同年代の非慢性腰痛患者と比較して有意に低下していると報告しており[14),15)]、サルコペニアは高齢者の腰痛に関与していると考えられる。

【病態】

サルコペニアを伴う高齢者では、四肢の筋力低下が先行し、その後、体幹筋の筋力低下が伴うようになる。高齢者の体幹筋では、特に腰背部の筋で弛緩し萎縮が生じやすい。なかでも多裂筋の萎縮と脂肪変性は著明である[14),15)]。実際に高齢者の外科手術をすると、多裂筋が過度に萎縮し変性していることも多い。

腰部の安定性は深部に位置する単関節筋群（多裂筋・腹横筋）の筋活動によって行われており、単関節筋である多裂筋の筋活動量低下に伴い、腰部の安定化は多関節筋群（脊柱起立筋・腹直筋・腹斜筋）により代償されると報告されている[14),17),18)]。

多裂筋は、腰椎前弯位で働きやすい特性がある。また、その外側にある腸肋筋などの多関節筋群は、後弯位で働きやすい特性がある（図 5-4）[18),19)]。多くの高齢者が脊柱後弯しているため、多裂筋が萎縮しやすい。

住民脊柱検診の調査において、腰椎前弯角の減少は身体機能の各項目、ADL、腰痛との相関を認めたと報告されている[20)]。高齢者の腰背筋、特に多裂筋の筋力低下と腰椎後弯が、腰痛を助長する因子になっていると考えられる。

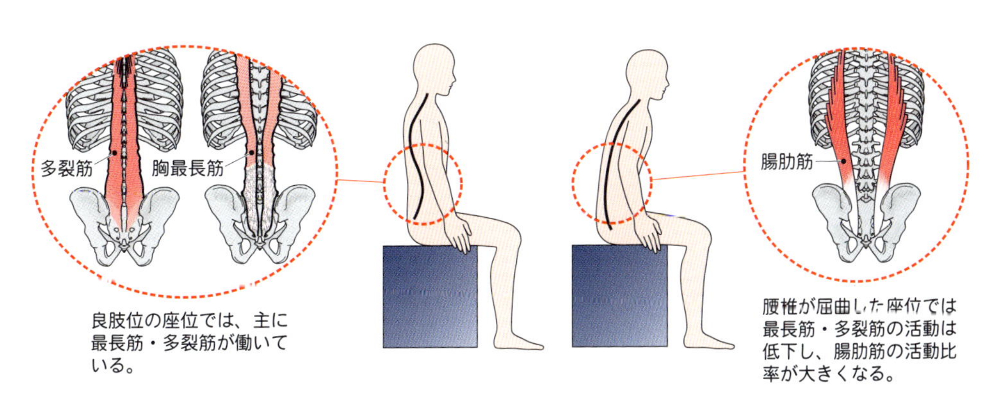

図 5-4: **静止座位における腰背筋の活動比率**

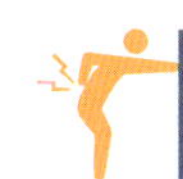

またサルコペニアでは、日常生活の活動性が低下するため、筋力だけではなく、基礎代謝、骨粗鬆症、転倒、バランス障害、意欲低下、柔軟性や可動性の低下など、様々な悪循環が生じると考えられる[21)]。特に、活動性低下に伴い体幹・下肢の柔軟性や可動性が低下することは、腰痛を助長する因子になると予測できる（図 5-5）。

【薬物療法】

サルコペニア、骨粗鬆症、ロコモティブシンドローム、フレイルなどの「加齢性運動器不全性による腰痛」は、いずれも理学療法が治療の主体となる疾患である。骨粗鬆症治療薬が腰痛の緩和に効果があるという報告はあるものの、これら疾患群の痛みに、特異的に作用する鎮痛薬は今のところ知られていない。

【理学療法】

サルコペニアは、機能的異常が主体となる病態である。これまで記述していた病態と同様に、まずは局在論、運動器機能不全、神経機能不全の 3 つの視点で患者を診て、腰痛の原因を器質的・機能的な病態から考え、病態に基づく治療を行う。

サルコペニアを有する高齢者の慢性腰痛では、腰椎後弯および体幹および下肢の柔軟性や可動性低下が機能異常として関与し、これが経時的に進行することにより機能異常を強め病変部位をさらに悪化させていると推定される。以上のことから、脊柱の後弯、体幹・下肢の柔軟性や可動性を改善すること、またそのための生活を指導していくことなどが理学療法の目的となる。

理学療法（運動療法）の目的と手技の詳細は、「第 6 章：運動器疼痛症候論に基づく理学療法」にまとめているので参照されたい。

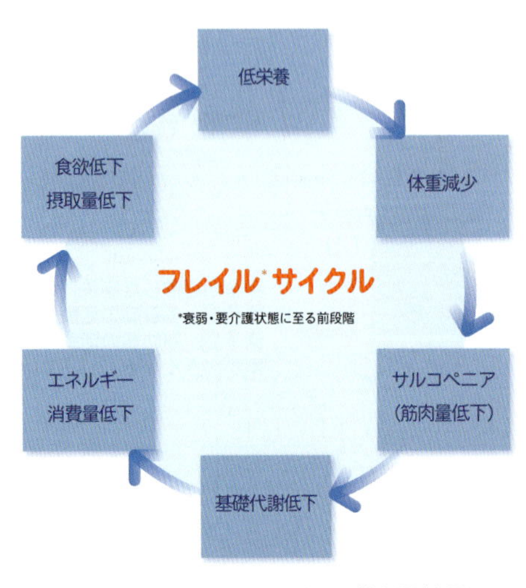

図 5-5: **サルコペニア・フレイルに伴う悪循環**

参考文献

1） 髙橋弦 : 腰痛患者の疼痛知覚部位における圧痛点－出現率と他臨床所見との関連性 . 臨床整形外科 50（2）: 137-174, 2015.

2） 急性腹症診療ガイドライン出版委員会 : 急性腹症診療ガイドライン 2015. 医学書院 , 東京 , 2015.

3） van Tulder M, et al: Chapter 3 European guidelines for the management of acute nonspecific low back pain in primary care. European Spine Journal 15 (2): s169-s191, 2006.

4） 日本整形外科学会診療ガイドライン委員会 / 腰痛診療ガイドライン策定委員会（編）: 腰痛診療ガイドライン 2012. 南江堂 , 東京 , 2012.

5） Qaseem A. , et al: Noninvasive treatments for acute, subacute, and chronic low back pain: A clinical practice guideline from the american college of physicians. Ann Intern Med. 166: 514-530, 2017.

6） 髙橋弦 : 急性非特異的腰痛の VAS 値変化とそこから示唆される望ましい鎮痛薬 . 整形外科 68 : 305-313, 2017.

7） 髙橋弦 : ぎっくり腰 . レジデントコンパス , ライフ・サイエンス , 東京 , 2017.

8） 桂巻正 : 創傷治癒 . 新臨床外科学 , 医学書院 :145-152, 2010.

9） 髙橋弦 : 一次医療における非特異的腰痛の診療 . J Spine Res 9 : 1055-1061, 2018.

10） 髙橋弦 : 慢性腰痛はどうして続くのか　プライマリケアに必要な総合診断能力 . Modern Physician 39 : 246-250, 2018.

11） 非がん性慢性疼痛に対するオピオイド鎮痛薬処方ガイドライン作成ワーキンググループ : 非がん性慢性疼痛に対するオピオイド鎮痛薬処方ガイドライン . 真興交易（株）医書出版部 , 東京 , 2017.

12） 有村達之 : 慢性疼痛の認知行動療法とわが国での有用性 . 日運痛会誌 5 : 49-52, 2013.

13） Salminen A. , et al: Inflammaging: disturbed interplay between autophagy and inflammasomes. Aging 4 (3): 166-175, 2012.

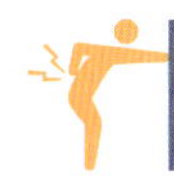

14）　酒井義人 : 腰痛予防の運動療法 －高齢者に対する私の方法 . MB Medcial Rehabilitation：44-49，2016.

15）　酒井義人 : 高齢者の腰痛症におけるサルコペニア . Pain Research 32：13-18，2017.

16）　Richardson C. : Therapeutic Exercise for Spinal. Segmental Stabiliation in Low Back Pain. Churchill Livingstone, Edinburgh, 1999.

17）　Danneels L. , et al: CT imaging of trunk muscles in chronic low back pain patients and healthy control subjects. Eur Spine J 9: 266-272, 2000.

18）　鈴木俊明・他 : 体幹と骨盤の運動療法 . 運動と医学の出版社 , 川崎 , 2018.

19）　高橋久美子・他 : 腰部安定化機能における多裂筋の役割－側下肢動作時の多裂筋と脊柱起立筋の筋電図による解析 . 理学療法 , 進歩と展望 20：38-43，2006.

20）　千葉恒・他 : 腰椎前弯角と身体機能因子の関係性の検討　2013 住民脊柱検診女性コホートによる研究 . 北海道理学療法 32：62-67，2015.

21）　平井達也・他 : 高齢入院患者におけるサルコペニアの実態調査と栄養 , ADL 能力および認知機能との関連 . 理学療法科学 32（2）：177-181，2017.

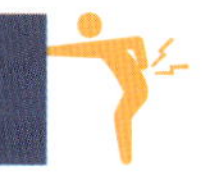

運動器疼痛症候論に基づく理学療法

コンディション・ラボ 園部俊晴

腰痛の理学療法においては、運動器疼痛症候論が示す病態論から理学療法（運動療法）の目的と方法を考える。

局在論の観点からは、ペインマップ（82 ページ参照）の疼痛知覚部位から推定される病変部位を、画像所見、理学所見、動作など、多角的な視点で検討し「局在診断」を行い、病変部位に対する負荷を減らす運動療法を行う。

運動器機能不全論の観点からは、姿勢・動作の異常を観察する。さらに局在論と複合した観点から、腰部の姿勢・動作が病変部位に与える影響を評価する。評価により姿勢・動作と病変部位との関連が明らかになれば、運動療法の手技が決まる。このような過程により、運動器機能不全論が局在論と臨床的につながる。

神経機能不全論の観点からは、腰痛における筋の圧痛閾値の低下や筋緊張の亢進を確認する。その上で病態ごとにこのアプローチを行うことにより安心して運動が行える環境をつくり、経時的に病的感作を減弱させ筋緊張の緩和にも作用する。

神経障害性の腰痛・下肢痛に対しては、神経を障害している病変部位の的確な診断を行なった上で、病変部位における神経の圧迫を緩和しさらに神経の滑走を促進する理学療法を行う。亜急性腰痛と慢性腰痛に対しては、痛みの遷延化の原因を考えつつ理学療法を行う。心因性ではない場合でも精神的な不安や、医療側に不信感をもつ場合もあるので、「患者と医療者は同じ目的に向かうために協力し合う関係」であることを理解してもらいながら治療する。本章では心因性以外の慢性腰痛に対する理学療法について述べる。

1. green light 急性腰痛の理学療法

“green light 急性腰痛 ” とは、2 週間以内に VAS ≦ 30mm となり寛解する急性腰痛のことである。筆者は、「green light 急性腰痛寛解期」の理学療法において、物理療法による疼痛緩和を図りながら、病変部位の治癒促進、疼痛感覚部位の筋の正常化、日常生活動作（ADL）および生活の質（QOL）の改善や社会復帰、再発予防など目的とした運動療法を行っている。

日常生活において、動作時痛が惹起されない程度にまで改善されれば、通常、元の生活に戻ることができる。ただし、発症の原因が日常生活や職場での不良姿勢あるいは無理な動作などの場合は、再発予防のための患者指導が重要となる。また、急性腰痛を亜急性化・慢性化させないことは、臨床的意義が大きい。こうしたことからも、腰痛の病変部位の治癒を促進させ再発を予防することは、「green light 急性腰痛寛解期」における理学療法の大切な役割となる。特に下記の運動指導と患者教育に基づく理学療法とが重要である。

1）安心して活動できる環境をつくるためのアプローチ

a. 良姿勢の学習

例えば不良姿勢で立っていれば、体幹の様々な部位に力学的負荷（メカニカルストレス）が加わる。このため、病変部位にも過度な負荷が加わる。さらに、不良姿勢を継続すると、筋緊張や圧痛などが残存しやすくなる。特に立位姿勢は二足直立動作でのすべての基盤となる肢位であり、立位姿勢が悪ければ日常生活の多くの動作で過剰な力学的負荷が加わる。このような理由から、立位姿勢を中心に良姿勢の学習を療法士が指導していく（図 6-1）。

ここで大切なことは、運動器疼痛症候論に基づき、病変部位と姿勢との関連を考慮することである。腰痛に対する理学療法の意義は病変部位に対する負荷を運動療法により減らすことである。病変部位への負荷の軽減は、病変部位の治癒を促し再発を予防することになる。すなわち、"腰椎後弯があるから改善する"といった短絡的な概念でなく、不良姿勢と病変部位とが本当に関連しているのかを評価を通じ検討することが必要となる。例をとして、L_4-L_5 椎間板に病変があり、長時間の座位姿勢や屈曲動作での痛みを伴っている症例を考えてみたい。この症例が仮に下位腰椎後弯を呈しているのであれば、腰椎後弯と病変部位とが関与していると推定することができ、下位腰椎が屈曲しにくい姿勢を学習させる必要がある。しかしこの症例が下位腰椎の前弯を呈しているのであれば、姿勢アライメントと病変部位は関与していないと考えられる。このことは立位だけなく座位や臥位にも同様なことがいえ、各々の姿勢を療法士が観察し、病変部位との関連を考察した上で良姿勢を学習および改善させていくことが大切である。また、中高年以上の患者では、体幹や下肢の可動域制限や筋力低下が不良姿勢の原因になっている。このため、療法士の評価によって、可動域制限や筋力低下と不良姿勢との関連を精査し、適正な処方を行うことが肝要となる。例えば膝の伸展制限を有する高齢者は多いが、これは体幹の後弯と関連している（図 6-2）。このため、膝の伸展制限を改善することは、膝痛のみならず腰痛の改善につながる。

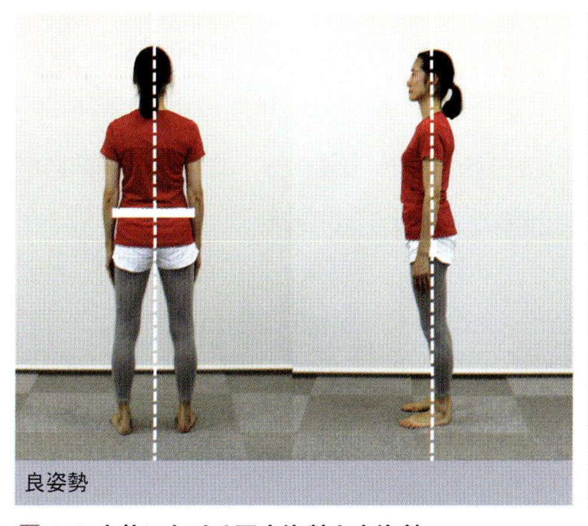
良姿勢

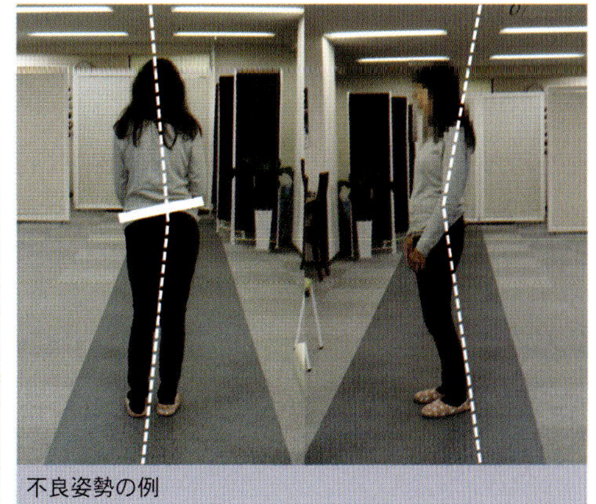
不良姿勢の例

図 6-1: 立位における不良姿勢と良姿勢

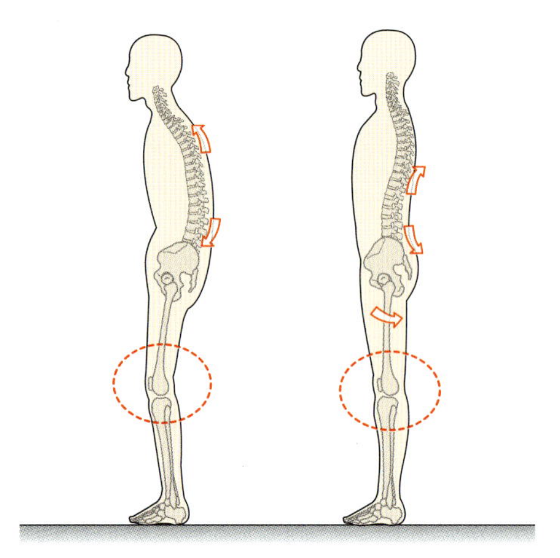

図 6-2: **膝関節と体幹との関連**

膝の伸展制限があると、 体幹は後弯してくる。

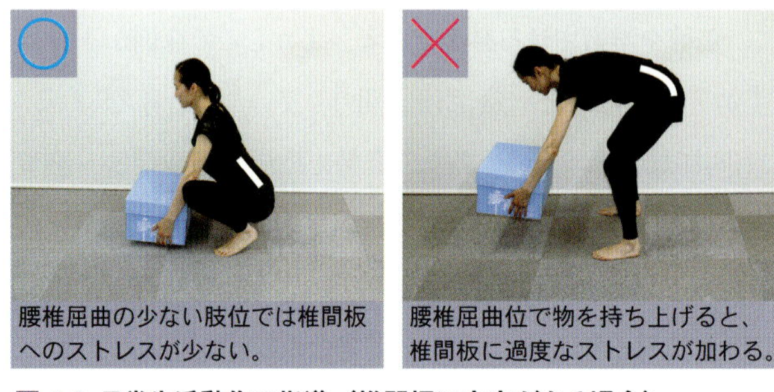

図 6-3: **日常生活動作の指導（椎間板に病変がある場合）**

b. 日常生活動作の指導

日常生活動作において、物を持ち上げる時、家事動作を行う時、仕事での作業を行う時などに、病変部位に負担のよりかからない動作で行うことは重要である。 例えば、 椎間板病変の場合は、物を持ち上げる時に腰椎屈曲が少ない肢位で行う方法を指導する（図 6-3）。 また椎間関節に病変がある場合は、 体幹を伸展するポイントを変える指導などを行う（図 6-4）。

c. 生活指導

適度な運動や食事療法も含め、 体重が増加しないような指導も行う（図 6-5）。

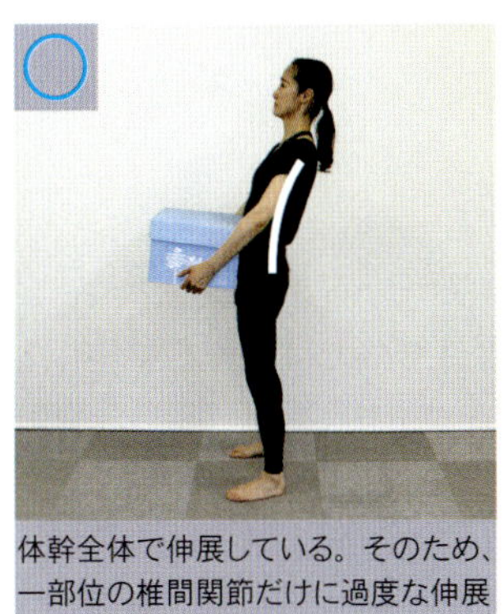

体幹全体で伸展している。そのため、一部位の椎間関節だけに過度な伸展ストレスが加わらない。

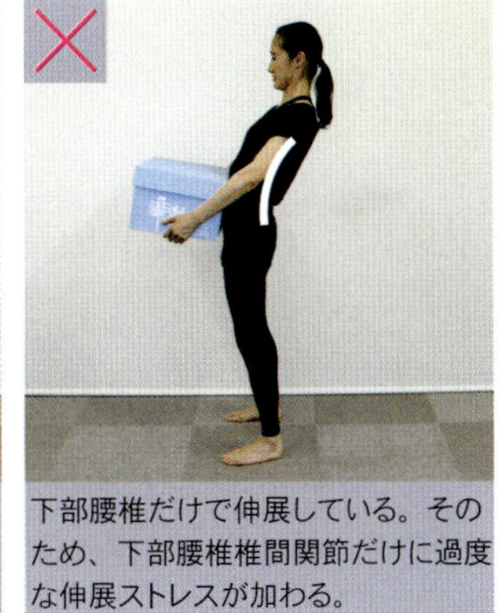

下部腰椎だけで伸展している。そのため、下部腰椎椎間関節だけに過度な伸展ストレスが加わる。

図 6-4: 日常生活動作の指導（椎間関節に病変がある場合）

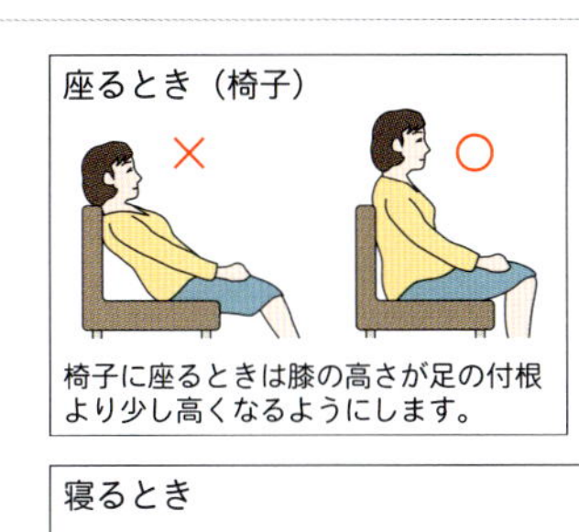

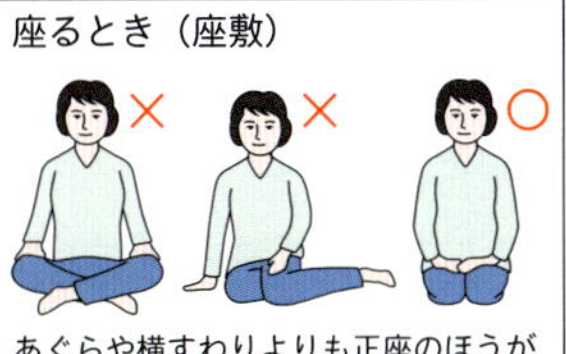

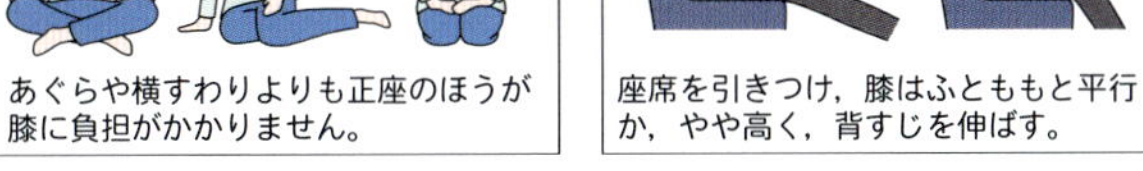

自動車を運転するとき

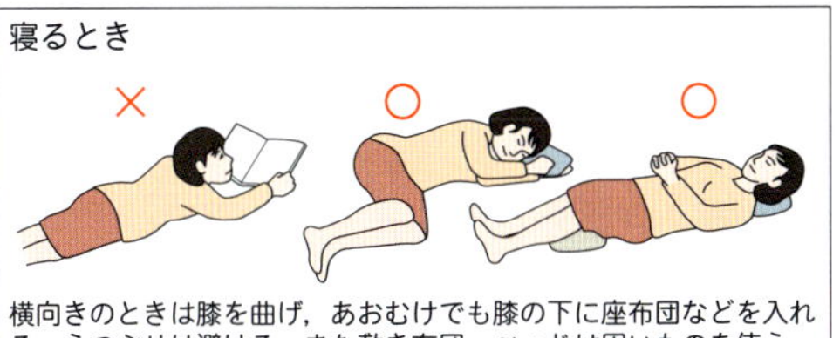

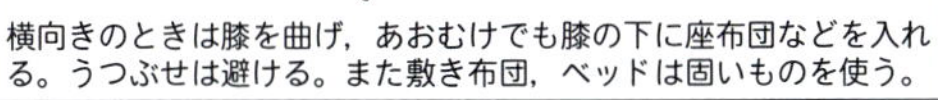

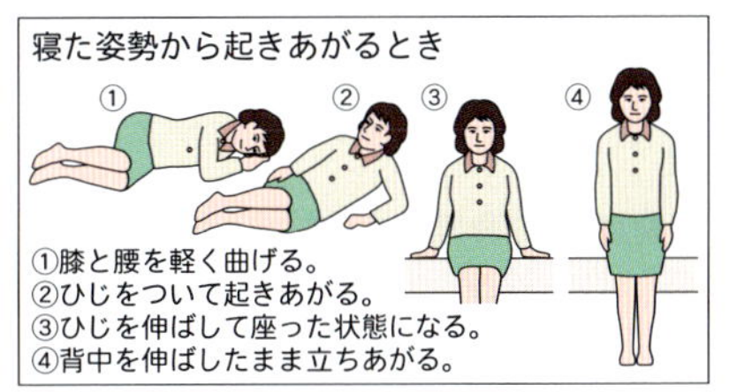

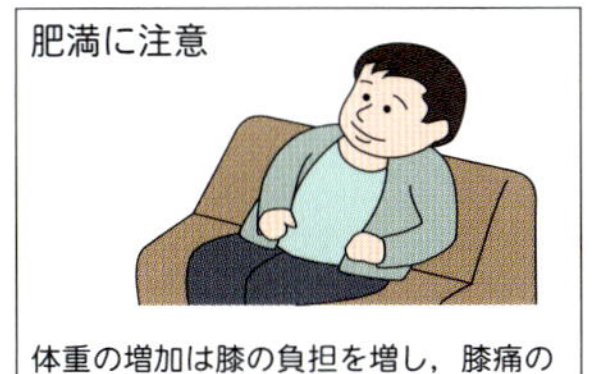

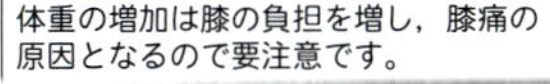

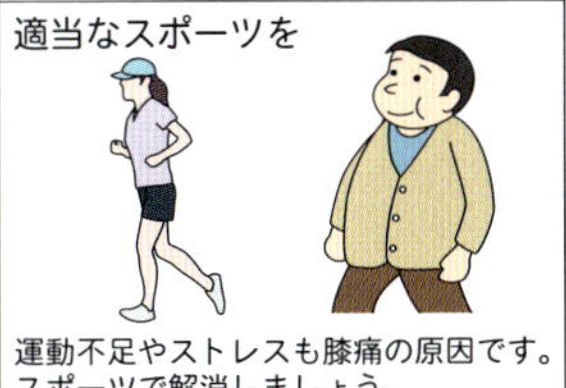

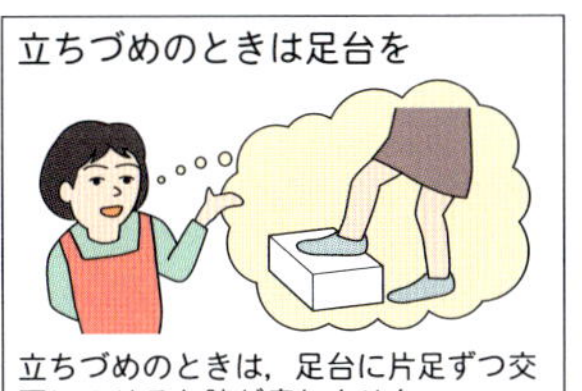

図 6-5: 腰痛予防のための生活指導

上記は筆者（園部）の治療院で患者に提示している資料である。

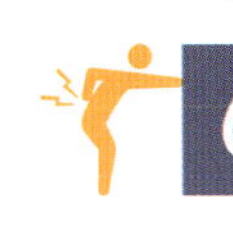

2. yellow flags 急性腰痛の理学療法

"yellow flags 急性腰痛" とは、発症後あるいは初診後 1 カ月を経過しても痛みが寛解しない（VAS ≦ 30mm とならない）急性腰痛のことである。yellow flags 急性腰痛では、病態に応じた対応が重要である。このため、医師による適切な局在診断が成されている必要がある。yellow flags の病変部位は、問診・画像・理学所見などだけでは特定が難しい場合もあるため、医師とコメディカルとが、ディスカッションによる双方の仮説の検証作業を通じて、診断と治療とをチームとして助言しあえる関係を築いていく。

運動器疼痛症候論からすると、この時期の患者の痛みは、「病変部位を原因とする痛み」、「過剰な筋緊張を原因する痛み」、「病的感作を原因する痛み」、「抑制機能低下を原因とする痛み」、「心因性の痛み」など、複数の原因によって生じていると考えられる。

yellow flags 腰痛の理学療法の目的は以下のようになる。

1）病変部位に負担を掛けない機能を作るためのアプローチ
2）適正な運動指導によって、安心して活動できる環境をつくるためのアプローチ
3）筋緊張を緩和させるためのアプローチ

これらを踏まえ、次に示す理学療法を行っていく。

1）病変部位に負担を掛けない機能を作るためのアプローチ

病変部位に負担をかけない機能を作るためには、病変部位周辺の機能解剖を理解し、それに即した理学療法を施行する。

ここでは、臨床的に多い「椎間関節性疼痛」「椎間板性疼痛」を取り挙げ、これらの病変に負担をかけない機能をつくるためのアプローチについて説明しておきたい。

a. 椎間関節性疼痛（伸展痛）

椎間関節性の痛みは伸展時・屈曲時の双方ともに生じるが、主に伸展時に痛みを生じる[註1]。運動器疼痛症候論の体性感覚構造図が予見するように、一側性に痛みを生じやすく、圧痛は正中線の外側 25 ～ 30mm ほどの部分を中心に現れる（図 6-6）。椎間

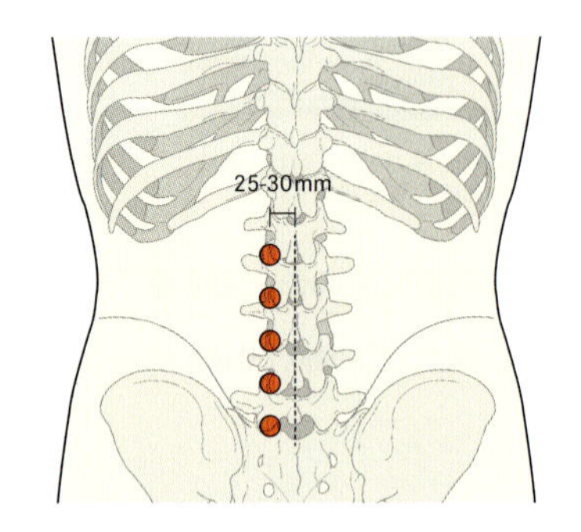

図 6-6: 椎間関節性疼痛の圧痛部位

椎間関節性疼痛は棘突起より 25 ～ 30mm 外側のやや下方に圧痛があることが多い。

［註 1］椎間関節性腰痛は一般に伸展時に痛みが生じると考えられているが、屈曲時に痛む場合もある。本書では、伸展に伴う疼痛についての理学療法を記載している。

関節障害の場合、痛みの範囲が狭く、多くは片側性に知覚され、図 6-7 のような疼痛知覚部位を示す。

椎間関節性疼痛の原因は様々であるが、病変部位の椎間関節への局所的な伸展であることが多い。正常な伸展動作では、腰椎の各椎間関節はある程度均等に伸展を担う。しかし図 6-8 右写真のような伸展動作では L_4-L_5 椎間関節の 1 関節に負荷が集中し、この動作の繰り返しが痛みを誘発する。

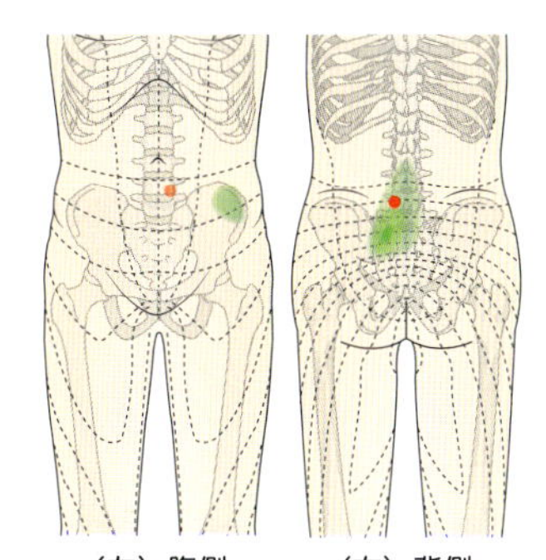

図 6-7: 病変部位が左 $L_4/_5$ 椎間関節の場合の疼痛知覚部位（ペインマップ）

椎間関節障害の場合、痛みの範囲が狭く、多くは片側性に知覚される。

病変部位が L_4-L_5 間にある場合、図 6-9 のように L_4 棘突起の下方移動を徒手的に制動し、L_4-L_5 間の伸展を軽減すると痛みが消失することは多い。このことからも、病変部位である椎間関節に負担をかけない機能を作ることができれば、痛みは緩解しやすくなる。また、理学療法によって病変部位となっている椎間関節の負担

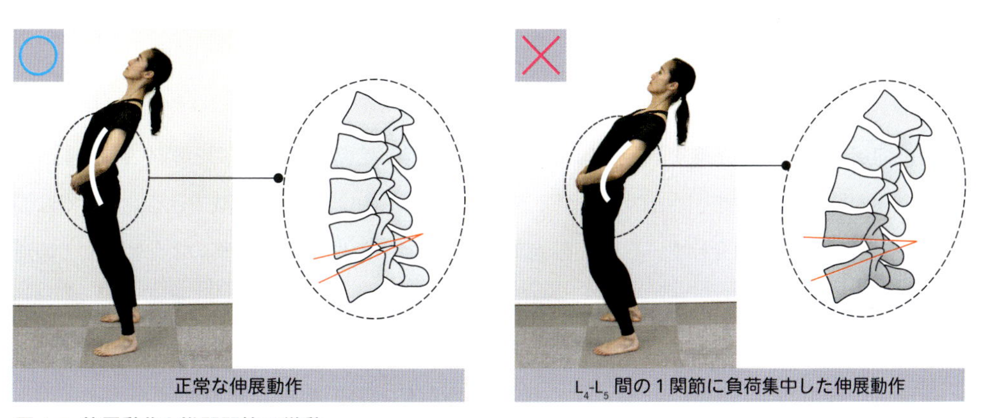

図 6-8: 伸展動作と椎間関節の挙動

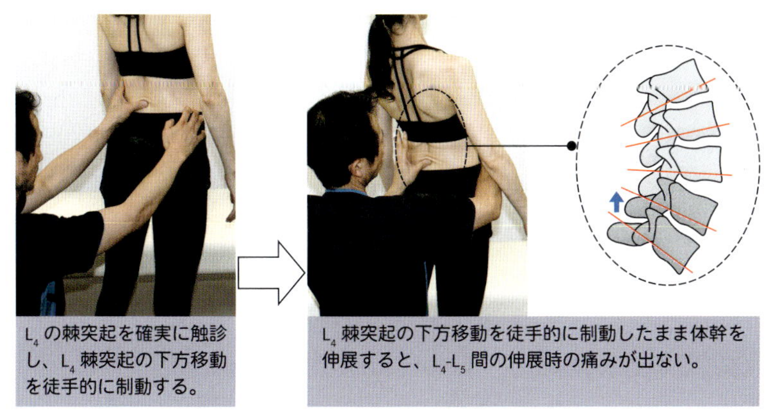

図 6-9: 椎間関節の挙動を変化させることによる痛みの変化

文献 11 より成田の方法を引用改変

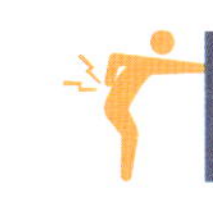

を軽減することは可能である。

運動療法としては、次の方法が考えられる。

① 体幹伸展動作の学習（椎間関節の挙動を変化させる）

② 胸椎伸展の可動性改善

③ 股関節伸展の可動性改善

④ 姿勢の改善

⑤ 疼痛動作の改善

具体的な参考例を下記にまとめたので、参照されたい。

① 体幹伸展動作の学習（椎間関節の挙動を変化させる）

椎間関節性の伸展痛がある症例では、体幹を伸展する際に腰椎の1分節が過度に伸展していることが多い。例えば、下部体幹の前方移動を伴う例では、下位腰椎の伸展だけが過剰になりやすい。そのため、体幹の1分節が集中的に伸展しないような、体幹伸展動作の運動学習を行う。図 6-10 右写真の症例のように下位腰椎が過度に伸展している場合、上位胸椎から下位胸椎へ順に分節運動ができるように学習する。これにより、脊柱全体の伸展可動性を引き出すことができる。

② 胸椎伸展の可動性改善

胸椎伸展の可動性を改善することにより、体幹全体の伸展を胸椎でも担うことができる。結果、脊柱全体の伸展可動性を引き出すことができ、1分節への伸展負荷を軽減できる。ここでは図 6-11 で2つの方法を紹介している。高齢者で肩の痛みを伴う場合は左写真のような肢位での運動が難しい場合があるが、その場合は、座位での運動が有効である。

③ 股関節伸展の可動性改善

股関節の伸展可動性に制限があると、立位や歩行において腰椎伸展で代償する。そのた

胸椎から伸展する方法
下位腰椎に負担がかかる体幹伸展

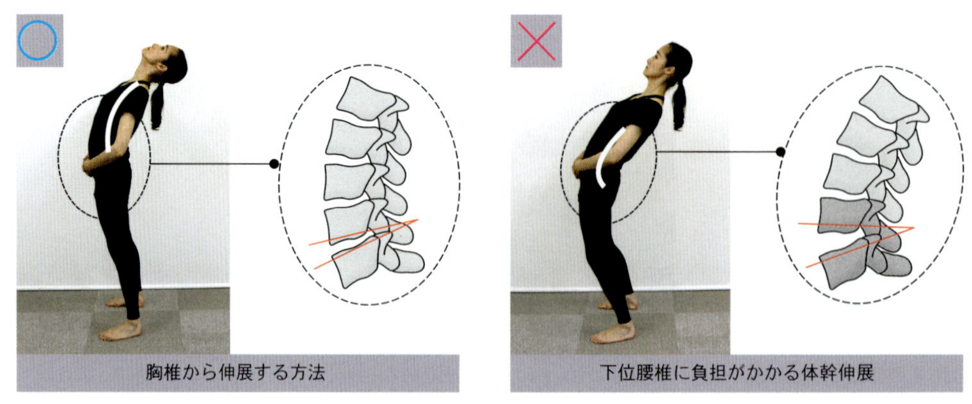

図 6-10: 伸展動作の学習

体幹の伸展が一部位に集中しないように、上位胸椎から下位胸椎へ順に分節運動ができるように運動学習する。これにより、脊柱全体の伸展可動性を引き出すことができ、一部位への伸展負荷を軽減できる。

め、股関節伸展可動性の改善は有効であり、腸腰筋を緩めることにより過度な骨盤前傾を抑制する効果がある（図 6-12）。

④ 姿勢の改善

症例ごとに適正な姿勢を指導することで、腰椎の前弯を弱め、骨盤を後傾させる（図 6-13）。骨盤の後傾は、良好な筋緊張の改善につながる。

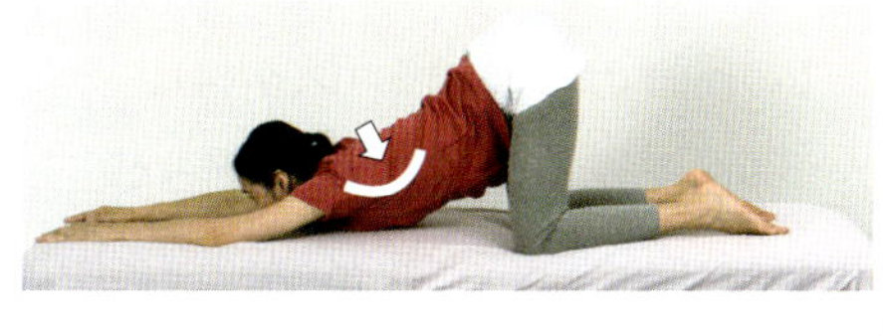

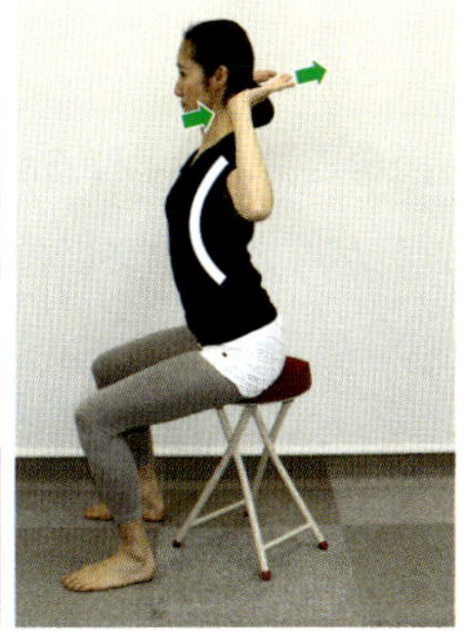

猫が伸びするときの肢位エクササイズ（写真上）
胸を床に押し付けるように胸椎を反らせる。
坐位での胸椎伸展エクササイズ（写真右）

図 6-11: **胸椎伸展の可動性改善**

胸椎伸展の可動性を改善することで、体幹の伸展を胸椎でも担うことができ、脊柱全体の伸展可動性を引き出すことができる。これにより、一部位への伸展負荷を軽減できる。

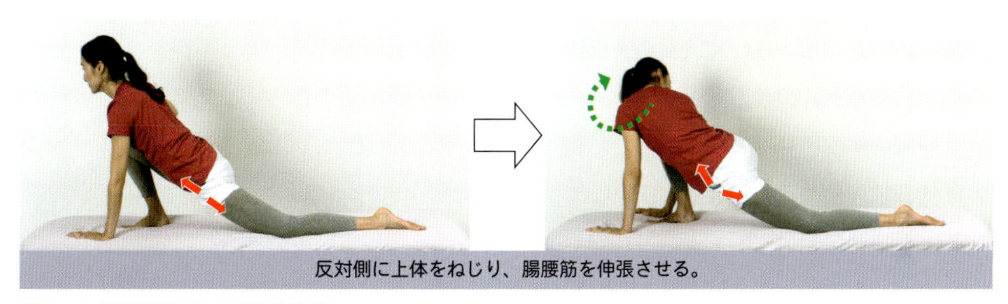

反対側に上体をねじり、腸腰筋を伸張させる。

図 6-12: **股関節伸展の可動性改善**

腸腰筋を緩めることで、過度な骨盤前傾を抑制する効果がある。

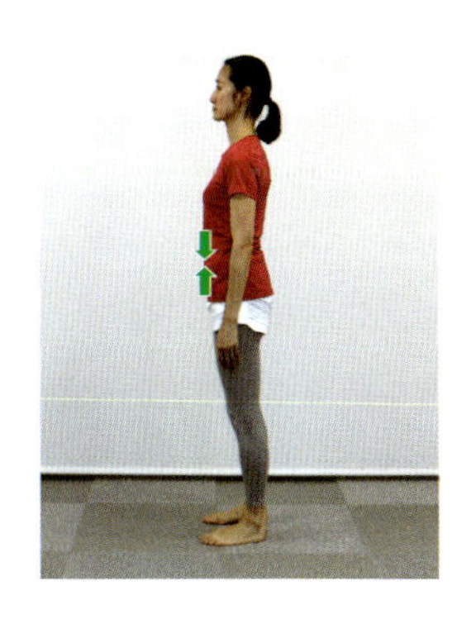

図 6-13: **姿勢エクササイズ**

ドローインによって腰椎の前弯を弱め、骨盤を後傾させる筋群のトレーニングを実践する。

運動器疼痛症候論に基づく理学療法

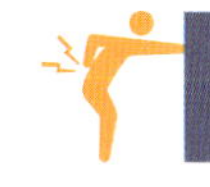

6

⑤ 疼痛動作の改善

患者からどんな動作で痛みがあるのかを聞き取り、その動作が痛みなく行えるように指導する。これについては「green light 急性腰痛の理学療法」（144 ページ）でも触れているので、参照されたい。

b. 椎間板性疼痛（屈曲痛）

椎間板は腰椎が屈曲した肢位で内圧が高まり、座位での屈曲で最も高まる（図 6-14）。そのため椎間板性腰痛では、腰椎後弯姿勢（いわゆる前かがみの姿勢）にすることで、痛みが出るもしくは増強する[註2]。つまり、前かがみ姿勢が多い仕事や長時間の座ることが多い人に発生しやすい傾向がある。また、体性感覚構造図が示すように洞椎骨神経が椎間板を両側性に支配しているため、椎間板障害による痛みはふつう両側性に知覚される。

椎間板性疼痛があり腰椎屈曲時に痛みが増強する場合の理学療法の目的は、椎間板内圧が高まらない身体を作ること、そのための生活を指導していくこと、などが考えられる。このためには、姿勢から考えると「腰椎の後弯」と「骨盤の後傾」の両方を改善することが重要となる（図 6-15）。

このような場合は、理学療法によって病変部位となっている椎間板の負担を軽減する。

運動療法としては、次のことが考えられる。

① 体幹屈曲動作の学習
② 腰椎の伸展可動性改善
③ 股関節屈曲の可動性改善
④ 多裂筋の賦活
⑤ 姿勢の改善
⑥ 疼痛動作の改善

①から⑤の具体的な参考例を下記にまとめたので、参照されたい。

① 体幹屈曲動作の学習

椎間板性腰痛症例では、体幹屈曲時に腰椎のみが過度に屈曲している。そのため、腰椎で集中的に屈曲しないような体幹屈曲動作の運動学習を行う。図 6-16 のように腰椎の屈曲を伴って体幹が前傾する際、腰椎が屈曲しないで体幹前傾するような運動学習を指導する。この運動学習によって体幹屈曲時の腰痛の過度な屈曲を回避できると共に、最長筋と多裂筋を中心に収縮させ、その状態でハムストリングスを伸長させる。

［註 2］ 椎間板性腰痛は一般に屈曲時に痛みが生じると考えられているが、伸展時に痛む場合もある。本書では、屈曲に伴う疼痛についての理学療法を記載している。

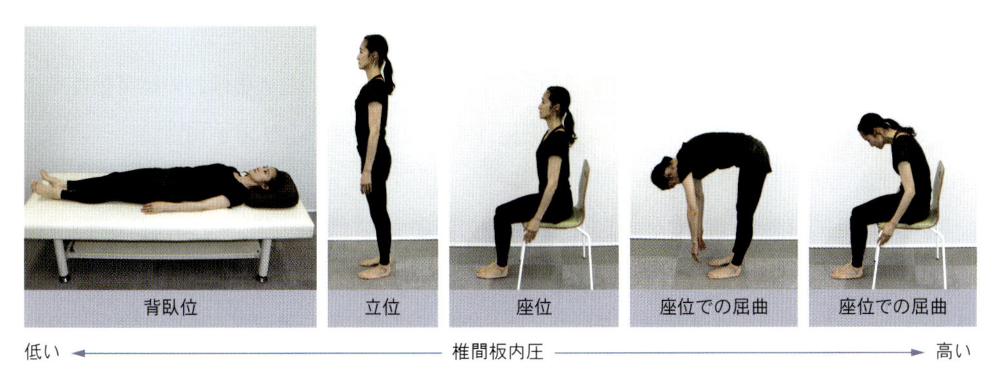

図 6-14: **椎間板内圧**

椎間板は腰椎が屈曲した肢位で内圧が高まり、座位での屈曲で最も高まることが分かっている。

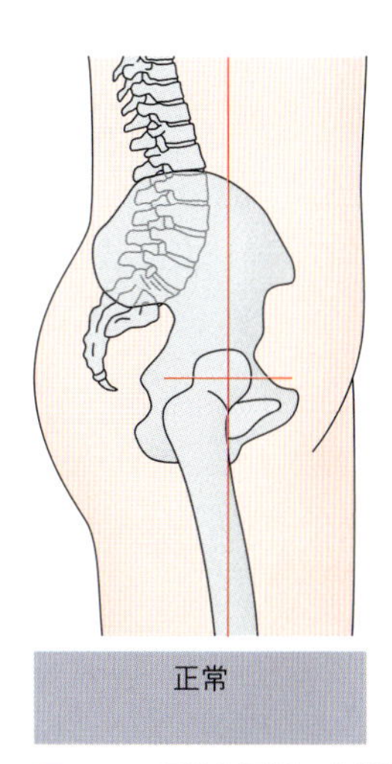

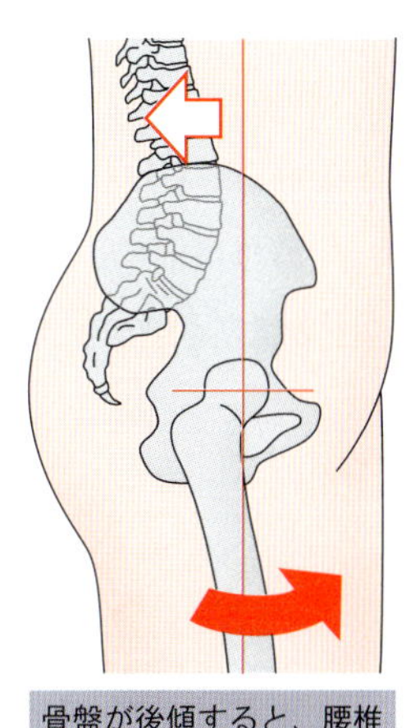

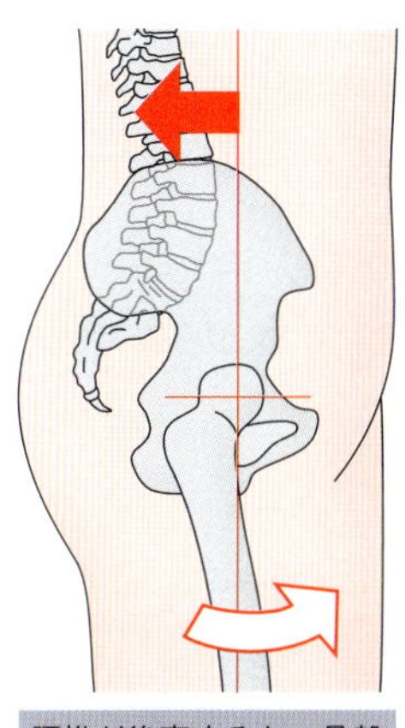

図 6-15: **腰椎と骨盤の関係**

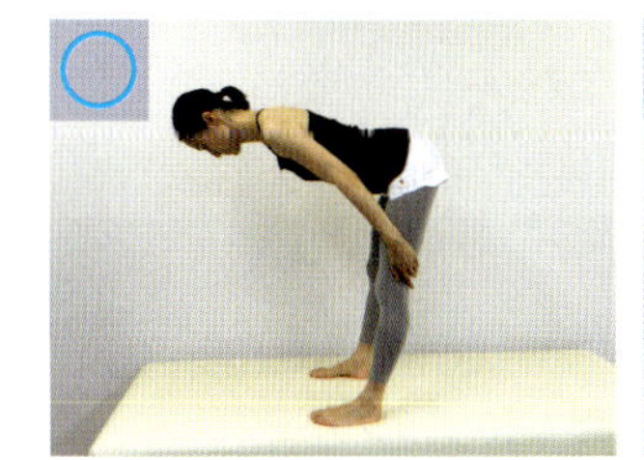

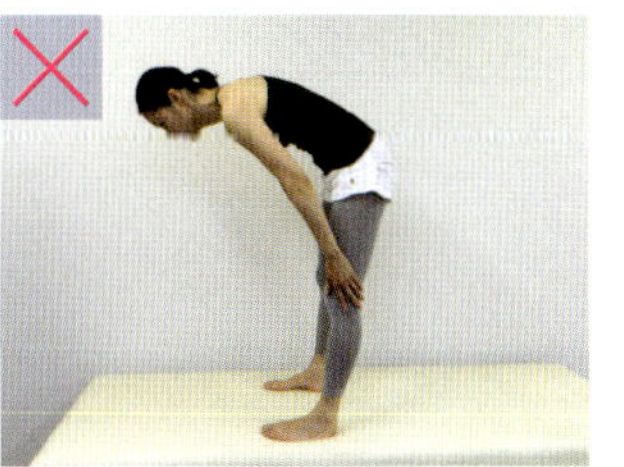

図 6-16: **腰椎前弯を保持した体幹前傾（ハムストリングスの伸長）**

腰椎が屈曲しないで体幹前傾する運動学習ができると共に、最長筋と多裂筋を中心に収縮させ、その状態でハムストリングスを伸長することができる。

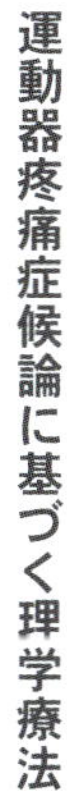

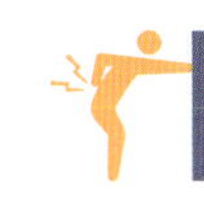

② 腰椎の伸展可動性改善

骨盤後傾を有する症例では、腰椎が屈曲位で固定される。このため腰椎の伸展可動性を改善すると同時に、骨盤前傾位での運動学習を施行する（図 6-17 および図 6-18）。

③ 股関節屈曲の可動性改善

股関節屈曲の可動性に制限があると、股関節の深屈曲時に腰椎が屈曲する代償が生じる。そのため、図 6-19 のようなエクササイズによって、股関節屈曲の可動性改善と腸腰筋収縮時に骨盤後傾を伴わないような運動学習を行う。この運動では股関節を屈曲する際に、腰椎を屈曲しないよう維持しながら、太ももをできるだけ高く上げるのがポイントとなる。

④ 多裂筋の賦活

多裂筋は腰椎前弯位で優位に活動する（図 6-20）。即ち、多裂筋を賦活させると腰椎の後弯姿勢を改善しやすくすることができる。多裂筋を賦活させるには、腰椎を屈曲させずに体幹を前傾するとよい。

多裂筋を賦活するために、図 6-21 の運動を行う。この運動によって腰椎の屈曲を伴わずに体幹前傾する運動学習ができると共に、多裂筋を中心に収縮させることができる。左写真のように、みぞおちをしっかり上に上げることによって腰椎は前弯し、多裂筋は賦活する。続いて、肢位を維持しながら体幹を前傾することでさらに多裂筋を賦活させる。

おへそをのぞき込み見ながら、
腰を丸めるイメージ
天井を見ながら、腰を反らすイメージで
行うと上手く腰を反らすことができる！

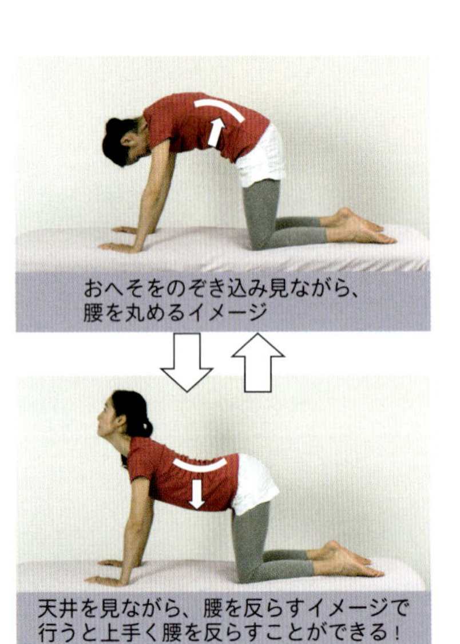

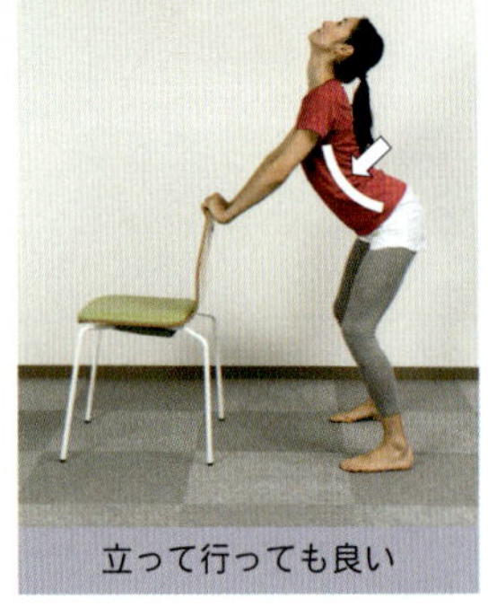

図 6-17: **キャットアンドドック**

四つん這いで腰椎を反らせる運動と丸める運動とを繰り返す。この運動をリズミカルに 30 秒間繰り返す。

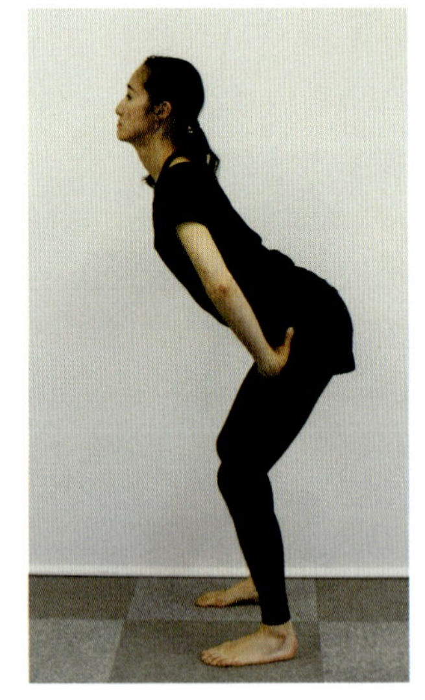

図 6-18: **スクワット**

骨盤前傾位でのスクワットは、大殿筋収縮を促し骨盤前傾位での荷重を学習することに繋がる。また多裂筋も賦活しやすくなる。

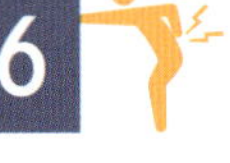

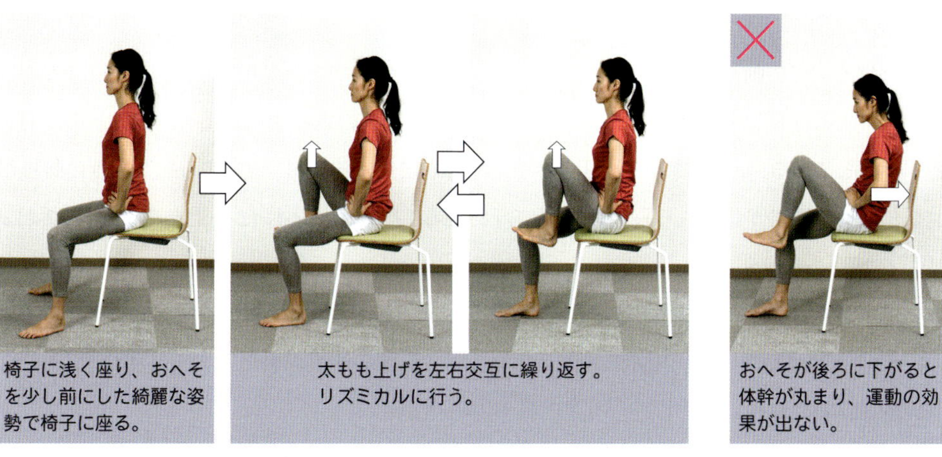

椅子に浅く座り、おへそを少し前にした綺麗な姿勢で椅子に座る。

太もも上げを左右交互に繰り返す。リズミカルに行う。

おへそが後ろに下がると体幹が丸まり、運動の効果が出ない。

図 6-19: **股関節屈曲エクササイズ**

座った状態で太ももを交互に上げる。このエクササイズも腰が丸まらないように維持しながら、できるだけ高く太ももを上げるのがポイントである。

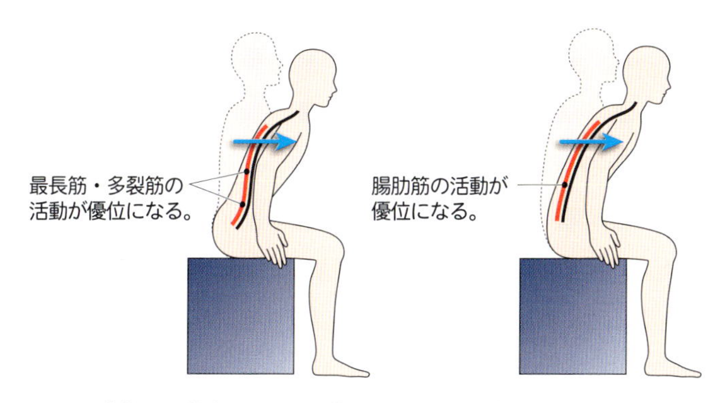

図 6-20: **座位での前方へのリーチ動作における腰背筋の活動**

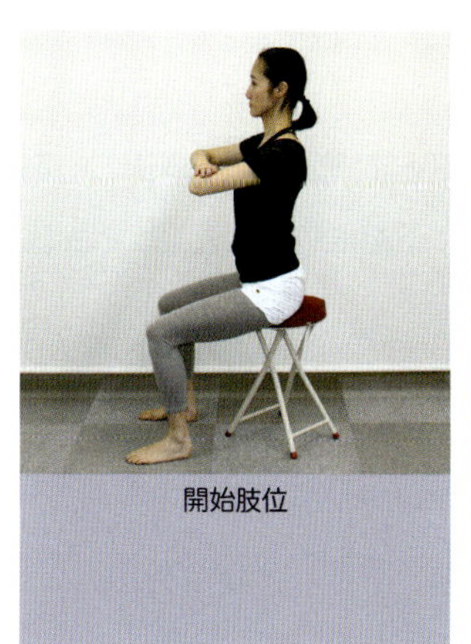

開始肢位

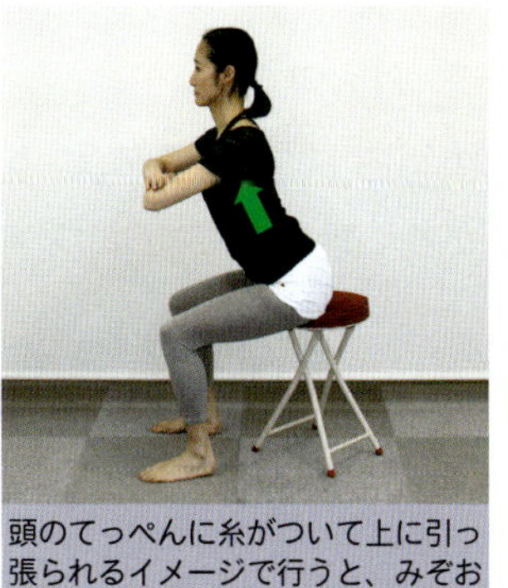

頭のてっぺんに糸がついて上に引っ張られるイメージで行うと、みぞおちがしっかり上に上がる。この肢位では腰椎は前彎し、また多裂筋は賦活する。

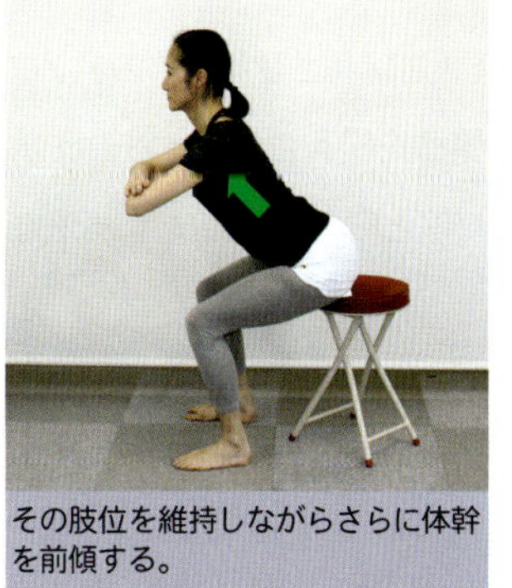

その肢位を維持しながらさらに体幹を前傾する。

図 6-21: **腰椎前弯を保持した体幹前傾（座位）**

腰椎の屈曲を伴わずに体幹前傾する運動学習ができると共に、多裂筋を中心に収縮させることができる。

⑤ 姿勢の改善

姿勢はすべての動作のデフォルトであり、立位と座位の姿勢を指導している。姿勢エクササイズでは、どの症例にも「体幹をまっすぐにする」、「足の裏の真ん中に体重をかける」の2点を必ず指導している。さらに顎を軽く引きみぞおちを上に上げるように意識すると、適度に腰椎が前弯した良い姿勢が得られる。力まず楽に行わせることが大事なポイントである（図6-22および図6-23）。

中高年以降の場合、膝関節の伸展可動性が低下している。これは腰椎後弯の要因となるため、膝の伸展可動性の評価で伸展制限を認めた場合は膝の伸展可動域拡大エクササイズも行なう（図6-24）。

2) 安心して活動できる環境をつくるためのアプローチ

神経機能不全論の観点から、腰痛における筋の圧痛閾値（いきち）の低下や筋緊張の亢進を確認する。その上で病態ごとにこのアプローチを行うことにより安心して運動が行える環境をつくり、経時的に病的感作を減弱させ筋緊張の緩和にも作用する。そのためには **i) 良姿勢の学習**、**ii) 日常生活動作の指導**、**iii) 生活指導**が必要である。

3) 筋緊張を緩和させるためのアプローチ

若年者から成人の腰部疾患では、筋緊張が亢進している場合が多い。筋緊張が亢進する要因は様々であるが、中枢性感作下においては、病変部位が椎間板や椎間関節など筋以外にある場合でも、病変部位の周辺に存在する疼痛感覚部位の体組織（筋・靭帯・骨）に過度な緊張が生じる。またそれだけでなく、病変部位が完治しても過度な筋緊張亢進が残存する。

筋緊張の亢進は、筋の痛みを引き起こすことはもちろんのこと、筋内および隣接を通過する神経を圧迫し、その支配領域の痛みや感覚異常を引き起こす可能性がある。また、筋の不均衡が生じることで、姿勢への影響を生じ、姿勢変化に伴う障害も発生しやすくする。こうしたことから、「筋緊張を緩和させるためのアプローチ」は大切である。

筋緊張を緩和させるための理学療法としては、a. 筋の伸長、b. 筋と筋膜間の徒手療法、c. 筋膜間（筋と筋の間）の徒手療法などが考えられる。これらについて、下記に簡単に説明しておく。

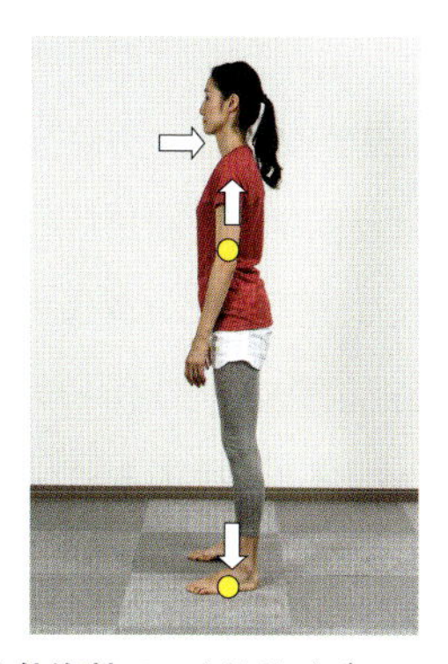

図 6-22: **立位姿勢のエクササイズ**

姿勢エクササイズでは、「体幹をまっすぐにする」、「足の裏の真ん中に体重をかける」という 2 点を意識する。
加えて、顎を軽く引き、みぞおちを上に軽く上げるようすると、良い姿勢が得られやすい。
力まず楽に良い姿勢を取ることが大事なポイントである。

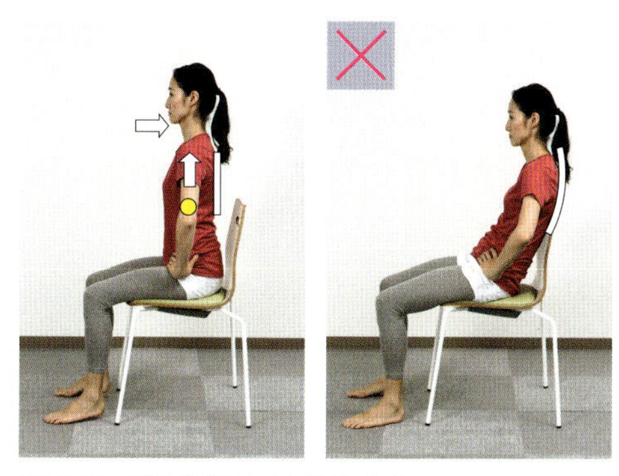

図 6-23: **座位姿勢のエクササイズ**

体重のかかる位置をやや前方にして、顎を軽く引いて、みぞおちを上に上げるように意識すると、良い姿勢が得られやすい。
力まず楽に良い姿勢を取ることが大事なポイントである。

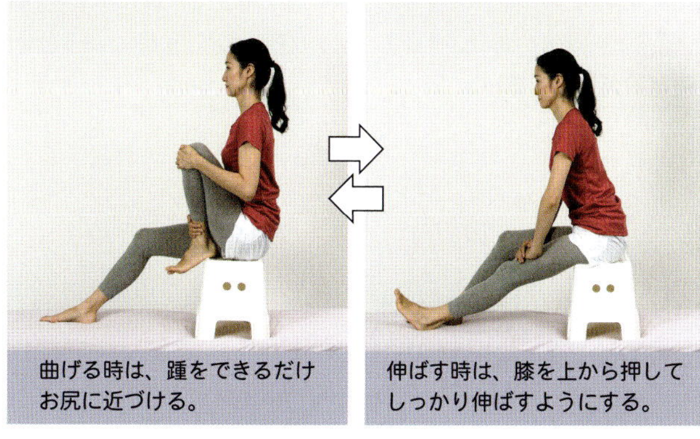

図 6-24: **膝の伸展可動域拡大**

特に、中高年以降は膝関節の伸展可動域が低下していることが多い。これは腰椎後弯の要因となる。

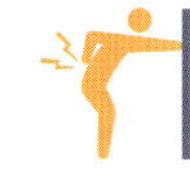

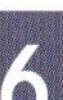

a. 筋の伸長

筋を効果的に伸長することができれば、 筋緊張を緩和させることができる。 方法としては様々なものがあるが、 生理学的機序を利用した手技が多い。 例えば反回抑制[註3]を利用した手技では、最大短縮位での収縮を促し、その後に筋の弛緩する作用を利用して伸長する（図 6-25）。 また、固有受容性神経筋促通法（proprioceptive neuromuscular facilitation: PNF）のホールドリラックスのように、 最大収縮を行わせた後に弛緩する作用を利用して伸長する手技もある。

筋の緊張は、 筋組織だけの問題だけでなく、 筋を包んでいる筋膜に強く影響を受ける。 このため、 次に筋と筋膜間の徒手療法および筋膜間（筋と筋の間）の徒手療法について説明する。

b. 筋と筋膜間の徒手療法

「筋膜リリース」として知られている。 癒着している筋と筋膜を引き離してから伸長することで、筋を効果的に伸長することができる（図 6-26）。

c. 筋膜間（筋と筋の間）の徒手療法

筋と筋の筋膜間が癒着すると、 各々の筋の滑走性が低下し、 過度な筋緊張が生じる要因となる。 筋は重層的な構造をしているので、 筋緊張を緩和させた筋周囲の構造を考慮し筋膜間の徒手療法を施行することも有効である（図 6-27 および図 6-28）。

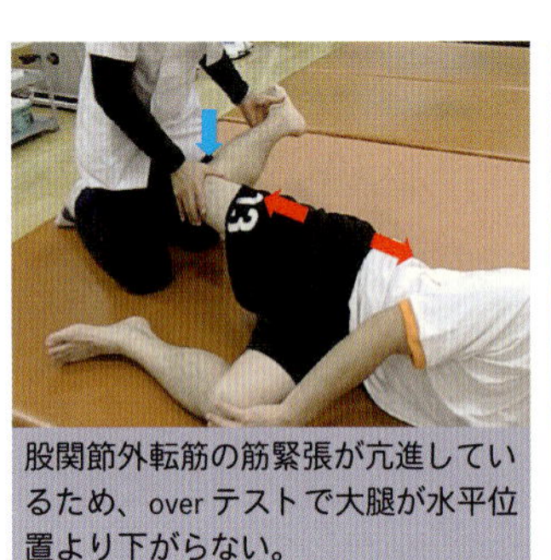

股関節外転筋の筋緊張が亢進しているため、over テストで大腿が水平位置より下がらない。

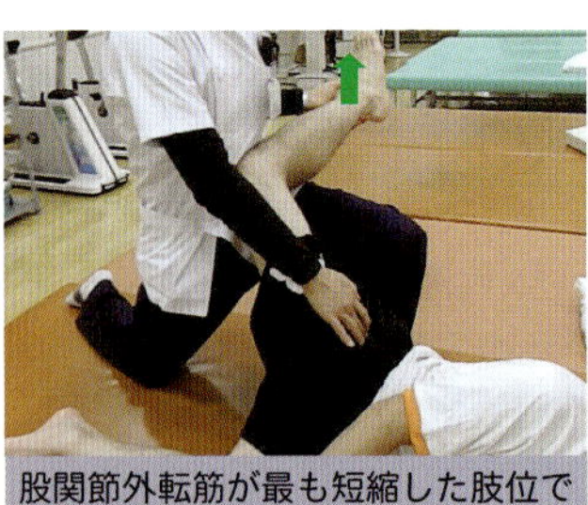

股関節外転筋が最も短縮した肢位で収縮を促す。

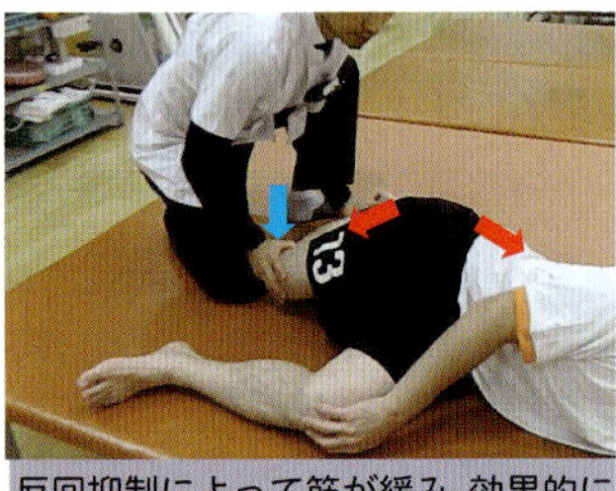

反回抑制によって筋が緩み、効果的に伸長することができる。

図 6-25: 反回抑制を利用した筋の伸長の例（股関節外転筋）

[註3] 運動ニューロンに対する生理学的抑制機能の一つ。 運動ニューロンの反回側枝を介して、 興奮性の入力が脊髄にある介在ニューロンに入ると運動ニューロンに投射し、 抑制性のシナプスをつくることによって運動ニューロンの抑制が起こる。 反回抑制の主な働きは、 運動ニューロンの出力を調節することである。

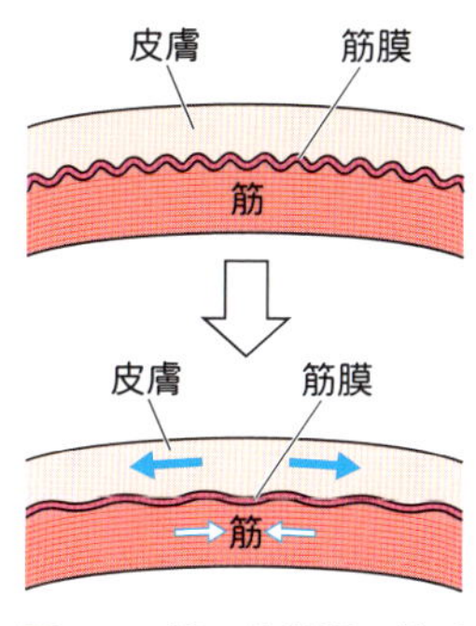

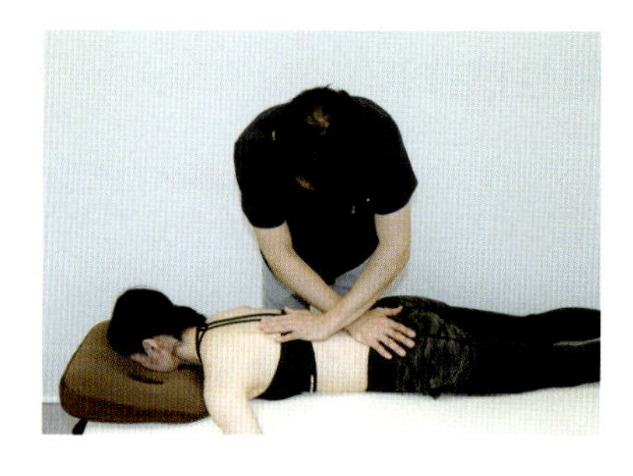

図 6-26: **筋・筋膜間の徒手療法**

背部表層の筋と筋膜とのモビライゼーション

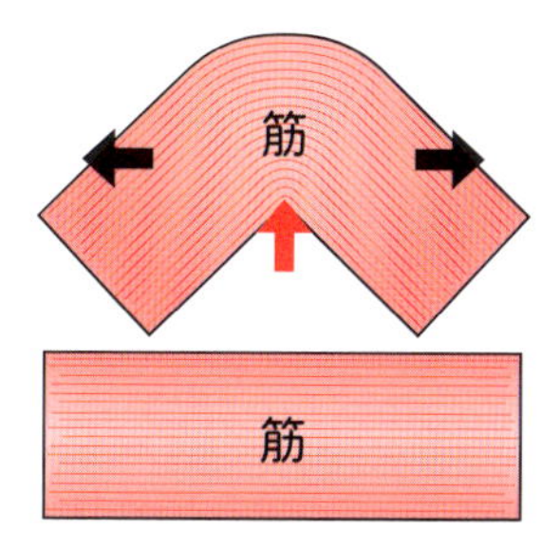

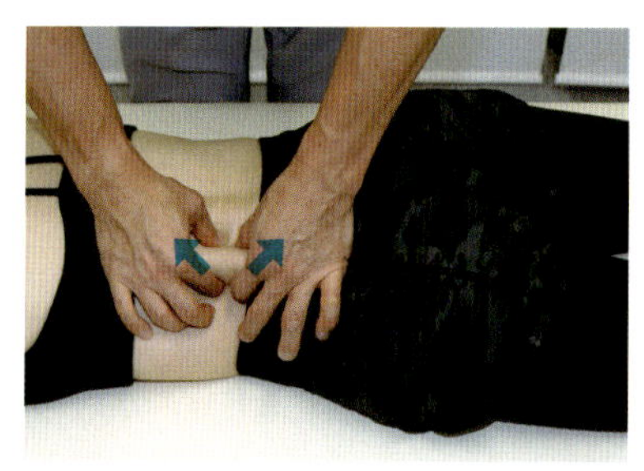

図 6-27: **筋膜間（筋と筋の間）の徒手療法**

腸肋筋の筋膜間モビライゼーション

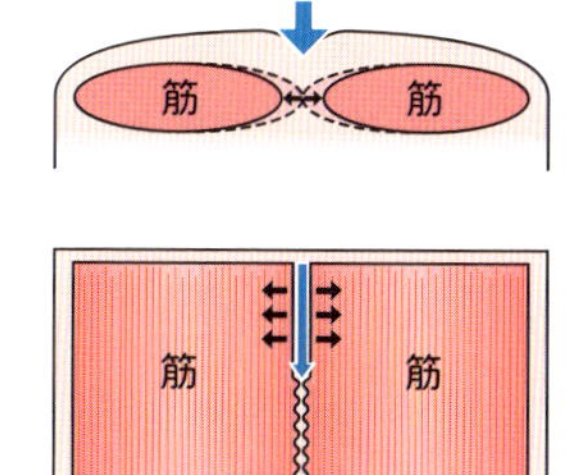

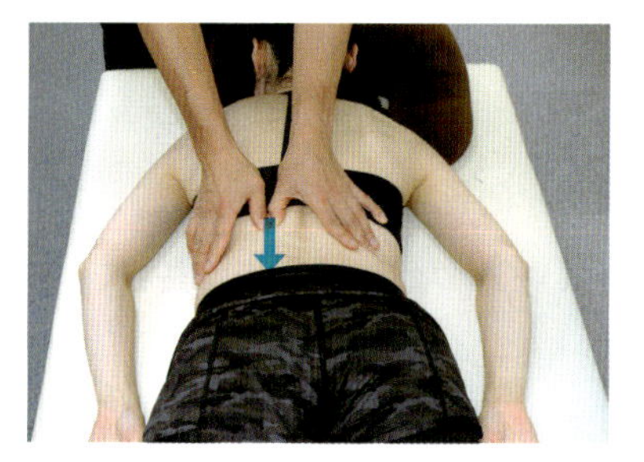

図 6-28: **筋膜間（筋と筋の間）の徒手療法**

腸肋筋と多裂筋間のモビライゼーション

3. 神経機能不全（中枢性感作）

感作兆候を示す患者を目の前にすると、「メンタルが問題だから、理学療法はあまり意味がない」、「ヒステリックな患者だから触りたくない」などと感じる療法士は少なくないだろう。しかし神経機能不全＝心因性ではないことに注意すべきである。感作は末梢神経レベルと脊髄レベルにおける感覚神経系の機能不全により生じる。それゆえ療法士では対応しにくい部分もある。

しかしながら、感作徴候を示す患者でも特定の姿勢や動作で痛みを示すことは多い。このことは、その他の腰痛同様に病変部位に対する局在論に基づく治療も、神経機能不全論に基づく治療も必要であることを示唆している。つまり、理学療法の適応はある。

1) 感作徴候を示す患者への理学療法

疼痛感覚部位である腰背部の筋に緊張やスパズムが認められる場合には、運動療法、徒手療法、物理療法を行う。

感作徴候を示す患者でも、特定の姿勢や動作で痛みを示すことは多い。このことは、感作徴候を示す患者においても、姿勢や動作パターンの改善により痛みが緩和することを示唆している。そのため、「どの姿勢で、どの動作で、どの部位が痛いのか」などを療法士が評価する。疼痛動作や疼痛肢位が明確になれば、「病変部位に負担を掛けない機能を作るためのアプローチ」（148 ページ参照）を施行する。痛みが緩和する肢位・動作・徒手誘導などを見いだすことができれば、病変部位に負担をかけない機能を作るために療法士ができることがあるはずである。

また、日常生活で負担の少ない動作や環境をつくることも必要である。療法士の評価のもと、「安心して活動できる環境をつくるためのアプローチ」（156 ページ参照）を患者の状況に合わせて施行する。特に不良姿勢は力学的負荷（メカニカルストレス）に関与することから、病変部位に過度な負荷を加え、筋緊張や圧痛などの症状を助長していると考えられる。そのため、立位姿勢を中心に良姿勢の学習を指導していく。

疼痛感覚部位の筋に緊張やスパズムを認める場合には「筋緊張を緩和させるためのアプローチ」（156 ページ参照）を適宜選択して施行するとよい。また、圧痛に対しては物理療法が期待できる。

感作の発生には脳も関与している可能性があり、心理面も無視できない。実際に感作徴候を示す症例で、医療不信を露わにする例や医療者の治療行為をトラウマとしている場合もある。このため患者と接する時間の多い療法士は、「患者と療法士は同じ目的に向かうために協力し合う関係」であることを理解させながら治療することが大切であると考える。こうした関係を理解してもらうことで、患者は安心してその療法士に自分の身体を委ねることができると思われる。

4. 神経障害

神経障害の理学療法では、病変部位の的確な局在診断が特に重要となる。その理由は、画像上で椎間板ヘルニア、脊柱管狭窄、すべり症などが認められたとしても、画像が示す異常所見が病変部位ではない場合も少なくないからである。

これを踏まえ、理学療法は神経障害を生じている原因を明確にした上で進める。ここでは、神経障害の例として「椎間板ヘルニア」、「腰部脊柱管狭窄症」、「梨状筋症候群」の理学療法について説明する。理学療法の適応とその治療戦略を考える上で参考になるはずである。

1）椎間板ヘルニアの理学療法

椎間板ヘルニアによる痛みは、ヘルニアが馬尾や神経根を圧迫し、姿勢や動作による機械的な刺激が神経根炎を起こすことにより生じる。本疾患の急性期（ヘルニアが突出し始めた時期）では、ヘルニア自体およびその周辺組織に炎症が生じている。そのため、ヘルニアが神経根を障害していなくてもヘルニア自体が腰痛を起こす。ただし、画像検査で大きなヘルニアが認められても無症候の場合もあれば、小さくても激しい痛みを生じる場合もある。そのため、本疾患による腰痛の急性期に対する運動療法では、椎間板内圧が高くなる肢位や動作を起こさないように指導する（図 6-29）。特に腰椎屈曲位（前かがみ姿勢）での動作を起こさないことは重要である。

本疾患は急性期の炎症が治まれば痛みは寛解し、保存療法によって良好な経過をたどることが多い。しかし、急性期を過ぎても長く痛みが残ることもあり、神経根障害による下肢痛や椎間板性の腰痛が問題となる場合がある。神経根障害がある場合、動作や肢位によって神経根圧迫を生じているタイプ（圧迫障害）と、ヘルニアと神経根との癒着により神経根の滑走性が損なわれているタイプ（滑走障害）とに分けると、運動療法の効果を発揮しやすい。次にこの 2 つのタイプを分けてその理学療法を説明したい。

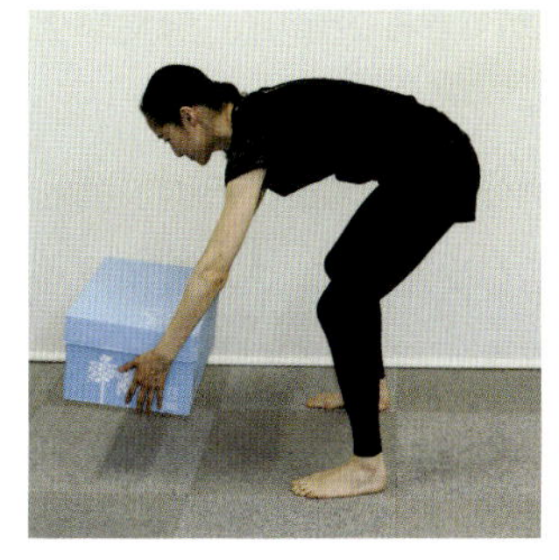
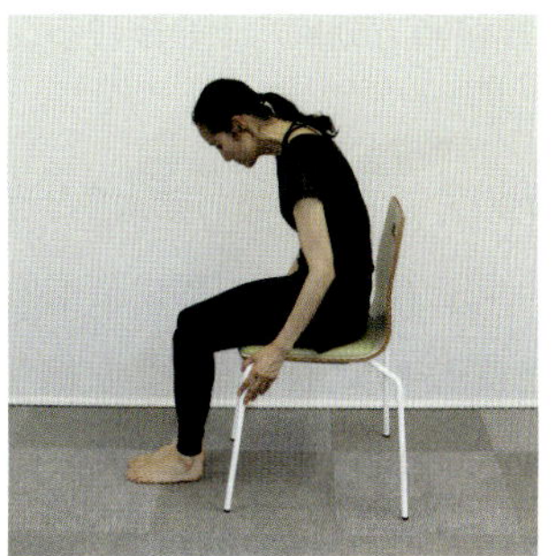

図 6-29: 椎間板内圧 が高くなる肢位

前かがみ動作や座位での体幹屈曲肢位では椎間板内圧が最も高くなる。

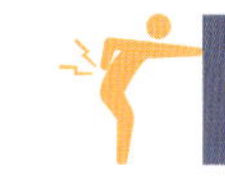

a. 動作や肢位によって神経根障害を生じるタイプ

椎間板ヘルニアでは、特定の動作や肢位によって神経根障害を生じることが多い。腰椎椎間板は腰椎屈曲位で内圧が高くなるため、腰椎屈曲位はヘルニアによる神経障害を強める。発症初期では椎間板やその周囲の神経組織の炎症が関与しているため、腰椎屈曲位で腰痛や神経障害が生じる。しかし急性期の症状が緩和した後は、腰椎伸展でも痛みを生じる。これは腰椎伸展による椎間孔狭窄による神経根圧迫が原因と考えられる。Kemp 徴候テストでは圧迫側の椎間孔がより狭くなるが、圧迫された神経根の支配領域に放散痛が出現する。

これらを基に腰椎の静的・動的アライメントを評価し、得られた情報と疼痛との関連を鑑みて、その改善を目標とした、骨盤の挙上、骨盤側方動揺、腰椎側屈などを変化させる運動療法を行う。

腰椎アライメントを改善させるための理学療法の目標としては、次のことが考えられる。

① 静的アライメント改善

② 動的アライメント改善

具体的な運動療法の参考例を、次にまとめたので参照されたい。

① 静的アライメント改善

骨盤側方動揺と腰椎側屈により側屈側の椎間孔が狭くなる。例えば、骨盤の右側方動揺は右側の挙上を惹起し、これに右腰椎側屈が組み合わさると右側の椎間孔はさらに狭くなる。またこのアライメントで腰椎伸展を伴うと椎間がさらに狭くなり、腰椎屈曲を伴うと左後方の椎間板内圧も高くなる。このため、右では神経根の圧迫に伴う痛みおよび下肢への放散痛が、左では椎間板内圧が高くなることに伴う椎間板性の痛みおよび神経根への圧迫に伴う痛みが生じる。

これらを基に、骨盤側方動揺と腰椎側屈を改善することで、椎間孔を広げると同時に椎間板内圧の正常化を図る（図 6-30）。

② 動的アライメント改善

歩行立脚相で骨盤挙上を伴うと、同側の腰椎側屈が生じる（図 6-31・左）。この図のように、歩行立脚相での過度な骨盤挙上は本疾患に限らず、変形性股関節症や扁平足障害、麻痺性疾患など臨床で多く見受ける現象である。この要因としては、股関節外転筋および内腹斜筋横行下部線維[1]の機能不全、立脚時の骨盤側方動揺などを挙げることができることから、骨盤挙上を改善する運動療法を指導する。

運動療法として、片脚時に立脚側の骨盤を押し下げるような運動学習をすると、股関節外転筋および内腹斜筋の横行下部線維収縮を得られ、同側の腰椎側屈も改善する。この際、療法士は体幹の垂直を保ちながら、触診によってこれらの筋の収縮が促されていることが確認する。体幹の垂直位を保てないと、股関節外転筋および内腹斜筋横行下部線維はその収縮を得られない（図 6-31・右）。以上の動的および静的アライメントの改善を行い、さらに伸展痛を主体としている場合は「椎間関節性疼痛（伸展痛）」（148 ページ）を参考にして、下記の運動療法を施

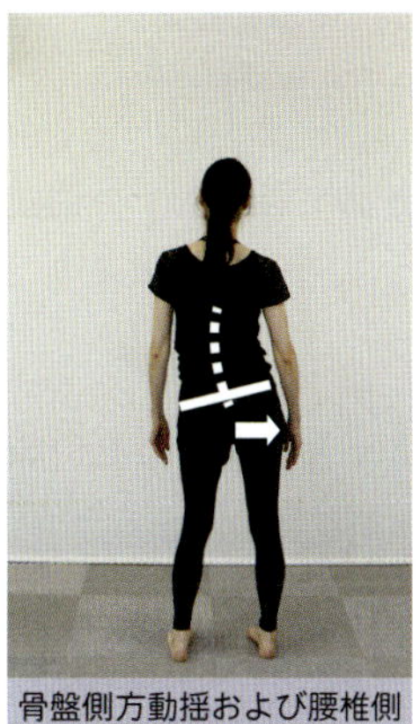

骨盤側方動揺および腰椎側屈を呈する場合、骨盤の右側方動揺は、右側の挙上を伴いやすい。
またこれに右腰椎側屈が組み合わさると、左側の椎間孔は狭くなる。

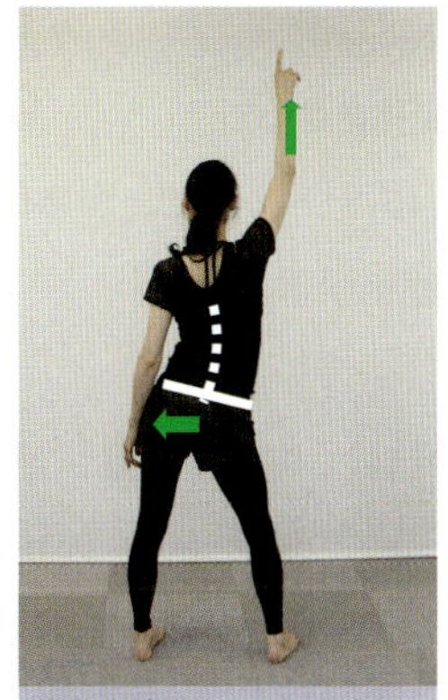

運動療法
骨盤の左側方移動と腰椎左側屈を組み合わせた運動療法。この肢位を維持しながら、足踏みエクササイズを行う。

図 6-30: **静的アライメント改善のための運動療法の例**

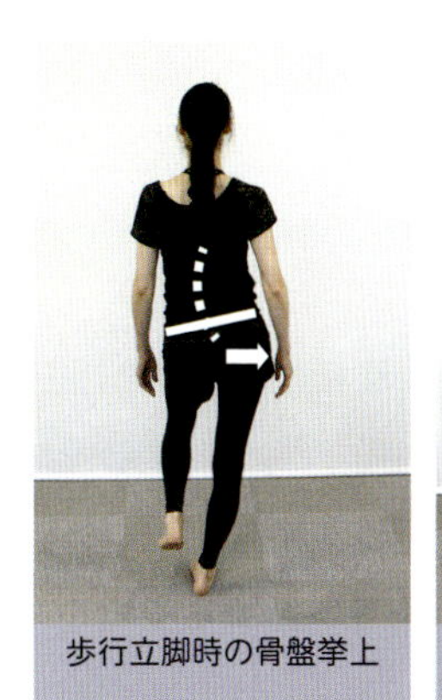

歩行立脚時の骨盤挙上

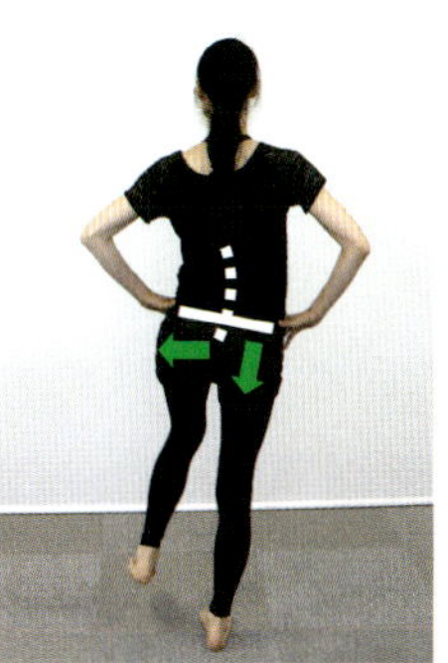

運動療法
片脚時に立脚側の骨盤を押し下げるように運動学習する。

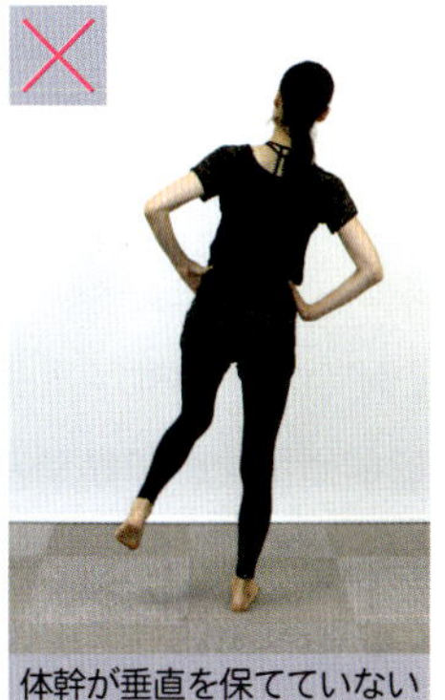

体幹が垂直を保てていない

図 6-31: **動的アライメント改善のための運動療法の例**

行する。

- **体幹伸展動作の学習（椎間関節の挙動を変化させる）**

体幹を伸展する際に体幹の一分節が過度に伸展していることが多いため、体幹の1分節が集中的に伸展しないような体幹伸展動作の運動学習を行う。

- **胸椎伸展の可動性改善**

胸椎伸展の可動性を改善することで体幹の伸展を胸椎でも担うことができ、脊柱全体の伸展可動性が引き出される。その結果、1分節への伸展負荷を軽減できる。

- **股関節伸展の可動性改善**

股関節の伸展可動性に制限があると、立位や歩行において腰痛伸展で代償することが多くなる。このため、股関節伸展可動性の改善は腰椎伸展を軽減するために有効である。

- **姿勢の改善**

適正な姿勢を指導することにより、腰椎の前弯を弱め、骨盤を後傾させる。姿勢の改善は、良好な筋緊張の改善にもつながる。

また屈曲痛を主体としている場合、「椎間板性疼痛（屈曲痛）」（152ページ）を参考にして、下記の運動療法を施行する。

- **体幹屈曲動作の学習**

椎間板性疼痛を有する症例では、体幹屈曲時に腰椎が過度に屈曲していることが多いため、腰椎で集中的に屈曲しないような体幹屈曲動作の運動学習を行う。

- **腰椎の伸展可動性改善**

骨盤後傾を有する症例では、腰椎が屈曲位で固定されやすいため、腰椎の伸展可動性を改善するとともに骨盤前傾位での運動学習を施行する。

- **股関節屈曲の可動性改善**

股関節屈曲可動性に制限があると、股関節の深屈曲時に腰椎が屈曲する代償が生じるため、股関節屈曲の可動性を改善する運動療法を施行する。

- **多裂筋の賦活**

多裂筋は腰椎前弯位で優位に活動する。裏を返せば、多裂筋を賦活させると腰椎の後弯姿勢を改:善しやすくことができる。多裂筋を賦活させるには、腰椎を屈曲させずに体幹を前傾させる。

- **姿勢の改善**

立位での姿勢エクササイズでは、体重のかかる位置をやや前方にして、顎を軽く引き、みぞおちを上に上げるように意識すると、適度に腰椎が前弯した良い姿勢が得られる。この場合も力まず楽に行わせることが大事なポイントである。

b. 滑走障害による神経根障害

椎間板ヘルニアでは、SLR テスト(straight leg raising test)や Bragard テストなどの坐骨神経を伸長するテストが施行されるが、これらのテストが陽性の場合は神経根の滑走障害が示唆される。

滑走障害の症状を緩和させるためには神経の滑走を促す運動療法を行う。滑走障害を生じている場合、滑走障害を生じている局所の滑走を促す方法もあるが、神経全体の滑走を促すことによっても、滑走性が改善することは多い。このためここでは坐骨神経を例に挙げ、坐骨神経全体を滑走させる運動療法を紹介する(図 6-32 および図 6-33)。SLR テストが陽性の症例でも、その可動性は即座に改善する。

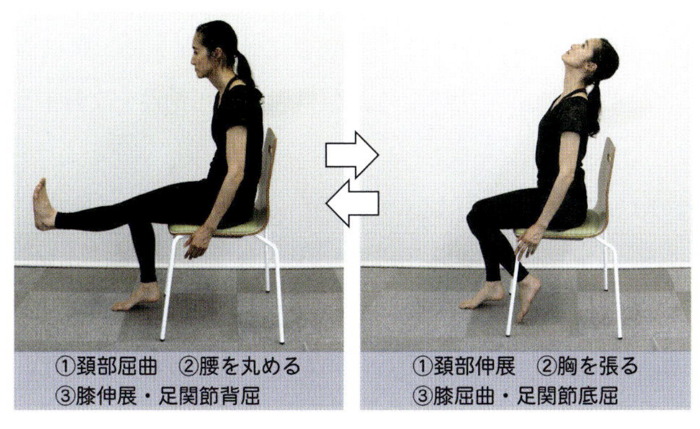

図 6-32: **坐骨神経の滑走エクササイズ（座位）**

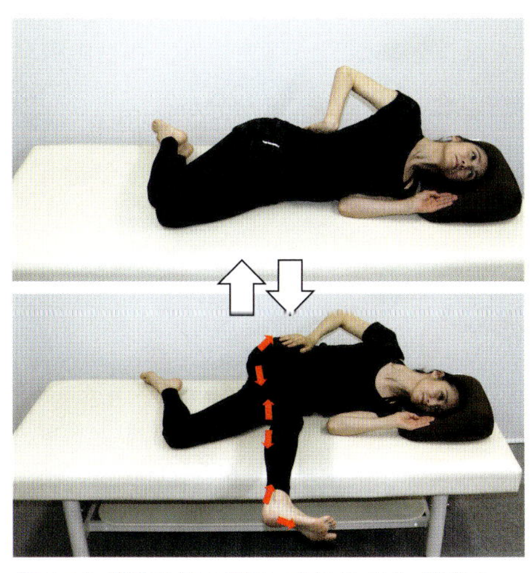

図 6-33: **坐骨神経の滑走エクササイズ（臥位）**

運動器疼痛症候論に基づく理学療法

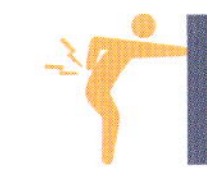
6

2）脊柱管狭窄症の理学療法

腰部脊柱管狭窄症は体幹の伸展により症状が悪化する。この理由として、体幹の伸展によって脊柱管の前後径が狭くなることに伴い硬膜に対する圧力が高くなることが考えられる。これにより動脈血流が低下し、馬尾や神経根が阻血状態に陥る[2)]。また静脈うっ滞によって神経根に浮腫が生じる。体幹屈曲位では、硬膜に対する圧力が低下し阻血が回避され、症状は緩和する。

立位や歩行時は、腰椎はより伸展位に保持されるため、硬膜に対する圧力はより高くなる。このため、長時間の立位や歩行では阻血が悪化し強い痛みを生じ、体幹を屈曲すると楽になる。これが本疾患に特徴的な間欠性跛行の原因である。

このようなことから、姿勢保持と運動時の腰痛伸展をどのように改善できるのかが理学療法の焦点となる。狭窄を発症しやすい分節高位は L_4-L_5 と L_5-S_1 である。

脊柱管狭窄症では腰椎の伸展で症状が増悪することから、立位や歩行など日常生活で腰椎前弯が増強する要因を取り除いていくことが重要となる。そのため、腰椎屈曲の可動性を改善することは理学療法の大切な役割となる。

それでは、腰椎屈曲の可動性はどのように評価すればよいのだろうか。この評価として臨床的によく利用されるのが後弯可動性（posterior lumbar flexibility: PLF）テストである[3)]。このテストは、図 6-34 のように側臥位で両股関節を 45 度屈曲位にして、この肢位から大腿が胸部に接触できるかをみるテストである。純粋な股関節の屈曲可動域は約 100 度が最大となるので、これ以上の屈曲を行う場合には、腰椎の屈曲が必要となる。このため、股関節または腰椎の屈曲が硬いと大腿が胸部に接触しないため、どちらの場合もこのテストは陽性となる。

本疾患の理学療法によって、PLF テストが陰性化することには大きな意義がある。図 6-35 は初診時の歩行可能距離および PLF テストが陰性化するまで運動療法を施行した後の、歩行可能距離を比較している。このグラフからは、PFL テストを陰性化することができれば、歩行距離が 300 メートルに満たない症例でもほぼ全例において歩行距離が改善したことが分かる。

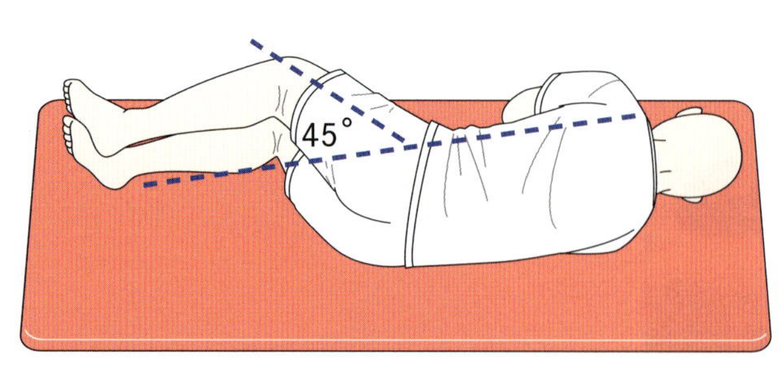

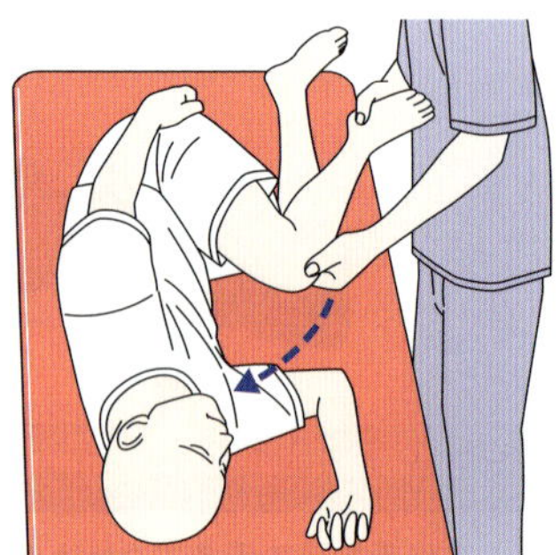

図 6-34: PFL テスト

側臥位で両股関節を 45 度屈曲位にして、この肢位から抵抗なく大腿が胸部に接触すれば陰性、大腿が胸部に接触できなければ陽性とする。股関節の屈曲可動域と腰椎屈曲角度とを合算したテストであり、股関節が硬くても、腰椎の後弯が硬くても陽性となる。

以上のことから、本疾患の症状を緩和させるためには、腰椎の屈曲可動域を拡大し、伸展姿勢を改善することが重要となる。理学療法の目的としては、次のことが考えられる。

a. 腰椎屈曲の可動域拡大
b. 胸椎伸展の可動域拡大
c. 股関節伸展可動域の拡大
d. 腹筋群の強化
e. 姿勢の改善

具体的な運動療法の参考例を次にまとめたので参照されたい。

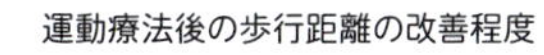

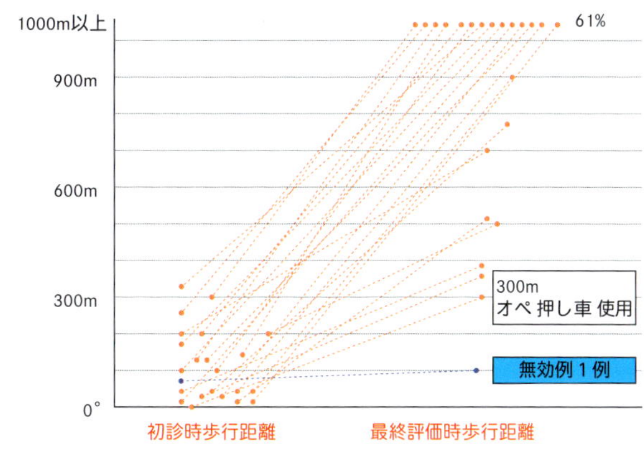

図 6-35: 運動療法後の歩行距離の改善程度

このグラフは、初診時の歩行可能距離と PLF テストが陰性化するまで運動療法を施行した後の歩行可能距離とを比較している。

a. 腰椎屈曲の可動域拡大

腰椎屈曲の可動域を、自動運動および徒手的な誘導によって拡大していく（図 6-36 および図 6-37）。

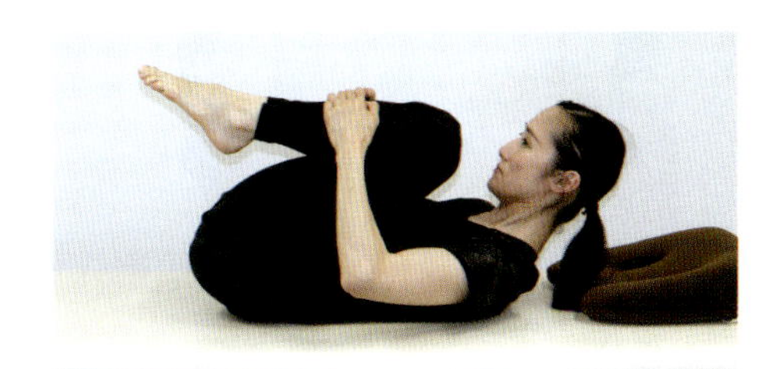

図 6-36: 腰椎屈曲の可動域拡大

腰椎の下部が伸びるのを意識させて、腰椎屈曲の可動域を拡げる。

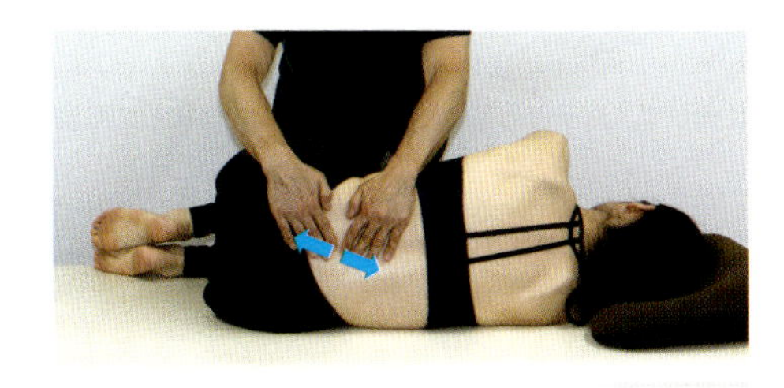

図 6-37: 徒手的な腰椎屈曲の可動域拡大

腰椎の下部の各椎間関節の屈曲可動域を徒手的に拡大していく。

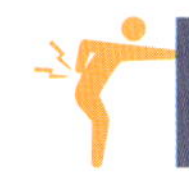

b. 胸椎伸展の可動域拡大

胸椎後弯が強いスウェイバック、カイホロードシスの姿勢の人は、下部体幹が前方位を呈しやすく、腰椎下部での伸展肢位を強いられる。そのため、胸椎の可動性の改善が姿勢の改善をもたらし、体幹伸展を胸椎でも担うことができるようになる。結果として、脊柱全体の伸展可動性が引き出され、腰椎の伸展負荷を軽減することができる（図 6-38 および図 6-39）。

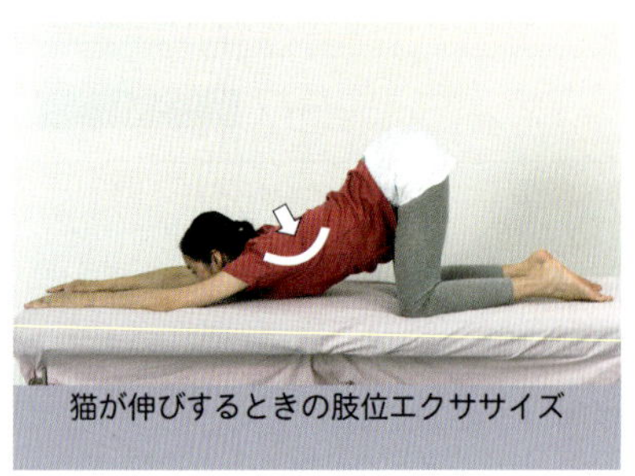

猫が伸びするときの肢位エクササイズ

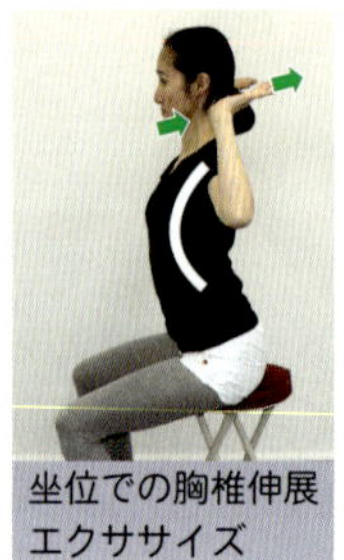

坐位での胸椎伸展エクササイズ

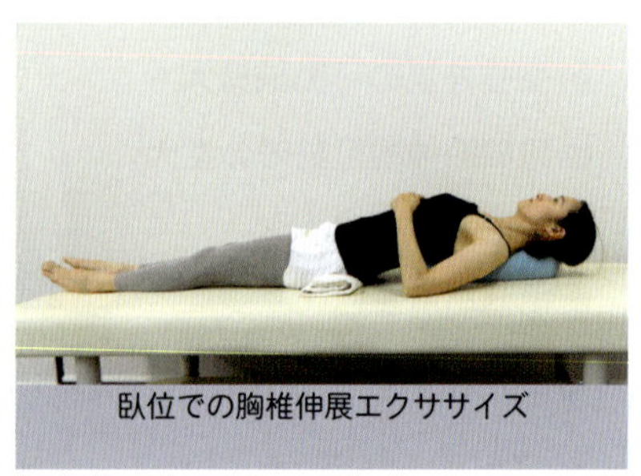

臥位での胸椎伸展エクササイズ

図 6-38: 胸椎伸展の可動性改善

胸椎伸展の可動性を改善することで、体幹伸展胸椎でも担うことができ、脊柱全体の伸展可動性を引き出すことができ、一部位への伸展負荷を軽減することができる。

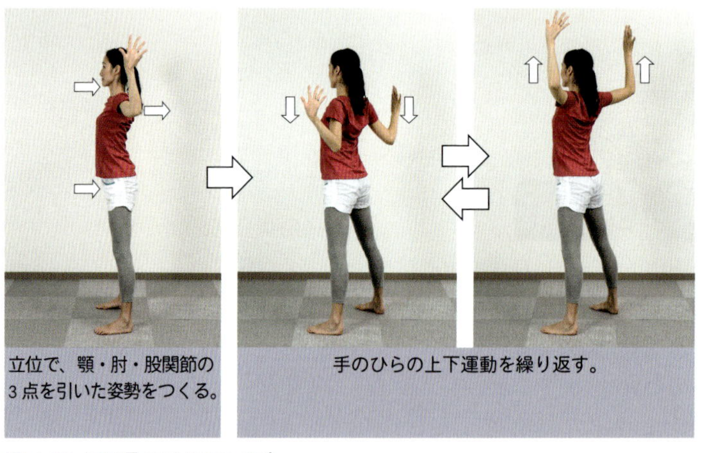

立位で、顎・肘・股関節の3点を引いた姿勢をつくる。

手のひらの上下運動を繰り返す。

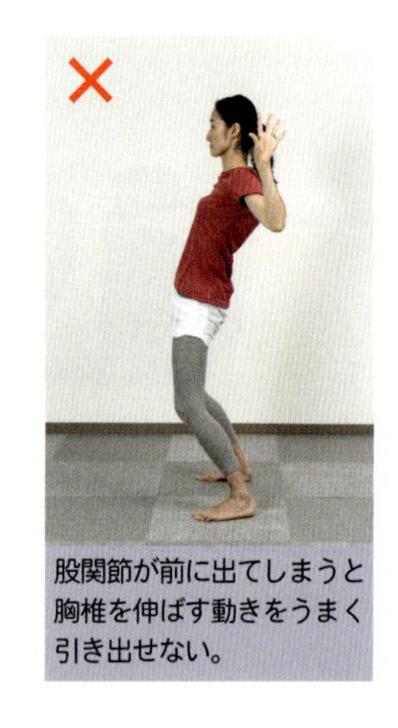

股関節が前に出てしまうと胸椎を伸ばす動きをうまく引き出せない。

図 6-39: 肩甲骨のエクササイズ

立位で、顎・肘・股関節の3点を引いた姿勢から、手のひらを上下に動かす。肩甲骨の可動性を引き出すことで、胸椎の可動性も改善しやすくなる。

c. 股関節伸展可動域の拡大

股関節屈曲拘縮は、 腰椎前弯を助長させる。 腸腰筋の伸長および骨盤の後傾を同時に促すことで股関節の可動域が拡大し、 腰椎の負担が軽減する（図 6-40）。

d. 腹筋群の強化

股関節を屈曲し腰椎前弯を弱めた状態から腹筋運動を行うことで、 腹筋の強化と腰椎屈曲の可動域拡大を同時に行う（図 6-41）。

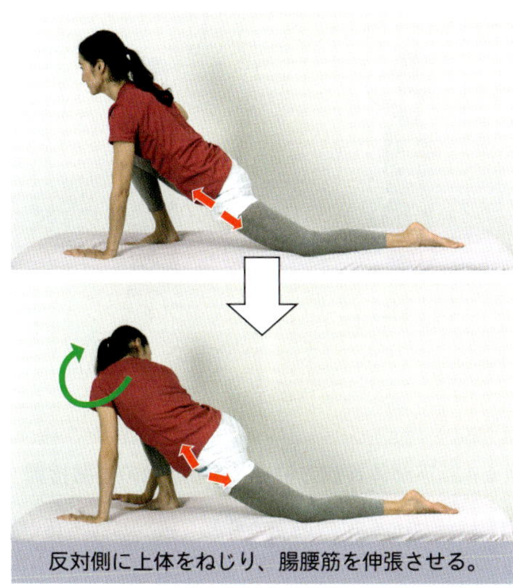

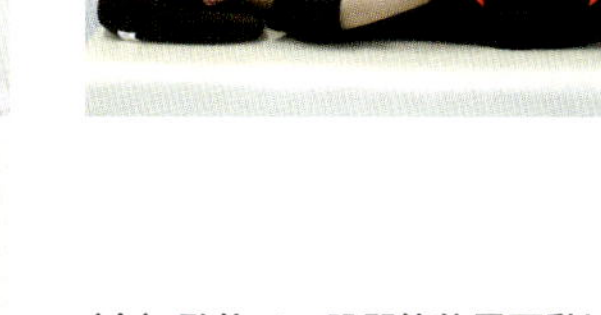

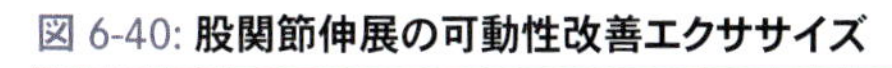

（右）臥位での股関節伸展可動域エクササイズ
股関節伸展側の腸腰筋の伸長と骨盤の後傾を同時に促すことができる。

（左）開脚肢位での股関節伸展可動域エクササイズ
腸腰筋を緩めることで、過度な骨盤前傾を抑制する効果がある。

図 6-40: **股関節伸展の可動性改善エクササイズ**

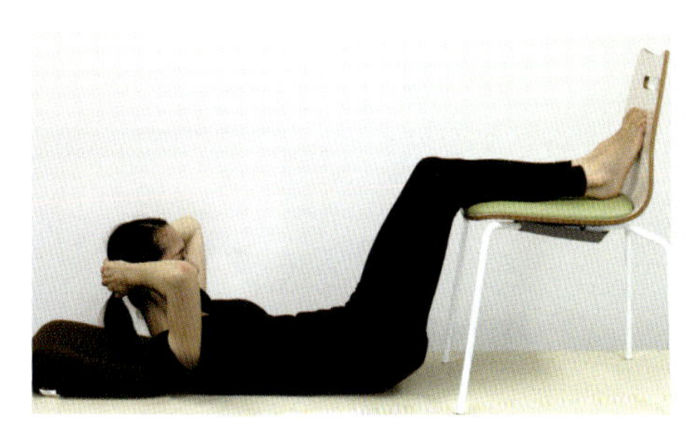

図 6-41: **腹筋エクササイズ**

股関節を屈曲し、 腰椎前弯を弱めた状態から腹筋運動を行う。

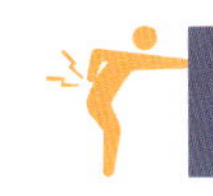

e. 姿勢の改善

立位姿勢や就寝姿勢などを配慮し患者に教育することで、日常生活の負担を軽減させる（図 6-42、図 6-43 および図 6-44）。特にスウェイバックやカイホロードシスの姿勢の人は、下部体幹が前方位を呈しやすく、腰椎下部での伸展肢位を強いられることが多いため、「顎と股関節を軽く引き、胸を軽く張る」ことを意識すると良好な姿勢がとりやすい。普段立っている時にも意識するよう指導する。力まずに立つことも大事なポイントである。

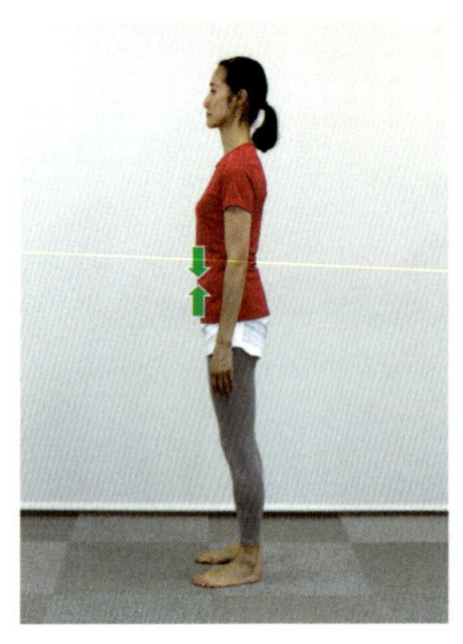

図 6-42: **姿基本的な姿勢指導**

ドローインによって、腰椎前弯を弱め、骨盤を後傾させる。またみぞおちを少しだけ下げるようにすると腰椎の腰椎前弯をさらに弱めることができる。

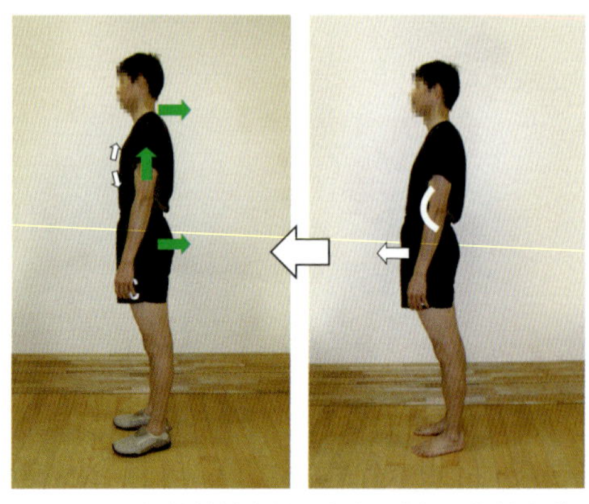

図 6-43: **下部体幹前方位を有する症例の姿勢指導**

下部体幹前方位を有する症例の場合、「顎と股関節を軽く引く」、「胸を軽く張る」ことを意識すると良好な姿勢がとりやすい。普段立っている時も、これらのポイントを意識するよう指導する。力まずに立つことも大事なポイントである。

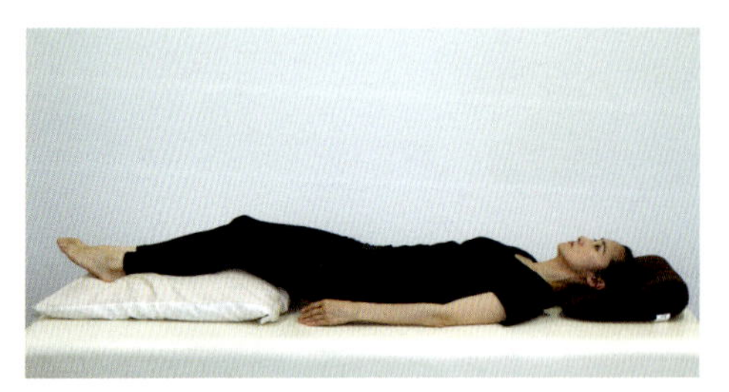

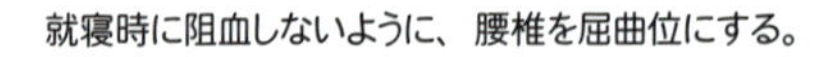

図 6-44: **就寝肢位**

就寝時に阻血しないように、腰椎を屈曲位にする。

3) 梨状筋症候群の理学療法

MRI で椎間板ヘルニアが検出され、 坐骨神経領域に痺れや痛みもありSLR テストが陽性であれば、 多くの医療人は椎間板ヘルニアを考えるであろう。 だが脊柱管外の原因で神経障害を生じている場合も存在する。 その代表例として梨状筋症候群がある。

簡単な鑑別としては SLR テスト（図 6-45）がある。 SLR テストで下肢への放散痛が生じた場合、 放散痛がなくなるところまで下肢を少し下げて股関節を内旋すると、 同様の放散痛が再現されることがある。 この肢位では梨状筋を中心とした外旋筋群は伸張され、 梨状筋上孔・下孔ともにその間隙が狭くなる。 また坐骨神経は股関節内旋ではそれほど伸長されないので、 この放散痛が梨状筋の緊張・短縮によって誘発されていると考えられる。 梨状筋の筋緊張を緩和・伸長した後に、 SLR テストで明らかに放散痛が生じるまでの角度が改善もしくは消失した場合は、 梨状筋症候群と診断することができる。

本疾患には、 股関節の過度な内旋により梨状筋が伸長されて生じるタイプと、 股関節の外旋により梨状筋が短縮されて生じるタイプとがある。 臨床的には前者のタイプの方が多いため、 ここでは前者のタイプの理学療法を紹介する。

股関節が過度に内旋した姿勢によって梨状筋が伸長されている場合は、 理学療法によって梨状筋の緊張を緩和することは可能であり、 実際に梨状筋の緊張が緩和すると症状は明らかに緩和する。

理学療法としては、 次のことが考えられる。

a. 股関節外旋可動性の改善

b. 梨状筋の伸長

c. 梨状筋への徒手療法

d. 姿勢の改善

e. 歩行動作の改善

具体的な運動療法の参考例を次にまとめたので、 参照されたい。

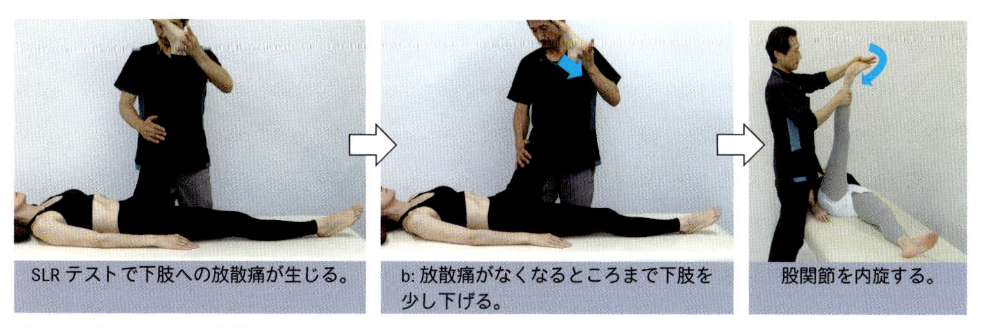

図 6-45: SLR テストの応用

右の肢位では梨状筋を中心とした外旋筋群は伸張され、 梨状筋上孔・下孔ともに、 その間隙が狭くなる。これにより坐骨神経が圧迫され下肢への放散痛が出現すると考えられる。

a. 股関節外旋可動性の改善

本疾患を有する症例の多くは、立位時に膝蓋骨が内側を向いている。これは、股関節が内旋位で保持されていることに起因する。この要因はいくつかあるが、股関節外旋可動性に制限がある場合はまずは可動域を拡大する必要がある（図 6-46）。

b. 梨状筋の伸長

梨状筋を伸長し筋緊張を緩和することができると、SLR などでの坐骨神経の滑走障害を即座に緩和できることも多い。梨状筋は股関節の屈曲角によって内外旋作用が逆転し、90 度以上の屈曲位では外旋作用から内旋作用に変化する。梨状筋が伸長されて生じるタイプでは股関節が内旋位にあるため、図 6-47 に示すように股関節を 90 度以上屈曲位にして外旋する方法で伸長を行う。

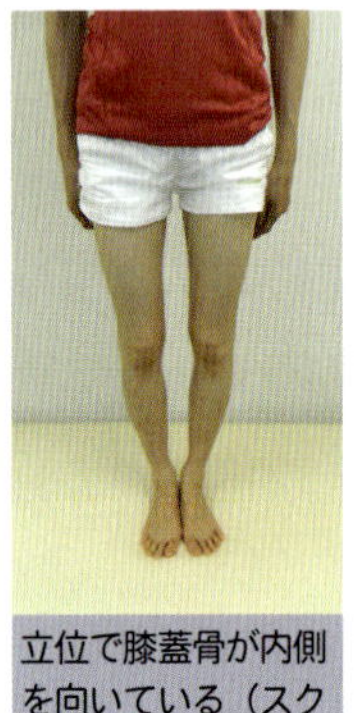

立位で膝蓋骨が内側を向いている（スクインティングパテラ）

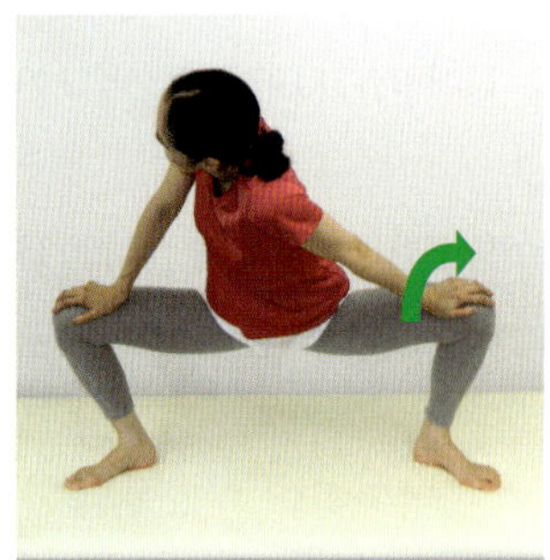

立位での可動域エクササイズ

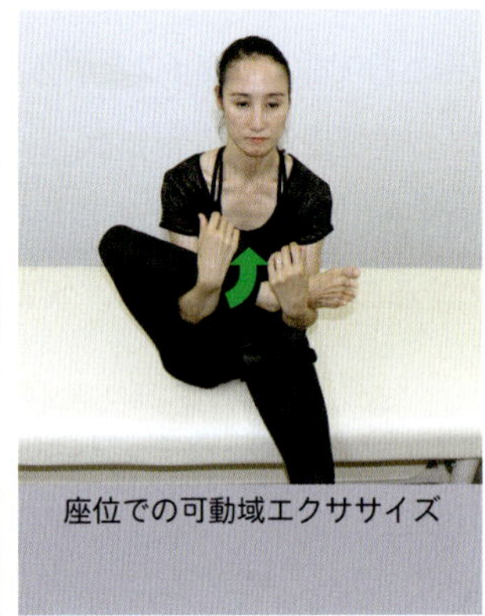

座位での可動域エクササイズ

図 6-46: **股関節外旋可動域エクササイズ**

梨状筋の伸長だけでなく、股関節外旋の可動域を拡げることが重要。

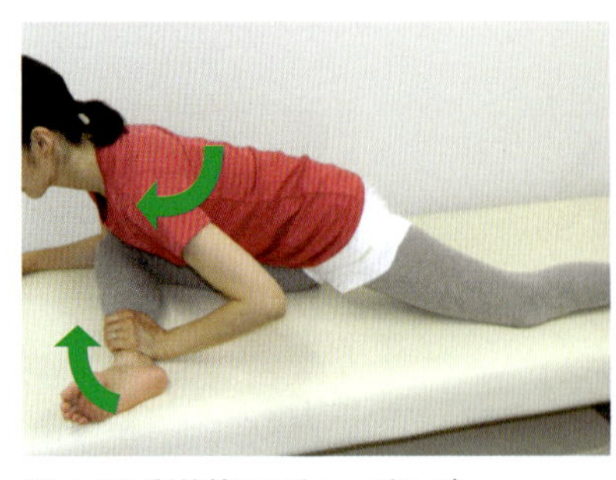

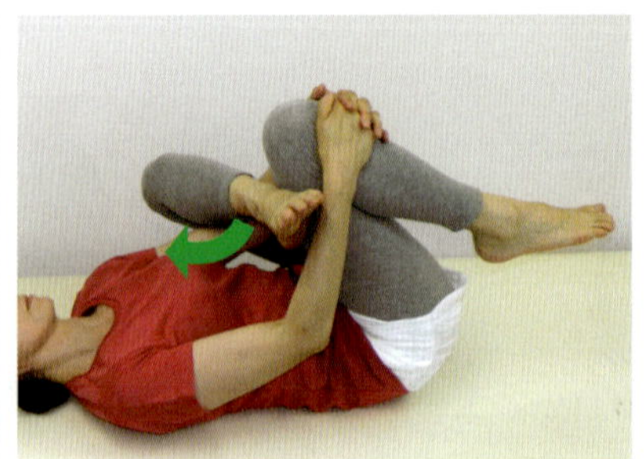

図 6-47: **梨状筋のストレッチング**

梨状筋が伸長されて生じるタイプでは、このように股関節を 90 度以上屈曲位にして外旋する。

c. 梨状筋への徒手療法

マッサージなどの手技も含め、梨状筋の筋緊張を徒手的に緩和させることもできる。図6-48は筋および腱を直接把持し滑走を促す徒手的な伸長を示している。

d. 姿勢の改善

本疾患の多くは股関節内旋位での立位姿勢を呈するため、梨状筋は常に伸長位にある。これを改善するために図6-49のような姿勢保持エクササイズを指導する。自動運動で股関節を外旋し膝蓋骨を外側に向けると膝窩は内側に向く。この肢位で両側の膝窩を接触させるようにすると、良好な下肢アライメントの立位姿勢を保持することができる。この運動はO脚の改善にも役立ち、女性は意欲的に行ってくれる。

e. 歩行動作の改善

梨状筋に過度の筋緊張が生じている症例では、歩行時の骨盤の側方動揺および挙上を有していることが多い。つまり股関節が内転位となり、さらに股関節内旋を伴うとこの筋の過緊張が生じる（図6-50・左）。

歩行動作の改善方法として、図6-50・右のような片脚立位での運動学習は有効である。片脚時に立脚側の骨盤を押し下げると同時に体幹が直立位で保持できるように運動学習する。これを繰り返し行った後に歩かせてみると、歩行時の骨盤の側方動揺および挙上がかなり軽減する。

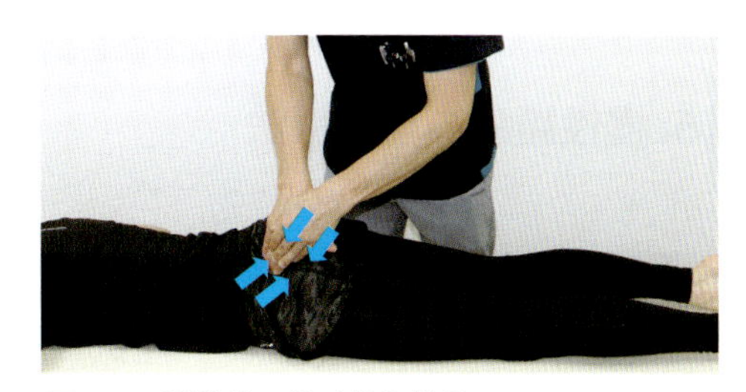

図6-48: 梨状筋の徒手的な伸長

梨状筋を直接把持し、筋線維方向に対し垂直に滑走させる。筋膜間（筋と筋の間）の徒手療法や直接滑走を促すことで筋緊張の緩和を図る。

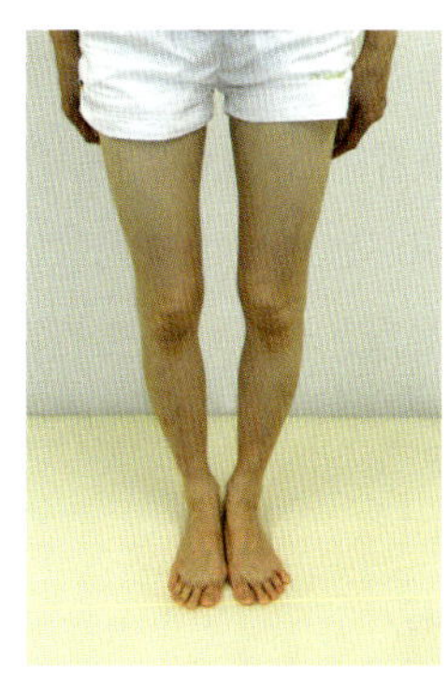
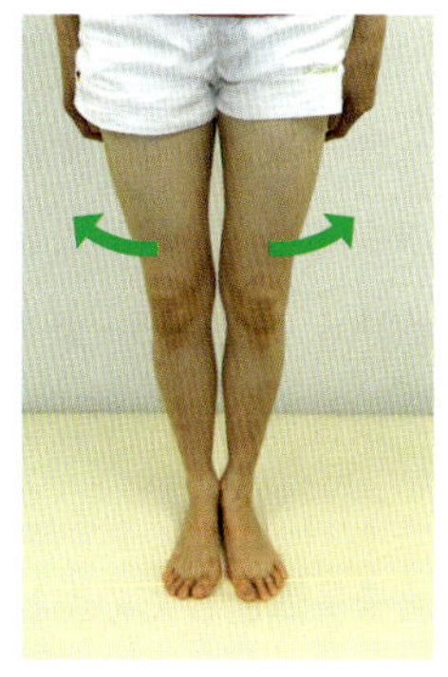

図6-49: 立位姿勢エクササイズ

股関節外旋位で立つ練習を繰り返すことで、徐々に立位姿勢を改善させる。O脚の改善にも役立つ。

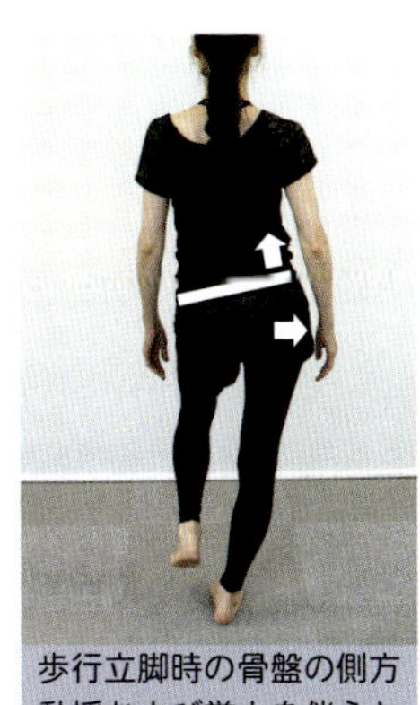

歩行立脚時の骨盤の側方動揺および挙上を伴うと梨状筋は伸長される。

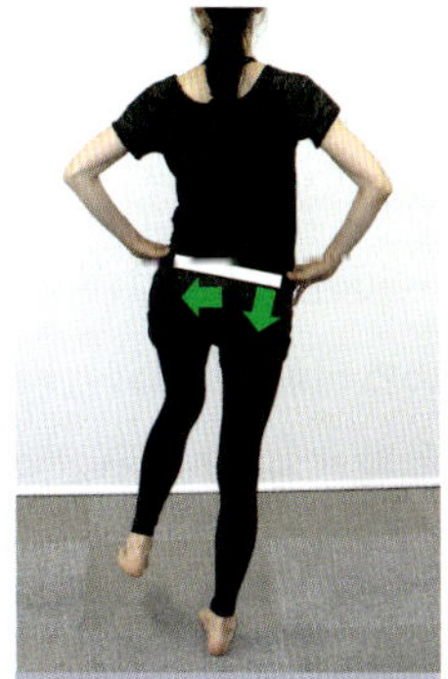

運動療法
片脚時に立脚側の骨盤を押し下げると同時に、体幹を直立位で保持できるように運動学習する。

図6-50: 歩行動作改善のための運動療法の例

5. 慢性腰痛の理学療法

慢性腰痛では発症から初診まで数年にわたるということがまれではなく、数十年という場合もある。運動器疼痛症候論の観点からは腰部局所、運動器機能不全性、神経機能不全性、心因性など、痛みの慢性化要因はいくつも考えられる。

この項目では、「心因性以外の慢性腰痛」と「サルコペニアに伴う慢性腰痛」の理学療法について説明する。

1）心因性以外の慢性腰痛の理学療法

慢性腰痛においても運動器疼痛症候論に基づき、まずは局在論、運動器機能不全論、神経機能不全論の視点から患者を診て、その原因を器質的・機能的な病態から考えるようにする。

慢性期に至った腰痛患者には、病変部位の影響以外にも、中枢性感作、筋緊張、精神的に不安感など多角的な要因が影響している。こうしたことを念頭におき、その患者に関わる医師・療法士・看護師・薬剤師などがチームとして関わっていくことが大切となる。

慢性腰痛の理学療法として、筆者は次のことを重要視している。

a. チームとしての関わり方

慢性腰痛患者は、心因性ではない場合でも精神的な不安を有し、また、医療側に不信感を覚えることもあり、心理面での影響も無視できない。このため、「患者と医療側は同じ目的に向かうために協力し合う関係」であることを理解してもらいながら治療することが大切である。こうした関係を患者が理解することで、安心して自分の身体を委ねることができると思われる。このことは全ての患者において必要な概念であるが、特に慢性腰痛を有する患者ではその重要性が高くなる。

b. 筋緊張の緩和

慢性腰痛では病態が明確で有るか否かに関わらず、中枢性感作や筋緊張が痛みに影響している可能性が高い。このため理学療法を施行する際は、上述した心理的側面の配慮に加え、筋緊張を緩和させることを先行する。「筋緊張を緩和させるためのアプローチ」（156 ページ）で紹介しているので参照されたい。

c. 仮説検証の繰り返し

慢性腰痛においても、局在論、運動器機能不全論、神経機能不全論の視点から患者を診て、その原因を器質的・機能的な病態から考え仮説の検証を繰り返し行う。病態が明確になれば、チームとして行うべきことも当然決まってくるはずである。

特に慢性痛では画像所見や検査所見にはその病態が現れないことも多く、診断が容易でない場合がある。そのため、病態把握においても療法士の役割は大きいと考える（図 6-51）。例えば療法士が仮説検証の繰り返しの中で、

「この筋を緩めると痛みが緩和するので、病態として〇〇が関与していると仮説を立てることができる」

「この部位の可動域を拡げると痛みが緩和するので、病態として〇〇が関与していると仮説を立てることができる」

「この肢位をとらなければ痛みが出ないので、病態として〇〇が関与していると仮説を立てることができる」

「この動作をするだけで痛みが生じるので、病態として〇〇が関与していると仮説を立てることができる」

「腰椎の後弯が改善したら痛みが緩和したので、病態として〇〇が関与していると仮説を立てることができる」

「この部位にこのテーピングをするとあまり痛みが出ないので、病態として〇〇が関与していると仮説を立てることができる」

などの情報を医師と話し合うことによって、患者の病態把握に一役を担うことができる。

病態が明確になれば、医師のすること、薬剤師のすること、療法士のすること、など、チームとしての方針が決まる。そしてその方針に基づき治療を進める中で、新たな仮説検証を行っていく。理学療法の実際において病態に応じて行うことは、ここまで記載してきた方法と同様である。各病態の理学療法を参照されたい。

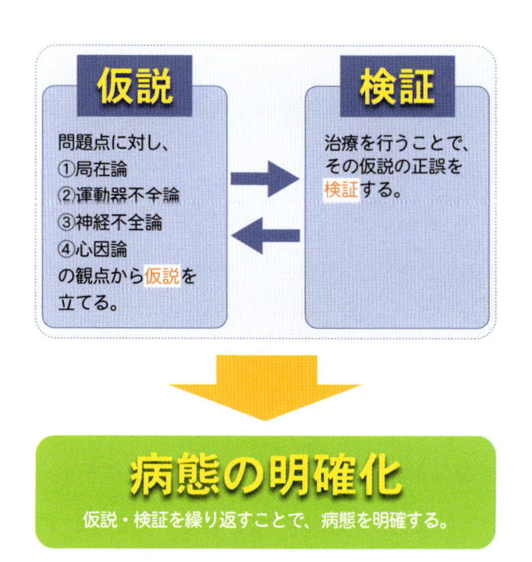

図 6-51: 仮説検証作業

2) サルコペニアに伴う慢性腰痛の理学療法

最近はサルコペニア（加齢性筋減少症）に対する関心が高まっている。サルコペニアは、多くの中高齢者の慢性腰痛に関与している可能性がある。サルコペニアだけでなく、骨粗鬆症、潜在性炎症性腰痛（加齢性変性）、ロコモティブシンドローム、フレイルに伴う慢性腰痛もこのカテゴリーに入る。

高齢者の骨格筋量の減少と慢性腰痛との関連性については、関連があるとする報告[4), 5)]も無いとする報告[6)]もあり、様々である。興味深い報告として、千葉ら[7)]は、高齢者に特徴的な体幹の退行性変化である腰部変性後弯症（lumbar degenerative kyphosis: LDK）を有する者を対象に、腰痛の有る例と無い例の特徴を調査している。その結果、腰痛を訴えない例では腰痛を訴える例と比較し、背筋力が有意に高値であったと報告している。また住民脊柱検診の調査で腰椎前弯角の減少は身体機能の各項目、ADL、腰痛と相関を認めたと報告している[8), 9)]。高齢者の腰背筋、特に多裂筋の筋力低下とLDKが合併することは、腰痛の遷延化の原因になっている。紺野ら[10)]は、慢性腰痛の症状の一つに腰痛性間欠破行を伴う一部の症例は、腰椎背筋群のコンパートメント内圧上昇によるものであることを明らかにした。紺野らは、コンパートメント症候群は高齢者ではよく遭遇する病態であり、腰椎背筋群のコンパートメント内圧は腰椎前弯を正常化することにより低下させることができる、と述べている。

高齢者の中でLDKとサルコペニアが合併する例では腰痛が発生しやすくなると考えられる。その理由として、LDKを有する症例において腰背筋群が弱化すると、腰椎の屈曲負荷の繰返しや腰椎後弯姿勢を保持するために腰背筋群のコンパートメント症候群を生じるなどの要因によって、疼痛が惹起されているものと思われるからである。

以上のことから、サルコペニアを伴う慢性腰痛の症状を緩和させるための理学療法の目的として、次のことが考えられる。

a. 体幹の伸展可動域拡大
b. 多裂筋の賦活
c. 股関節・膝関節の伸展可動域の拡大
d. 生理的な前弯を取り戻し、適正な姿勢の再獲得
e. 歩行動作の改善

具体的な理学療法の参考例を下記にまとめたので参照されたい。

a. 体幹の伸展可動域拡大

加齢に伴い、ヒトの体幹は多かれ少なかれ屈曲方向に変性変化していく。この後弯変形は多裂筋の萎縮を招き、後弯肢位を保持するために腰椎背筋群のコンパートメント内圧を高くする。

筆者は、この後弯変形が腰椎を主体として起こっているタイプと、胸椎を主体として起こっているタイプとに分けることができると考えている。ただし、どちらの変形も進行すれば、体幹全

体が変性後弯していく。

理学療法としては、各々の部位に狙いを絞った改善が有効となる。筆者は、腰椎と胸椎のどちらを主体として後弯しているかを評価した上で、下記の図 6-52 および図 6-53 に示す運動療法を施行している。

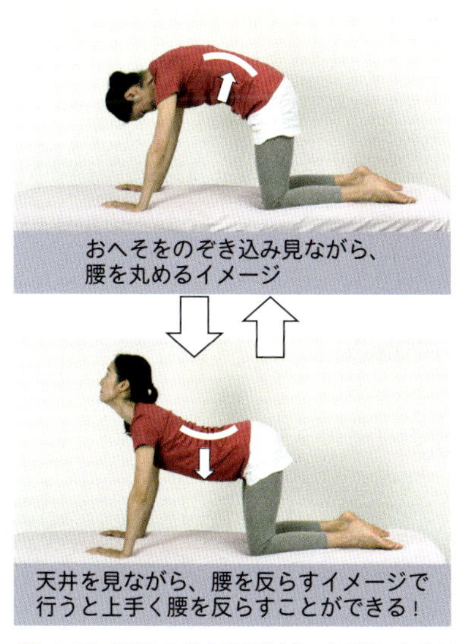

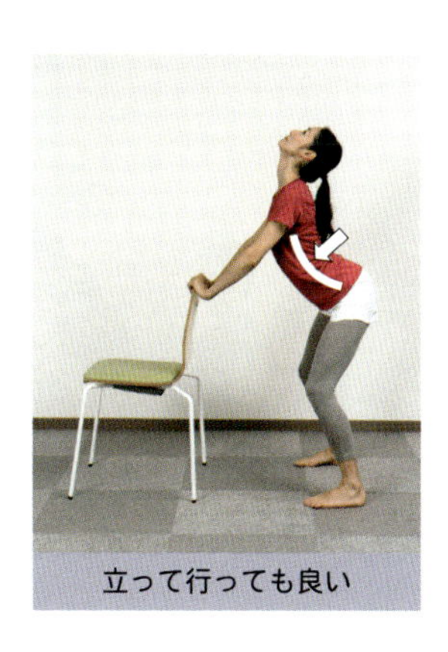

図 6-52: **腰椎の伸展可動域エクササイズ（キャットアンドドック・エクササイズ）**

四つん這いで腰椎を反らせる運動と丸める運動とを繰り返す。この運動をリズミカルに繰り返す。

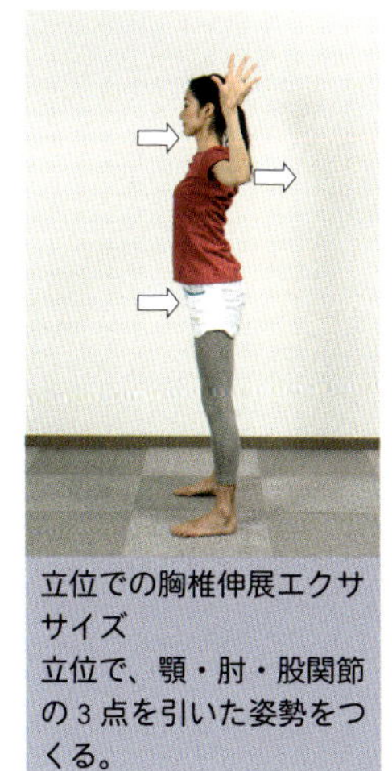

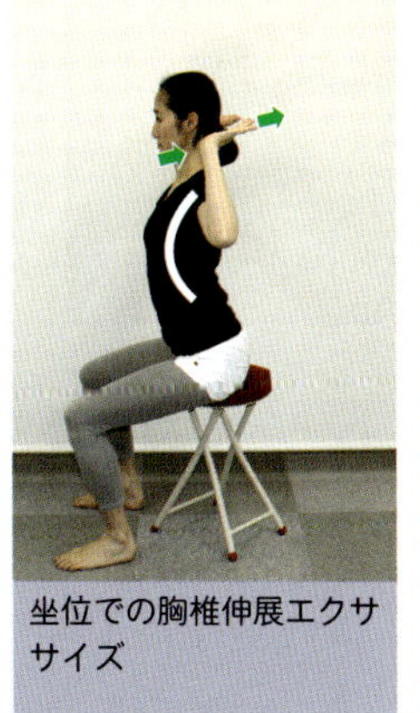

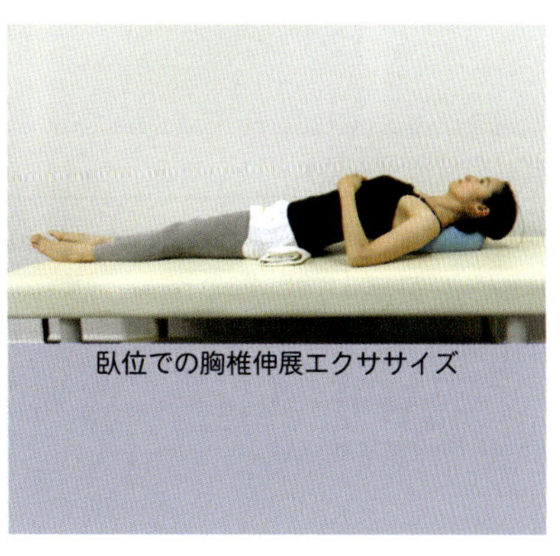

図 6-53: **胸椎伸展の可動性改善**

胸椎後弯が強くなるタイプでも経時的に体幹の後弯が強くなり、これを保持するために腰背筋群のコンパーメント内圧は高くなる。このため胸椎伸展の可動性も改善する運動を行う。

b. 多裂筋の賦活

体幹の伸展可動性を改善した上で、多裂筋を賦活することが大切である。第5章で説明されている通り、多裂筋は腰椎前弯位で、その外側にある腸肋筋などの多関節筋群は後弯位で働きやすい特性がある[1]（図 6-54）。

多くの高齢者は、脊柱後弯しているために多裂筋が萎縮しやすい。図 6-55 のように、多裂筋を賦活させる。高齢者でも容易にできる運動として有効である。

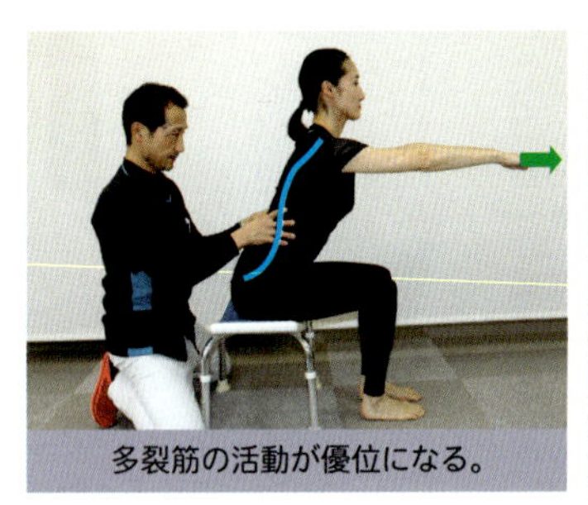

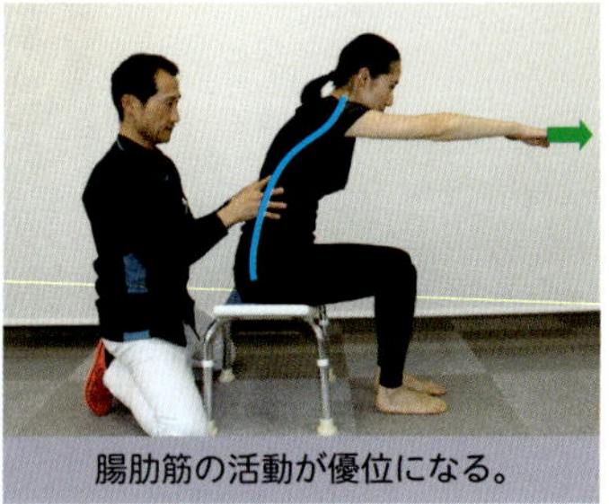

図 6-54: 座位での前方へのリーチ動作における腰背筋の活動

リーチ動作でも、脊柱の肢位によって腰背部の筋の活動比率が変わることが分かる。多裂筋は腰椎前弯位で働きやすく、後弯位では働きにくい。

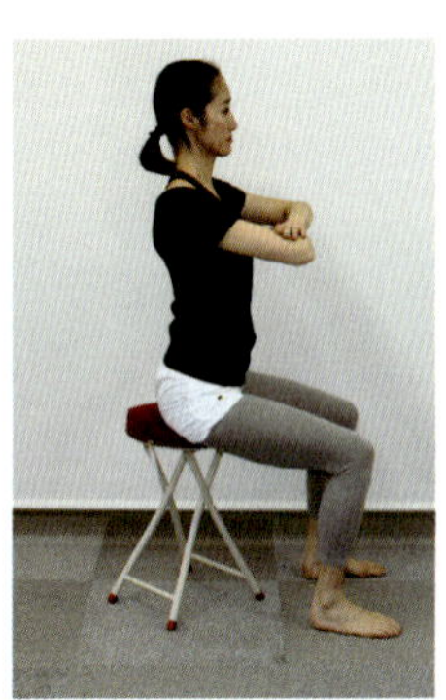

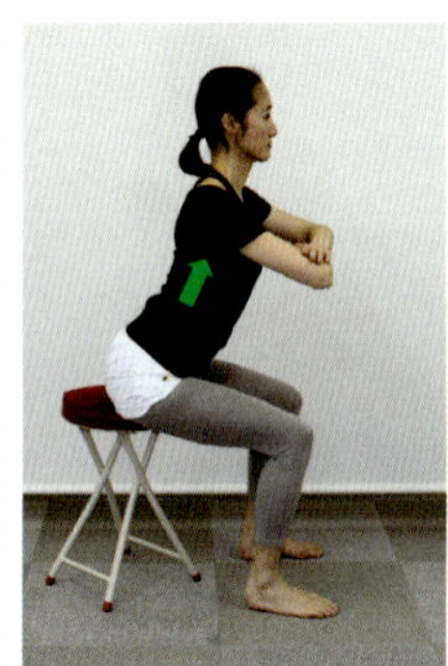

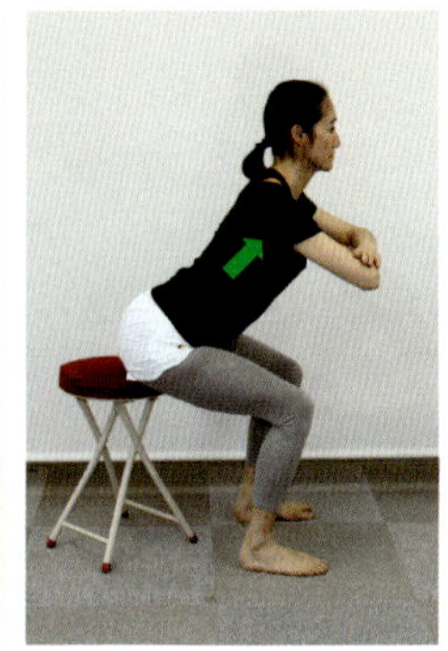

図 6-55: 多裂筋の賦活（座位）

腰椎伸展位で体幹前傾することで多裂筋を中心に収縮させることができる。
頭のてっぺんに糸がついていて上に引っ張られる感じでみぞおちがしっかり上に挙げる。この肢位では、腰椎は前彎しまた多裂筋は賦活する（中）。肢位を維持したまままさらに体幹を前傾する（右）。

c. 股関節・膝関節の伸展可動域の拡大

高齢者の姿勢の特徴として、体幹の変性後弯に加え、下肢が屈曲方向に変形することを挙げることができる。股関節・膝関節伸展可動域の減少および体幹の後弯変形は相互に関連し合っている。つまり、下肢の伸展可動域の減少は体幹の後弯変形を助長し、体幹の後弯変形の増大は股関節・膝関節伸展の減少を助長している（図 6-56）。そのため、股関節・膝関節の伸展可動域の拡大を図ることが、体幹の後弯変形の改善および予防の重要な要素となる（図 6-57 および図 6-58）。

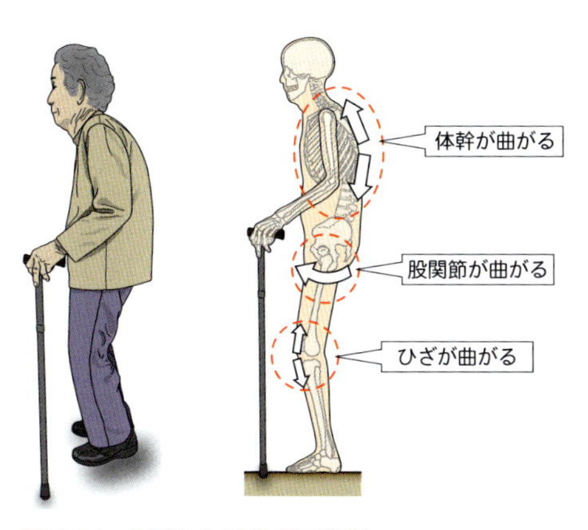

図 6-56: 典型的な高齢者の姿勢

高齢者の姿勢の特徴として、体幹の変性後弯に加え、股関節も膝関節も屈曲方向に変形する。下肢の伸展可動域の減少は体幹の後弯変形を助長し、体幹の後弯変形の増大は股関節・膝関節伸展可動域の減少を助長している。

曲げる時は踵ができるだけお尻に近づくとようにする。
伸ばす時は膝の上を手で上から押して、しっかりと伸ばすようにする。

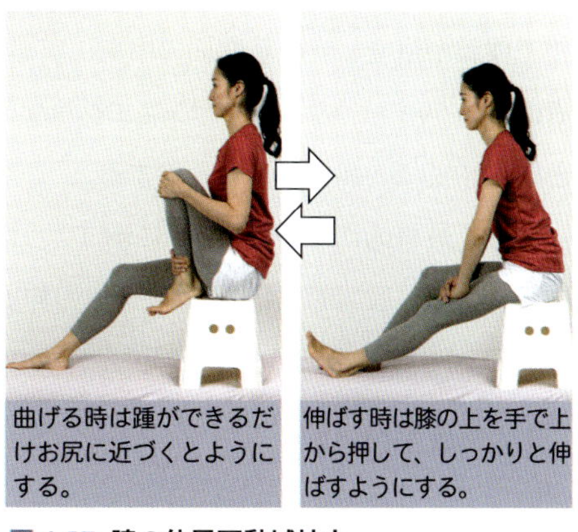

図 6-57: 膝の伸展可動域拡大

特に中高年以降は、膝関節の伸展可動性が低下していることが多い。これは腰椎後弯の要因となる。

反対側に上体をねじり、腸腰筋を伸張させる。

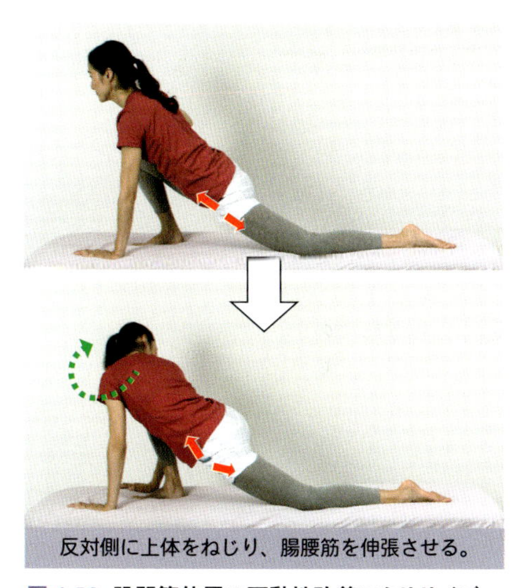

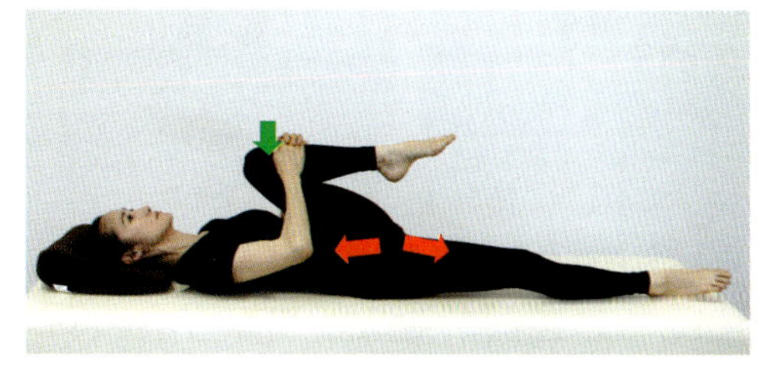

（左）開脚肢位での股関節伸展可動域エクササイズ
（右）仰臥での股関節伸展可動域エクササイズ

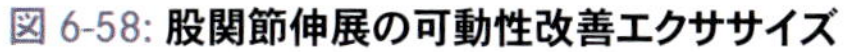

図 6-58: 股関節伸展の可動性改善エクササイズ

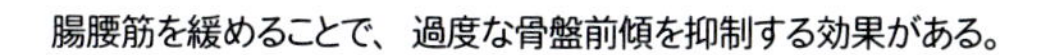

腸腰筋を緩めることで、過度な骨盤前傾を抑制する効果がある。

d. 生理的な前弯を取り戻し、適正な姿勢の再獲得

体幹伸展可動性、股関節・膝関節の伸展可動性を改善した上で、適正な姿勢を再獲得することは高齢者の腰痛だけでなく、運動機能の改善および維持に重要な要点となる。筆者は姿勢の改善として、「図 6-22: 立位姿勢のエクササイズ」や「図 6-23: 座位姿勢のエクササイズ」（共に 157 ページ参照）のような指導をしている。

e. 歩行動作の改善

高齢者の慢性腰痛においては、可動性および姿勢の改善を図るとともに、歩行を改善することが必要である。歩行の改善には立脚前半相と後半相の改善が必要であるが、特に立脚前半相で体幹が直立し支持基底面の中央に荷重することが必要である。これを達成するために、筆者は図 6-59 のような片脚バランスエクササイズを指導している。シンプルな運動だが、うまくできるようになると歩容は必ず改善する。

そして最終的には、図 6-60 に示すように、体幹が矢上面と前額面でより直立した肢位で、立脚後半相に股関節・膝関節がしっかり伸展する歩容の獲得を目指すようにしている。「体幹」、「股関節」、「膝関節」の 3 つの部位が伸展できる機能を確保することは、歩行の改善はもちろん、高齢者の運動機能を維持する上で大切な要点となる。

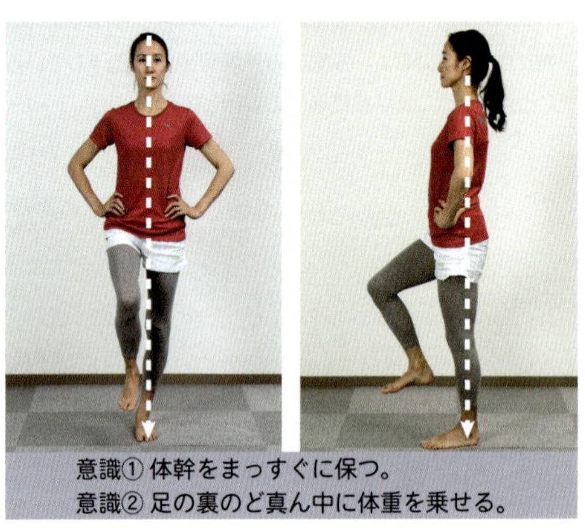

図 6-59: **片脚バランスエクササイズ**

片脚でバランスをとるだけの運動だが、意識の仕方がとても重要。「体幹をまっすぐに保つ」、「足の裏のど真ん中に体重を乗せる」の 2 つを意識しながら行うことで、片脚ごとにバランスを改善する。

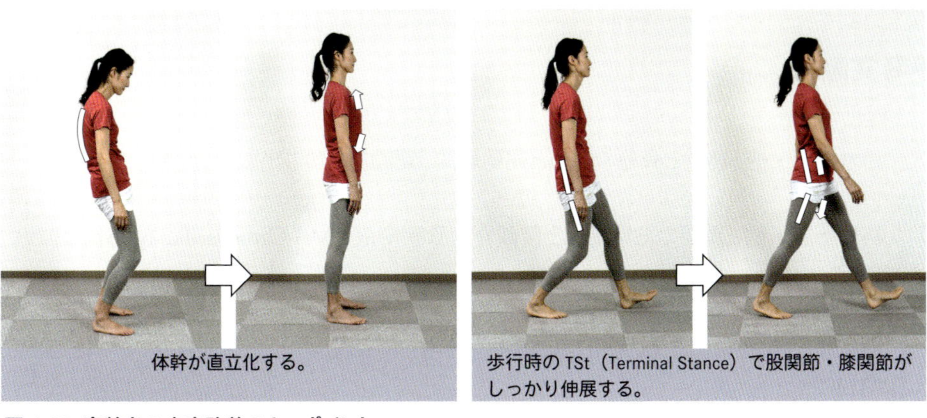

図 6-60: **高齢者の歩容改善のキーポイント**

「体幹」「股関節」「膝関節」の 3 つの部位が伸展できる機能を確保することは、歩行の改善はもちろん、高齢者の運動機能を維持する上で大切な要点となる。

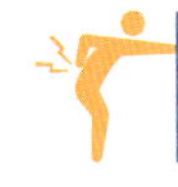

参考文献

1) 鈴木俊明・他 : 体幹と骨盤の評価と運動療法 , 運動と医学の出版社 , 川崎 , 2018.

2) 駒形正志・他 : 馬尾の循環動態と腰部脊柱管狭窄症 . MB Orthopaedics 6（5）: 39-50, 1993.

3) 林典雄 : 運動療法のための機能解剖学的触診技術　改訂第2版 . メジカルビュー社 , 東京 , 2012.

4) Sakai Y: Sarcopenia in elderly patients with low back pain. Department of Orthopaedic Surgery, National Center for Geriatric and Gerontology. PAIN RESEARCH 32 (1): 13-18, 2017.

5) 酒井義人 : 高齢者の腰痛症におけるサルコペニア . PAIN RESEARCH 31（2）: 56-56, 2016.

6) 大川皓平 , 田中浩平 , 鈴木大夢 , 富永琢也 , 髙橋弦 . 骨粗鬆症患者の非椎体骨折性腰背部痛に対する理学療法と薬物療法の限界 . 理学療法科学 2017 ; 32 : 371-376.

7) 千葉恒・他 : 北海道理学療法士学術大会抄録集 67 suppl. : 78-78, 2016.

8) 千葉恒・他 : 腰椎前弯角と身体機能因子の関係性の検討　2013 住民脊柱検診女性コホートによる研究 . 北海道理学療法　32 : 62-67, 2015.

9) Schwab F, et al: A clinical impact classification of scoliosis in the adult. Spine 31:2109-2114, 2006.

10) 紺野慎一・他 : 腰痛をめぐる諸問題 . 福島県立医科大学整形外科学教室 . 産婦人科治療 73（3）: 261-265, 1996.

11) 成田崇矢 : 腰痛の病態別運動療法 , 金岡恒治編 : 文光堂 : 東京 : 62-81. 2015.

巻末資料

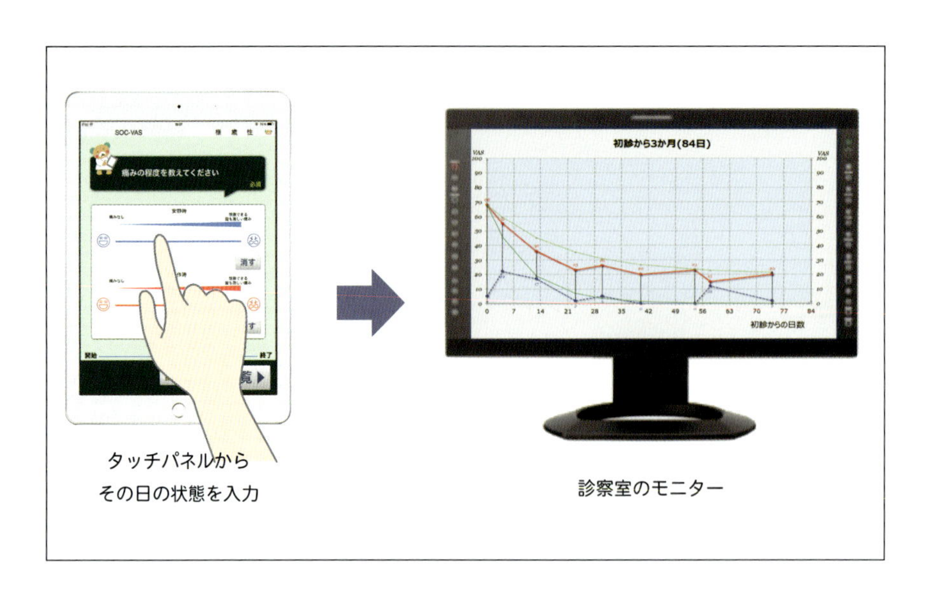

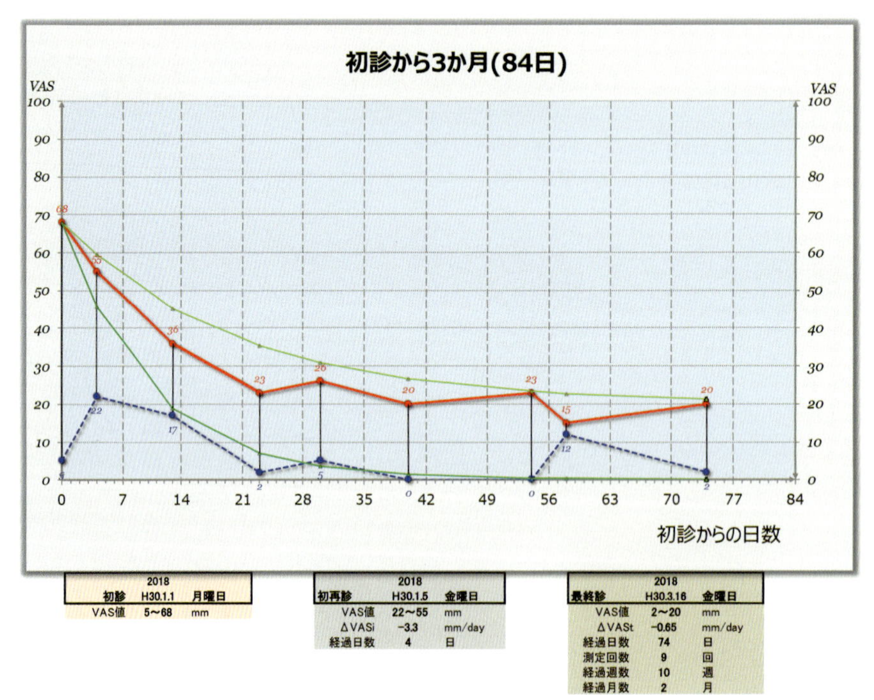

巻末資料 -1: SuperVAS® システム

VAS 値は、頻繁に経過を追跡しグラフ化してこそその診療データとしての価値が生まれる。筆者はこの目的のために SuperVAS® システムを開発し、診療に活用している。

再診ごとにその日の安静時の VAS 値および動作時の VAS 値をタッチパネルから入力すると、そのデータはただちに診療室へ送られ、経過グラフとして表示される。

資料

最近１週間ぐらいを思い出して、設問ごとに、あなたの状態にもっとも近いものの番号に○をつけてください。日や時間によって状態が変わる場合は、もっとも悪かったときのものをお答えください。

問1-1 腰痛を和らげるために、何回も姿勢を変える
1）はい　2）いいえ

問1-2 腰痛のため、いつもより横になって休むことが多い
1）はい　2）いいえ

問1-3 ほとんどいつも腰が痛い
1）はい　2）いいえ

問1-4 腰痛のため、あまりよく眠れない
（痛みのために睡眠薬を飲んでいる場合は「はい」を選択してください）
1）はい　2）いいえ

問2-1 腰痛のため、何かをするときに介助を頼むことがある
1）はい　2）いいえ

問2-2 腰痛のため、腰を曲げたりひざまづいたりしないようにしている
1）はい　2）いいえ

問2-3 腰痛のため、椅子からなかなか立ち上がれない
1）はい　2）いいえ

問2-4 腰痛のため、寝返りがうちにくい
1）はい　2）いいえ

問2-5 腰痛のため、靴下やストッキングをはく時苦労する
1）はい　2）いいえ

問2-6 あなたは、からだのぐあいが悪いことから、からだを前に曲げる・ひざまずく・かがむ動作をむずかしいと感じますか。どれかひとつでもむずかしく感じる場合は「感じる」としてください
1）とてもむずかしいと感じる　2）少しむずかしいと感じる
3）まったくむずかしいとは感じない

問3-1 腰痛のため、短い距離しか歩かないようにしている
1）はい　2）いいえ

問3-2 腰痛のため、１日の大半を、座って過ごす
1）はい　2）いいえ

問3-3 腰痛のため、いつもよりゆっくり階段を上る
1）はい　2）いいえ

問3-4 あなたは、からだのぐあいが悪いことから、階段で上の階へ上ることをむずかしいと感じますか
1）とてもむずかしいと感じる　2）少しむずかしいと感じる
3）まったくむずかしいとは感じない

巻末資料 -2: **腰痛評価質問票（1/3）**

2007 年から使用開始された日本整形外科学会腰痛評価質問票（Japanese Orthopaedic Association Back Pain Evaluation Questionnaire: JOABPEQ）は、本邦腰痛医学における現在の標準評価法となっている。

問3-5 あなたは、からだのぐあいが悪いことから、15分以上つづけて歩くことをむずかしいと感じますか

1) とてもむずかしいと感じる　2) 少しむずかしいと感じる
3) まったくむずかしいとは感じない

問4-1 腰痛のため、ふだんしている家の仕事を全くしていない

1) はい　2) いいえ

問4-2 あなたは、からだのぐあいが悪いことから、仕事や普段の活動が思ったほどできなかったことがありましたか

1) いつもできなかった　2) ほとんどいつもできなかった
3) ときどきできないことがあった　4) ほとんどいつもできた
5) いつもできた

問4-3 痛みのために、いつもの仕事はどのくらい妨げられましたか

1) 非常に妨げられた　2) かなり妨げられた　3) 少し妨げられた
4) あまり妨げられなかった　5) まったく妨げられなかった

問5-1 腰痛のため、いつもより人に対していらいらしたり腹が立ったりする

1) はい　2) いいえ

問5-2 あなたの現在の健康状態をお答えください

1) よくない　2) あまりよくない　3) よい　4) とてもよい　5) 最高によい

問5-3 あなたは落ち込んでゆううつな気分を感じましたか

1) いつも感じた　2) ほとんどいつも感じた　3) ときどき感じた
4) ほとんど感じなかった　5) まったく感じなかった

問5-4 あなたは疲れ果てた感じでしたか

1) いつも疲れ果てた感じだった
2) ほとんどいつも疲れ果てた感じだった
3) ときどき疲れ果てた感じだった
4) ほとんど疲れを感じなかった
5) まったく疲れを感じなかった

問5-5 あなたは楽しい気分でしたか

1) まったく楽しくなかった　2) ほとんど楽しくなかった
3) ときどき楽しい気分だった　4) ほとんどいつも楽しい気分だった
5) いつも楽しい気分だった

問5-6 あなたは、自分は人並みに健康であると思いますか

1)「人並みに健康である」とはまったく思わない
2)「人並みに健康である」とはあまり思わない
3) かろうじて「人並みに健康である」と思う
4) ほぼ「人並みに健康である」と思う
5)「人並みに健康である」と思う

問5-7 あなたは、自分の健康が悪くなるような気がしますか

1) 悪くなるような気が大いにする
2) 悪くなるような気が少しする
3) 悪くなるような気がするときもしないときもある
4) 悪くなるような気はあまりしない
5) 悪くなるような気はまったくしない

巻末資料 -2: **腰痛評価質問票（2/3）**

「痛み（しびれ）が全くない状態」を0、「想像できるもっとも激しい痛み（しびれ）」を10と考えて、最近1週間で最も症状のひどい時の痛み（しびれ）の程度が、0から10の間のいくつぐらいで表せるかを下の線の上に記してください。

腰痛の程度　0 ―――――――――――――― 10

殿部（おしり）・下肢痛の程度　0 ―――――――――――――― 10

殿部（おしり）・下肢のしびれの程度　0 ―――――――――――――― 10

（0）痛みがまったくない気持ちのよい状態

（10）想像できるもっとも激しい痛み（しびれ）

巻末資料-2: **腰痛評価質問票（3/3）**

レベル	痛みの印象	動作（寝返り、起立、着席、歩行、移動）の状況
0	痛くない	すべて自分ひとりで可能
1	違和感を感じる	すべて自分ひとりで可能
2	痛い	すべての動作が、問題なくできる
3	痛い	いずれかの動作に支障があるが、 自分ひとりでできる
4	痛い	いずれかの動作がつらいが、 なんとか自分ひとりでできる
5	痛い	全ての動作がつらく困難。 介助（他者の手助け・杖・手すり・車椅子）が必要
6	痛い	全ての動作がつらく困難で、いずれかの動作は不可能。 いずれかの動作は介助がないとできない
7	痛い	全ての動作が不可能。 全介助。病院には担架・ベッドで搬送された

腰痛だけでなく、運動器疼痛疾患全般にも用いています。
他疾患の場合、「動作」はその関節あるいは近傍の関節の動きのことです。

巻末資料 -3: 腰痛強度尺度（LBPIS）

腰痛強度尺度（low back pain intensity scale: LBPIS）は査定基準が簡潔に示されているため医療者と患者本人とが独立して査定することができる。医療者と患者本人による査定の一致性および客観性が高く、急性腰痛患者を簡潔かつ適確に把握することができる評価方法である。

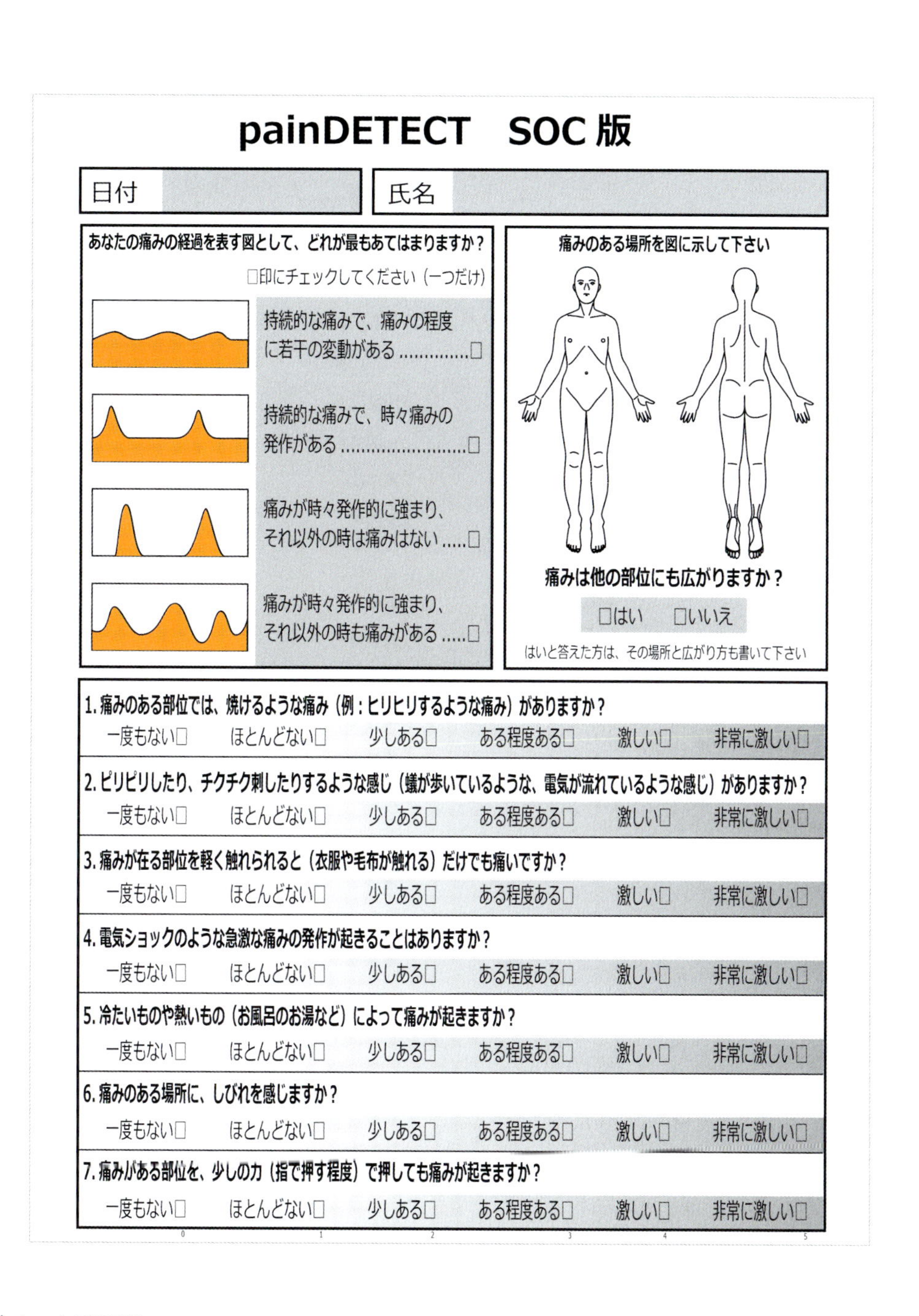

painDETECT　SOC版

日付		氏名	

あなたの痛みの経過を表す図として、どれが最もあてはまりますか？

□印にチェックしてください（一つだけ）

- 持続的な痛みで、痛みの程度に若干の変動がある……………□
- 持続的な痛みで、時々痛みの発作がある…………………………□
- 痛みが時々発作的に強まり、それ以外の時は痛みはない…..□
- 痛みが時々発作的に強まり、それ以外の時も痛みがある…..□

痛みのある場所を図に示して下さい

痛みは他の部位にも広がりますか？

□はい　□いいえ

はいと答えた方は、その場所と広がり方も書いて下さい

1. 痛みのある部位では、焼けるような痛み（例：ヒリヒリするような痛み）がありますか？

一度もない□　ほとんどない□　少しある□　ある程度ある□　激しい□　非常に激しい□

2. ピリピリしたり、チクチク刺したりするような感じ（蟻が歩いているような、電気が流れているような感じ）がありますか？

一度もない□　ほとんどない□　少しある□　ある程度ある□　激しい□　非常に激しい□

3. 痛みが在る部位を軽く触れられると（衣服や毛布が触れる）だけでも痛いですか？

一度もない□　ほとんどない□　少しある□　ある程度ある□　激しい□　非常に激しい□

4. 電気ショックのような急激な痛みの発作が起きることはありますか？

一度もない□　ほとんどない□　少しある□　ある程度ある□　激しい□　非常に激しい□

5. 冷たいものや熱いもの（お風呂のお湯など）によって痛みが起きますか？

一度もない□　ほとんどない□　少しある□　ある程度ある□　激しい□　非常に激しい□

6. 痛みのある場所に、しびれを感じますか？

一度もない□　ほとんどない□　少しある□　ある程度ある□　激しい□　非常に激しい□

7. 痛みがある部位を、少しの力（指で押す程度）で押しても痛みが起きますか？

一度もない□　ほとんどない□　少しある□　ある程度ある□　激しい□　非常に激しい□

0　1　2　3　4　5

巻末資料 -4: painDETECT

painDETECTは、「神経障害性疼痛を発見するための質問票」である。painDETECTが加点している症状は「焼けるような痛み」など主に痛みの陽性徴候であるため神経障害性疼痛スクリーニングツールとしての価値は低いが、神経機能不全性疼痛の重症度の判定として有効である。

資料

索引（あ～か）

※の付いている用語は、髙橋弦独自の用語。

■あ

■い

■う

■え

■お

■か

索引（か～け）

■き

■く

■け

索引（け～し）

索引（し～せ）

■す

■せ

索引（せ～つ）

■ち

■つ

索引（つ～ひ）

索引（ひ～よ）

■ ふ

■ へ

索引（よ～F）

索引（F～Y）

腰痛の原因と治療　－運動器疼痛症候論に基づく総合的な診療－

2019年12月15日　　第1版第1刷発行

■ 編集　S. Katsumata
■ 著者　髙橋 弦・園部 俊晴
■ イラスト　髙橋 弦・谷本 健・（有）スタジオ杉
■ 表紙・本文デザイン　S. Katsumata
■ 本文DTP　大見 広道
■ 発行者　園部 俊晴
■ 発行所　株式会社　運動と医学の出版社
〒216-0033　神奈川県川崎市宮前区宮崎 2-7-51 #203
ホームページ　https://motion-medical.co.jp
■ 印刷所　シナノ書籍印刷株式会社

ISBN-978-4-904862-38-4

運動と医学の出版　刊行物のご案内

〒216-0033　神奈川県川崎市宮前区宮崎 2-7-51　リーセントパレス宮崎 203　/TEL: 044-572-4590

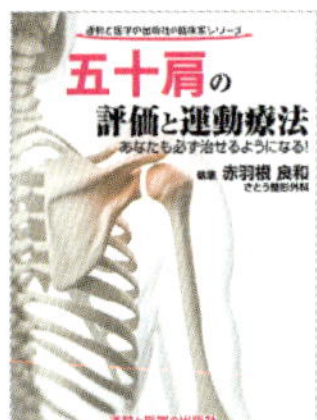

五十肩の評価と運動療法
あなたも必ず治せるようになる！
著者：赤羽根良和

病態と病理に応じた理学療法をわかりやすく解説した、五十肩の治療概念に対する指南書。

本体価格：4,200 円 | ISBN: 978-4-904862-37-7 | 判型：B5 変形判 | 発行年：2019/9/20 | ページ数：171

機能解剖学的にみた
膝関節疾患に対する理学療法
著者：赤羽根良和

STEP & CHART 式やってみたくなる実践法「ひざ 100」。

本体価格：2,800 円 | ISBN: 978-4-904862-27-8 | 判型：B5 変形判 | 発行年：2018/3/29 | ページ数：110

肩関節拘縮の評価と運動療法・臨床編
監修：林典雄 / 著者：赤羽根良和

代表的な肩関節疾患や外傷のケーススタディを通して、肩関節拘縮へのアプローチ方法を解説。

本体価格：5,800 円 | ISBN: 978-4-904862-36-0 | 判型：B5 変形判 | 発行年：2019/3/13 | ページ数：340

腰椎の機能障害と運動療法ガイドブック
著者：赤羽根良和

腰部の機能障害とその運動療法を著者の視点で鋭く解説した、DVD 2 枚付ガイドブック。

本体価格：5,800 円 | ISBN: 978-4-904862-23-0 | 判型：B5 判 | 発行年：2017/5/12 | ページ数：91

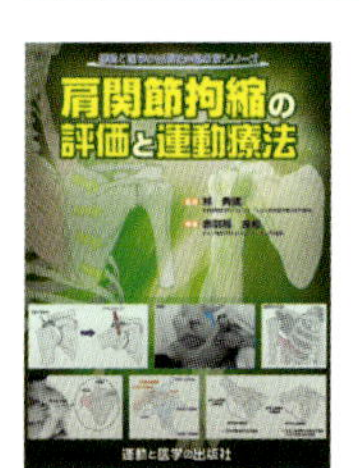

肩関節拘縮の評価と運動療法
監修：林典雄 / 著者：赤羽根良和

拘縮を円滑に除去するために必須の一冊！
特典映像（WEB 動画）付き。

本体価格：5,400 円 | ISBN: 978-4-904862-07-0 | 判型：B5 変形判 | 発行年：2013/6/15 | ページ数：250

体幹と骨盤の評価と運動療法
監修：鈴木俊明
編集：大沼俊博・園部俊晴

体幹機能の仕組みと評価方法を、研究データを基に解説。

本体価格：4,600 円 | ISBN: 978-4-904862-31-5 | 判型：B5 変形判 | 発行年：2018/6/5 | ページ数：193

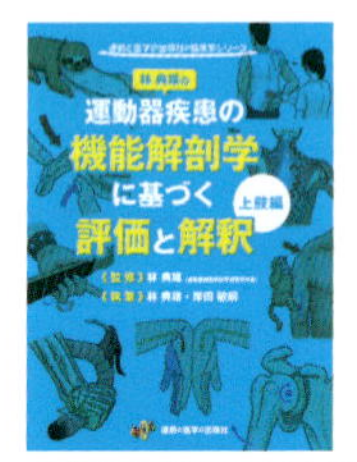

運動器疾患の
機能解剖学に基づく評価と解釈・上肢編
監修：林典雄 / 共著：林典雄・岸田敏嗣

初めて運動器疾患を学ぶ学生や復習したい若いセラピストにオススメの一冊。

本体価格：5,000 円 | ISBN: 978-4-904862-26-1 | 判型：B5 変形判 | 発行年：2017/6/16 | ページ数：108

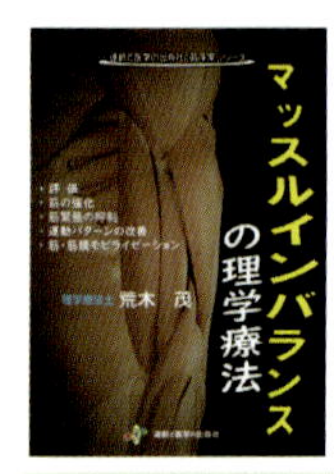

マッスルインバランスの理学療法
著者：荒木茂

マッスルインバランス（筋の不均等）の考え方による評価と治療のテクニックを解説した療法士必読の書。

本体価格：4,800 円 | ISBN: 978-4-904862-28-5 | 判型：B5 判 | 発行年：2018/2/1 | ページ数：230

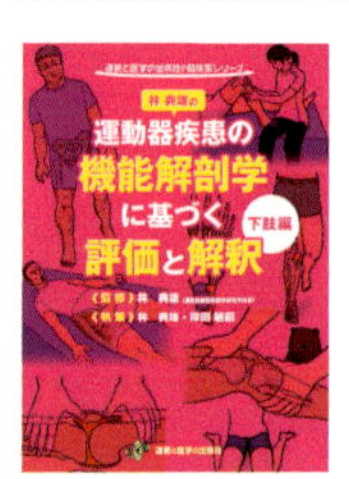

運動器疾患の
機能解剖学に基づく評価と解釈・下肢編
監修：林典雄 / 共著：林典雄・岸田敏嗣

初めて運動器疾患を学ぶ学生や復習したい若いセラピストにオススメの一冊。

本体価格：4,000 円 | ISBN: 978-4-904862-30-8 | 判型：B5 変形判 | 発行年：2018/4/13 | ページ数：169

寝たきりをつくらない介護予防運動
〜〜理論と実際〜〜
著者：宮田重樹

「寝たきり」を作らないための運動療法。高齢者医療に関わる全ての療法士、必読の一冊。

本体価格：2,500 円 | ISBN: 978-4-904862-29-2 | 判型：B5 変形判 | 発行年：2017/12/22 | ページ数：160

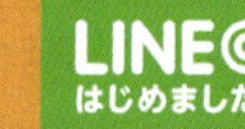

医療・福祉で働く人のスキルアップシリーズ

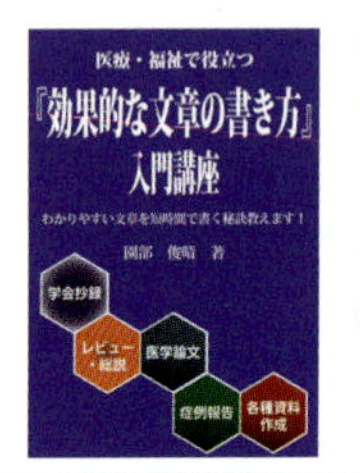

医療・福祉の現場で役立つ
「効果的な文章の書き方」入門講座

著者：園部俊晴

学会抄録、レビュー・総説、医学論文、症例報告、各種資料作成。わかりやすい文章を短時間で書く秘訣教えます。

本体価格：2,000 円	判型：四六判	ページ数：160
ISBN: 978-4-904862-04-9	発行年：2013/3/1	

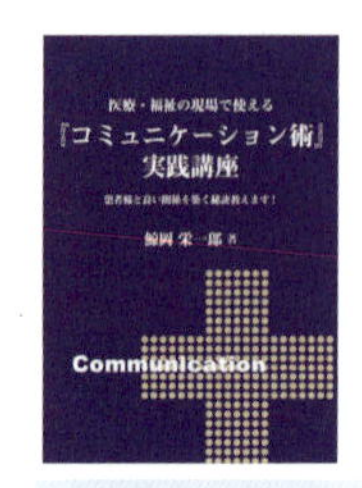

医療・福祉の現場で使える
『コミュニケーション術』実践講座

著者：鯨岡栄一郎

患者様と良い関係を築く秘訣教えます！

本体価格：2,000 円	判型：四六判	ページ数：168
ISBN: 78-4-904862-03-2	発行年：2012/9/30	

実践講座DVD

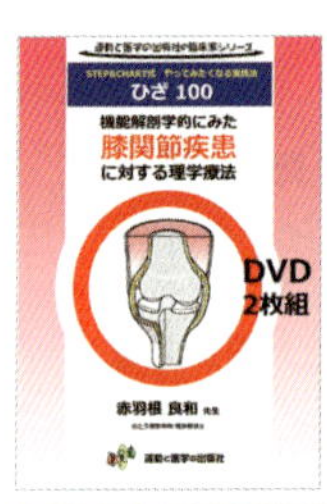

機能解剖学的にみた
膝関節疾患に対する理学療法

出演：赤羽根良和

書籍「機能解剖学的にみた膝関節疾患に対する理学療法」(著者：赤羽根良和) の内容と連動する実技セミナー (2017.7.23 開催) の映像化。

本体価格：7,000 円	DISC: 2 枚組（285 分）	発行年：2018/12/22

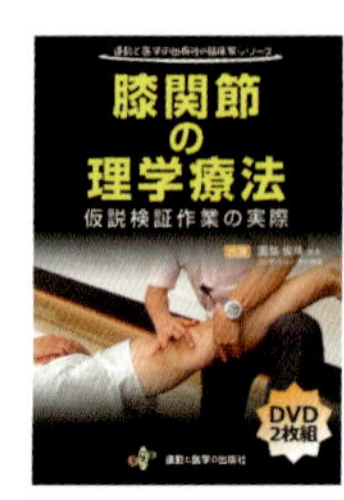

膝関節の理学療法　仮説検証作業の実際

出演：園部俊晴

園部先生実技セミナー (2017.8.27 開催) の映像化。膝関節における「力学」と「組織学」の評価・治療について、実技を多く取り入れながら 説明。

本体価格：6,000 円	DISC: 2 枚組（145 分）	発行年：2018/8/8

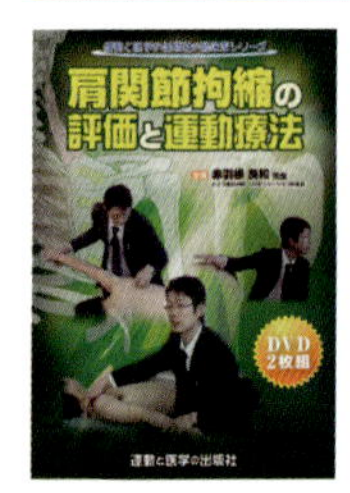

肩関節拘縮の評価と運動療法

出演：赤羽根良和

書籍「肩関節拘縮の評価と運動療法」(著者：赤羽根良和) の内容と連動する実技セミナー (2014.1.19 開催) の映像化。

本体価格：7,000 円	DISC: 2 枚組（214 分）	発行年：2014/6/1

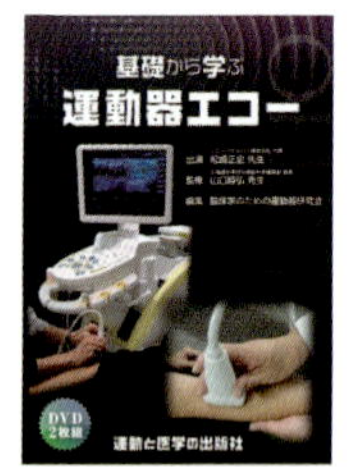

基礎から学ぶ運動器エコー

監修：山口睦弘

編集：臨床化のための運動器研究会

これを見れば超音波の基本が「すべて」わかります！ソニックジャパンホールディングス株式会社の超音波セミナーを映像化。

本体価格：4,500 円	DISC: 2 枚組（136 分）	発行年：2013/1/29

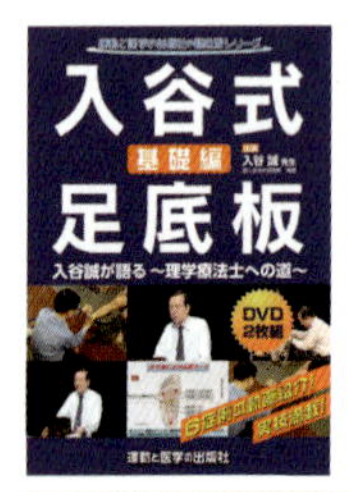

入谷式足底板 基礎編
入谷誠が語る～理学療法への道～

出演：入谷誠

多数の有名アスリートが愛用する「入谷式足底板」の理学療法士 入谷誠先生を講師に迎えてのセミナー (2014.4.20 開催) の映像化。

本体価格：7,000 円	DISC: 2 枚組（290 分）	発行年：2014/09/09

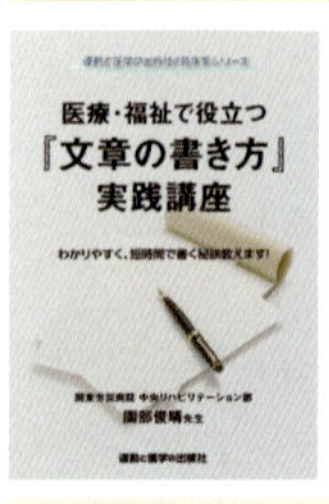

医療・福祉で役立つ
「文章の書き方」実践講座

出演：園部俊晴

「医療・福祉で役立つ「文章の書き方」実践講座」の映像化。

本体価格：3,000 円	DISC: 1 枚組（101 分）	発行年：2012/9/25